**ICU
INTENSIVE CARE UNIT**

About Architecture, Design, Art and Change.

Über Architektur, Design, Kunst und Veränderung.

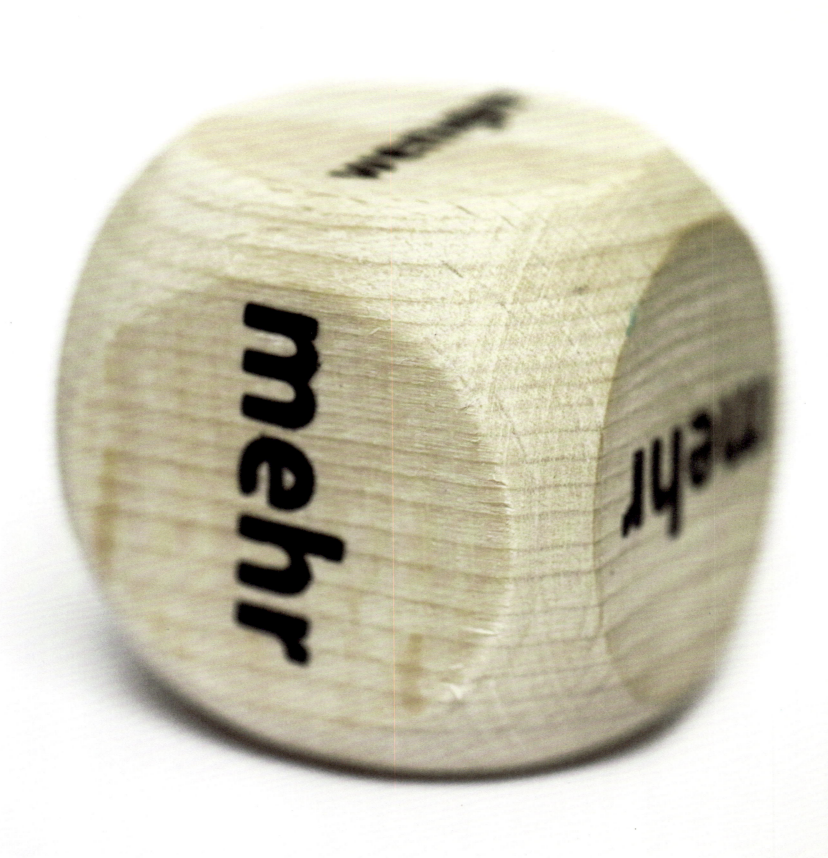

"Logic gets you from A to B.
Imagination takes you everywhere."

Albert Einstein

Introduction: 006 → 007

Intensive Care Unit

Introductory Observations

01. Systematic Sustainability 008 → 051

01.01. Function and General Structure 018

01.02. Room Modules and Details 022

01.03. Nucleus, Pilot and Process 024

01.04. Before and After Comparison 038

01.05. Specials 050

02. Little Big Things 052 → 167

02.01. From Office Space to Space for Thought 056
Observations about Creativity and Economy
by Prof. Dr. Nils Büttner

02.02. Innovation Through Disruption 094

02.03. Authenticity and Identity 144

03. Refresh – Interview 168 → 187

04. Project Participation 188 → 192

Einführung: 006 → 007

Intensive Care Unit

Einführende Überlegungen

01. Nachhaltigkeit mit System 008 → 051

01.01. Aufgabe und Grundstruktur   018

01.02. Raummodule und Details   022

01.03. Keimzelle, Pilot und Prozess   024

01.04. Vorher-nachher-Vergleich   038

01.05. Sonderflächen   050

02. Little Big Things 052 → 167

02.01. Vom Büro- zum Denkraum   056

Überlegungen zu Kreation und Wirtschaft

von Prof. Dr. Nils Büttner

02.02. Innovation durch Disruption   094

02.03. Authentizität und Identität   144

03. Refresh – Interview 168 → 187

04. Projektbeteiligung 188 → 192

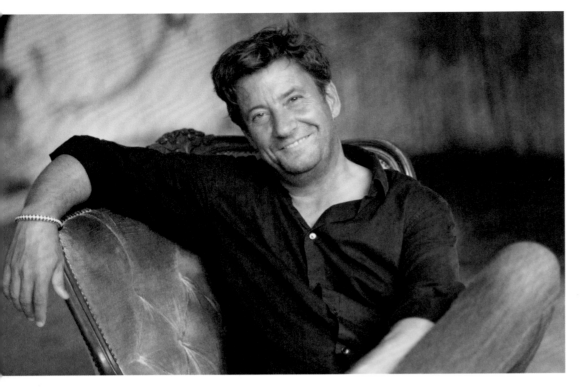

Dr. Bernhard Zünkeler studied jurisprudence and graduated as a Doctor of Jurisprudence with a work on the European free movement of workers. As an ORANGE COUNCIL Partner, he is primarily involved in the integration of art thinking.

Dr. Bernhard Zünkeler studierte Rechtswissenschaft und promovierte mit einer Arbeit zur europäischen Arbeitnehmerfreizügigkeit zum Dr. jur. Als Partner von ORANGE COUNCIL befasst er sich vor allem mit der Integration von Art Thinking.

Intensive Care Unit

ICU. I see you: Intensive Care Unit. Two levels of meaning in the working title of this book were chosen to focus on the general relevance of the Refresh FEA project. Working space has been "administered" in a rather functionalist manner, as a cost factor or a hazardous place. Only in the past few years has the realization that an important element of corporate culture, beyond prestigious foyers or executive suites, increasingly asserted itself. In everyone's life there is no space in which one spends more time than in the workplace. Something like the spirit of the company "condenses" here. You may conduct hundreds of management seminars on the subject of transparent decision-making and underpin them with executive memos. The question, however, is whether this course of action ever shows as much effect as something as simple as taking office doors off their hinges during the night.

This may seem esoteric, but it is accompanied by a circumstance noted everywhere as a hard fact. For some time now, working at computer screens, and the ceaselessly advancing mobilization of information and communication technology, has been causing a radical change. And this is resulting in equally radical work management requirements. At present a multifunctional, adjustable desk and swivel chair along with a networked phone and computer in a spacious office are enough for efficient work. But the requirements of agile corporate organization, which an efficient company must meet in order to achieve innovative output of individual members of staff, steadily increase. Workplace or VDU ordinances, just like statutory accident regulations, offer little stimulation in this regard. As so often in our computer age, new ideas rather tend to come from sunny California. It was recognized there that mental and physical agility depend on each other and require profound care. In this sense, the workplace and working environment must be led like a kind of intensive care unit. Creating a new working culture through "intensive care" is becoming an important tool for the creation of a corporate culture, true to the motto **"spaces are interfaces!"** Such interfaces connect analogue and virtual reality in a unique manner und simultaneously join individual and collective elements of a co-working, knowledge-based society. Four particularly important factors of the design approach at Refresh FEA are dealt with in detail below: innovation and disruption, identity and authenticity.

Intensive Care Unit

ICU. I see you. Intensive Care Unit. Intensivstation. Zwei Bedeutungsebenen im Arbeitstitel dieses Buches, ausgewählt, um die allgemeine Relevanz des Projektes Refresh FEA in den Fokus zu setzen. Denn viel zu lange ist Arbeitsraum eher rein funktionalistisch als Kostenfaktor oder Gefährdungsort „verwaltet" worden. Erst seit wenigen Jahren beginnt sich mehr und mehr die Erkenntnis durchzusetzen, dass in ihm jenseits der repräsentativen Eingangshalle oder etwa der Vorstandsetage ein wichtiges Organ der Unternehmenskultur zu entdecken ist. Es gibt kaum einen Ort, an dem man mehr Zeit verbringt als an seinem Arbeitsplatz. Gleichzeitig „kondensiert" in diesen Räumen so etwas wie der Geist des Unternehmens. Man kann hunderte Führungsseminare zum Thema Entscheidungstransparenz durchführen und mit Vorstandsmemos unterfüttern, aber ob diese Vorgehensweise jemals so viel Wirkung entfaltet wie das schlichte Aushängen aller Bürotüren über Nacht, darf zumindest bezweifelt werden.

Diese vielleicht noch esoterisch anmutende Argumentation wird durch einen Umstand begleitet, der als Hard Fact allerorten zu beobachten ist. Die Arbeit am Bildschirm und die unaufhörlich fortschreitende Mobilisierung der Informations- und Kommunikationstechnologie bewirken seit einiger Zeit einen radikalen Wandel. Daraus ergeben sich ebenso radikale Anforderungen an die Organisation der zukünftigen Arbeit. Noch reichen ein multifunktionaler, verstellbarer Schreibtisch und ein Drehstuhl mit vernetztem Telefonanschluss und Rechner in einem geräumigen Büro, um effektiv zu arbeiten. Die Anforderungen an eine agile Unternehmensorganisation, um innovative Arbeitsergebnisse der einzelnen Mitarbeiter zu erzielen, steigen jedoch ständig. Arbeitsstätten- oder Bildschirmarbeitsverordnung bieten hier ebenso wenig Anregungen wie berufsgenossenschaftliche Regelungen. Wie so oft im Computerzeitalter kommen auch hier die neuen Ideen eher aus dem Land der Sonne Kalifornien. Dort hat man erkannt, dass geistige und körperliche Beweglichkeit sich gegenseitig bedingen und einer intensiven Versorgung bedürfen. Arbeitsort und Arbeitsumwelt sind in diesem Sinne als eine Art kreative Intensive Care Unit zu führen. Die Schaffung einer neuen Arbeitskultur mittels „Intensivpflege" wird ein wichtiges Instrument zur Schaffung von Innovationskultur, getreu dem Motto **„spaces are interfaces!"**. So verknüpfen diese Interfaces auf besondere Art die analoge mit der virtuellen Welt und verbinden gleichzeitig die individuellen und kollektiven Elemente einer auf Coworking basierten Wissensgesellschaft. Auf vier Faktoren, die im Rahmen des Gestaltungsansatzes bei Refresh FEA bei der Implementierung eine besondere Rolle gespielt haben, soll im Folgenden näher eingegangen werden: Innovation und Disruption, Identität und Authentizität.

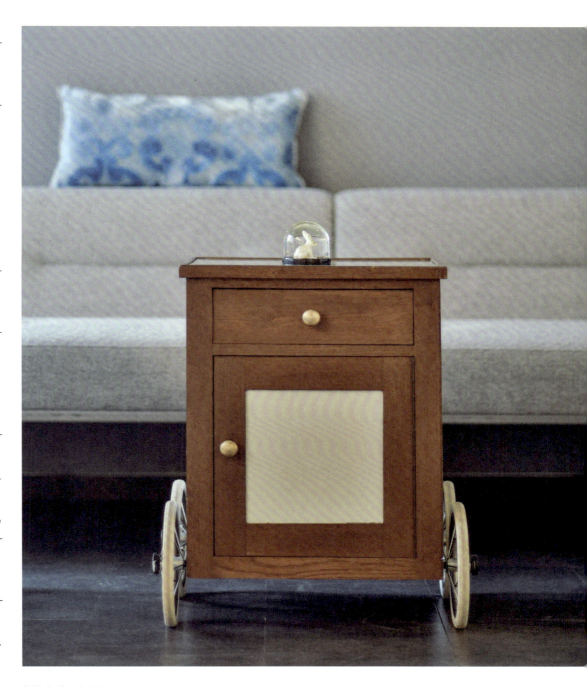

↑ "Daily Comfort"

PART 01
SYSTEMATIC SUSTAINABILITY

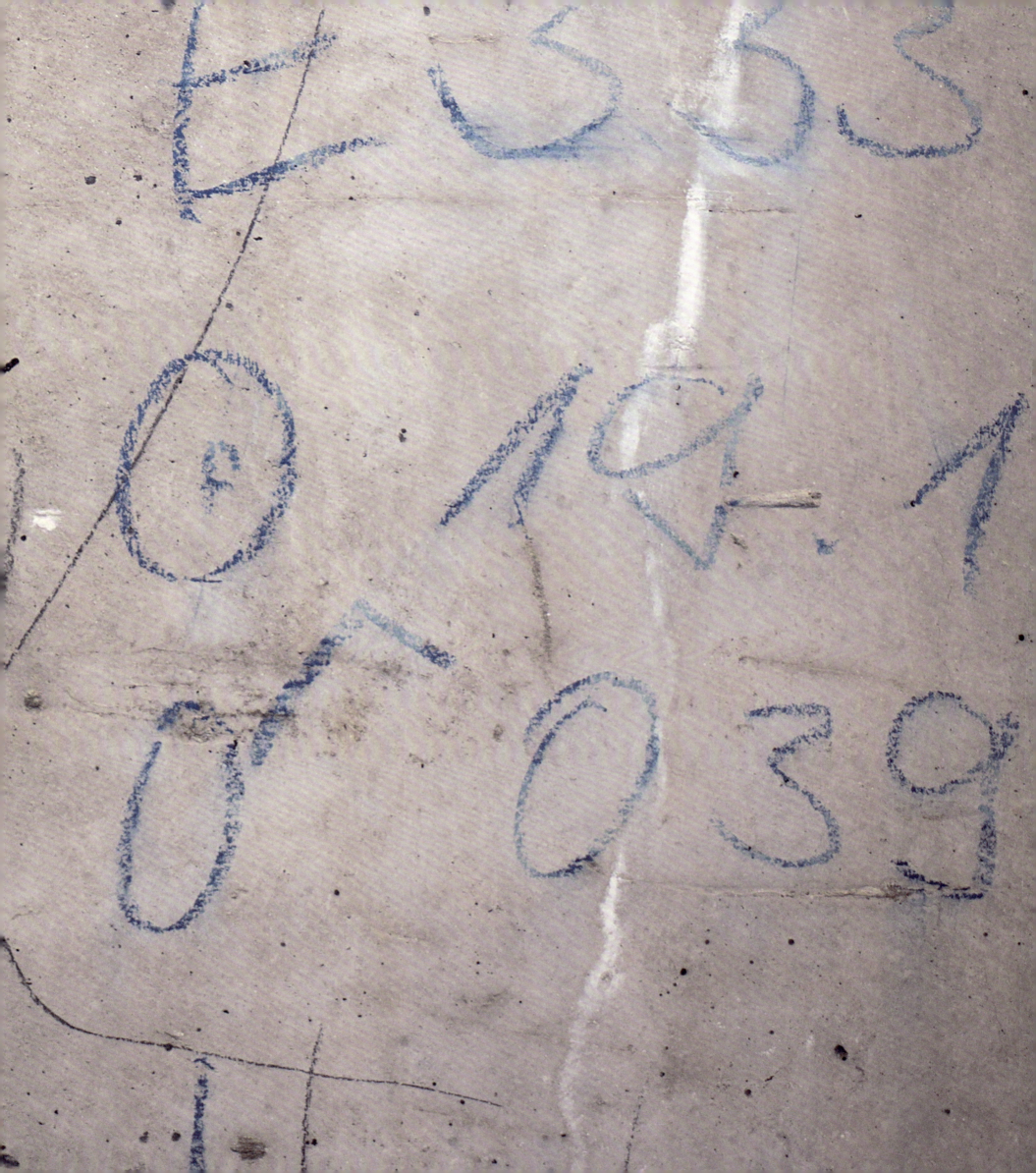

01 SYSTEMATIC SUSTAINABILITY

The headquarters of the Deutsche Telekom AG at Friedrich-Ebert-Allee 140 was planned and built as the new company head office at the start of the 1990s. Since then – apart from a few minor renovations – it has remained largely unchanged. Due to advancing digitalization and changes in work culture the first concepts for modernization emerged in 2013. What followed was a dynamic process that first impacted in 2017 and is recorded in this book. However, this is not to be perceived as the end but rather as the beginning of a development, as an experimental field, for the entire corporate group.

At the start, there was the desire to have a new, up-to-date and special headquarters that, with contemporary working environments, encourages different working methods, cross-departmental cooperation, innovative thinking and knowledge transfer. Working in the principal place of business was supposed to be fun. A place fit for the challenges of the future was to be constructed. Under the working title: Refresh-HQ-Friedrich-Ebert-Allee 140 (Refresh FEA for short) this desire was realized.

The Refresh FEA project is based on the sustainability principle in two ways. Firstly, with regard to its future functional and emotional aptitude and, secondly, with regard to the most careful use of resources possible. This enabled a positive reinterpretation of restrictions from construction, as well as fire protection law, and respective provisions and general conditions of the existing buildings. That is why only necessary areas such as a) the so-called wings, b) intersections in corridors (meeting points), c) conference areas in front of the elevator lounges, d) the foyer, e) the courtyard and f) the canteen where rebuilt. All other areas were simply renovated but not remodelled. In addition, existing and still serviceable materials such as the floor construction and still usable doors were recycled.

The starting point of planning was a typical 90s architectural office type, mainly featuring a minor-sized cell structure (1 to 4 workplaces) along long corridors with very small kitchenettes. By today standards, it was a building with little transparency and light, particularly in hallways and before elevators. For that reason, a draft layout for the areas A to F of the building complex was developed, with the objective of providing a high recognition value with similar furnishings and structures for all members of staff. The wings in the structural components A to F became open office environments, the intersections in corridors meeting points and all-glass conference rooms were put in the areas in front of the elevators. For financial reasons and due to workplace regulations, the firmly established facilities (MFP, sanitary areas, copy and server rooms) remained unchanged and invariably located in the same place (see also layout and presentation on page 014). A total of 34% more working spaces were created by the conversion. A desk-sharing quota of up to 1:1.9 was realized upon move-in.

All non-structural interior walls and doors were removed. Suspended ceilings as well as floor coverings were removed and no new ceilings installed. The concrete ceilings and piping remain visible. To support the flexibility of the floorplan, basic lighting was realized through free-standing luminaires besides workspaces and LEDlighting strips on the ceiling. ITcabling was brought up to date with CAT 7. The existing gray carpet was cleaned and relaid. Ceilings and walls were filled and painted white. Pillars were deliberately left in the rough. Shade is provided by gray sliding panels. Due to existing conditions, the ventilation had to be via the available window apertures. A newly launched cooling system was installed. Cooling is effected by suspended canopies with additional acoustic properties. Paired with the untreated ceilings this makes for a complete concept.

These efforts resulted in largely **open office environments** (OBW). The existing cell structure of the wings was completely converted into an open space. Units of 400 sq m permit a very individual and flexible layout for these areas. Any change can be realized quickly, is cost-neutral and without the need for complex conversion. Room modules, specifically developed for future viability, enable different working options depending on the work and methods. Besides open-plan offices there are still smaller offices (1 to 4 workstations) available at the main connecting corridors for confidential work. The current mix of 55% cells and 45% Open Office Environment therefore offers different working options for different tasks.

The new **meeting points** are multifunctional and situated at the intersections of the main routes. Consequently, the open, busy and relatively loud communication areas are far away from the working areas. Up to 90 members of staff have access to these meeting points, which provide a solid base for the promotion of interdepartmental communication. Here the existing room structure of a small kitchenette and two offices was

Das Headquarter der Deutschen Telekom AG in der Friedrich-Ebert-Allee 140 wurde Anfang der 90er Jahre als neues Firmenzentrum geplant und gebaut. Seither wurde es – von einzelnen kleineren Renovierungen abgesehen – weitgehend unverändert genutzt. Im Zuge der fortschreitenden Digitalisierung und Änderung der Arbeitskultur entstanden 2013 die ersten Ideen für eine Modernisierung. Es folgte ein dynamischer Prozess, der 2017 zu erstaunlichen Ergebnissen führte und in diesem Buch festgehalten ist. Es handelt sich dabei allerdings weniger um einen Endpunkt, als um den Beginn einer Entwicklung, die als Blueprint für den gesamten Konzern Wirkung entfalten könnte.

Am Anfang stand der Wunsch nach einem neuen, modernen und besonderen Headquarter, das mit zeitgemäßen Arbeitswelten unterschiedliche Arbeitsweisen, bereichsübergreifende Zusammenarbeit, innovatives Denken und Wissenstransfer fördert. Das Arbeiten im Hauptfirmensitz sollte Spaß machen. Ein Ort, der für die Herausforderungen der Zukunft geeignet ist, sollte entstehen. Realisiert wurde der Wunsch unter dem Arbeitstitel: Refresh HQ Friedrich-Ebert-Allee 140 (kurz: Refresh FEA).

Das Projekt Refresh FEA basiert in doppelter Hinsicht auf einem Nachhaltigkeitsgrundsatz. Zum einen in Bezug auf seine funktionale und emotionale Zukunftstauglichkeit. Zum anderen in Bezug auf eine möglichst schonende Ressourcennutzung. So konnten Restriktionen aus Baurecht und Brandschutz und die entsprechenden Vorgaben und Rahmenbedingungen des Bestandsbaus positiv uminterpretiert werden. Wirklich umgebaut wurde daher nur das, was wirklich notwendig war: a) die sog. Gebäudefinger, b) die Kreuzungspunkte im Flur als Meeting Points, c) die Konferenzbereiche vor den Aufzugsvorräumen, d) die Eingangshalle, e) der Innenhof und f) die Kantine. Alle anderen Bereiche wurden lediglich renoviert, aber nicht umgebaut. Außerdem wurden bestehende noch nutzbare Materialien wie die Bodenkonstruktion oder die noch verwertbaren Türen wiederverwendet.

Ausgangspunkt der Planungen bildete ein für die 90er Jahre typischer Zweispänner der Büroarchitektur mit überwiegend kleinteiliger Zellenstruktur (1–4 Arbeitsplätze) an langen Fluren mit sehr kleinen Teeküchen. Insgesamt also für heutige Verhältnisse ein Bau mit wenig Transparenz und Licht insbesondere in Flur- und Aufzugsbereichen. Deswegen wurde für den Gebäudekomplex ein Mustergrundriss für die Bereiche A–F entwickelt mit dem Ziel, einen hohen Wiedererkennungswert mit gleichartiger Ausstattung und Struktur für alle Mitarbeiter zu schaffen. Die Gebäudefinger in den Bauteilen A–F wurden zu offenen Bürowelten, die Kreuzungspunkte in den Fluren zu Meeting Points, in den Bereichen vor den Aufzügen wurden verglaste Besprechungsräume angeordnet. Die Ankerräume (MFP, Sanitärbereiche, Kopierräume und Server) blieben aus Kostengründen und aufgrund der Vorgaben aus der ASR bestehen und sind im Gebäude immer an gleicher Stelle verortet (vgl. dazu Grundrisse und schematische Darstellung auf Seite 014f). Durch den Umbau wurden 34 % mehr Arbeitsplätze geschaffen. Mit Einzug wurde eine Desksharingquote von bis zu 1:1,9 realisiert.

In den Gebäudefingern wurden sämtliche nicht tragenden Innenwände inklusive Innentüren entfernt. Die abgehängten Decken sowie alle Oberbodenbeläge wurden zurückgebaut, auf den Einbau von neuen Decken wurde verzichtet. Betondecke und Leitungen bleiben sichtbar. Zur Unterstützung der Flexibilität des Grundrisses wurde die Grundbeleuchtung nur noch über Stehleuchten an den Arbeitsplätzen und eine LED-Lichtleiste an der Decke realisiert. Die IT-Verkabelung wurde zeitgemäß mit CAT 7 erneuert. Der graue Bestandsteppichboden wurde gereinigt und wieder verlegt. Die Decken und Wände wurden verspachtelt und weiß gestrichen. Die Stützen wurden bewusst im Rohzustand belassen. Der Blendschutz wurde mit grauen Schiebevorhängen realisiert. Aufgrund der Bestandssituation musste die Lüftung weiterhin über die bestehenden Fensteröffnungen erfolgen. Es wurde ein gerade am Markt eingeführtes neues Kühlsystem eingebaut. Die Kühlung erfolgt dabei über abgehängte Deckensegel, die zusätzlich akustisch wirksam sind. Sie fügen sich mit der belassenen Rohdecke zu einem schlüssigen Gesamtkonzept.

So entstanden weitgehend **offene Bürowelten** (OBW). Die bestehende Zellenstruktur in den Fingern wurde komplett zu einer Open-Space-Fläche umgebaut. 400 m² Einheiten ermöglichen für diese Bereiche eine sehr individuelle und flexible Grundrissgestaltung. Änderungen sind jederzeit schnell und kostenneutral, ohne aufwändige Umbauten, realisierbar. Mit eigens für die Zukunftstauglichkeit entwickelten Raummodulen sind unterschiedliche Arbeitsmöglichkeiten je nach Anforderung an die Arbeitssituation und Arbeitsweise möglich. Neben der offenen Bürowelt stehen aber weiterhin an den Hauptverbindungsfluren auch kleinere Büros (1–4 Arbeitsplätze) für vertrauliches

combined to form one large room again. The room, so combined, extends across the area of the former connecting hallway. Through this extension an exciting visual and utilitarian interaction of corridor (traffic area), meeting point and kitchenette is achieved. Distances offer create meetings and in doing so become an experience. Looking in and out becomes possible.

The ceilings at these junctions were kept, just like the open office environments – concrete ceiling and cabling visible – and fitted with acoustically effective canopies. In this area of use dark gray vinyl flooring was laid end to end and a white coat of paint applied to the plaster. All meeting points throughout the building were furnished with the same basic elements in the same place: a) a long bench with tables and chairs, b) a workbench, c) a kitchenette with equipment standards (no microwave ovens due to unpleasant smells, these are available in the canteen), d) a coffee machine and water cooler, e) monitors (these display corporate topics, but may be utilized to display personal presentations, pictures and more, as required).

The location of the existing **conference rooms** was completely restructured. According to the new approach the large, bookable conference rooms are now to be found opposite the elevator lounges and the smaller, area assigned ones in front of the open office environments. The location of the conference rooms directly opposite the elevators and staircases provides orientation. They are right in the entrance area of the floor, thereby improving the respective entrance situation. Due to the newly installed glazing, the area has become architecturally transparent. Unified perspectives are possible, and above all the dissolution of long corridor axes is supported effectively. The room visually expands to the full width of the building. To be able to give a confidential presentation in any of the meeting rooms these were equipped with easy-to-use curtains. Design of ceilings and cooling is along the same lines as in the open office environments. Here the existing gray carpet was used again as well. Walls were filled and painted white. Gray sliding panels were used for glare protection. Pendant luminaires provide lighting. Anterooms have accent lighting. ITcabling was also brought up-to-date with CAT 7.

The room program is geared to functionality and flexibility and gained a matching emotional component through a comprehensive **design concept**. To achieve this in a detailed and still tangible way, the following parameters were implemented in the open office environments and at meeting points: a) 70% basic/standard, meaning that the selection of building materials did not follow shortterm design trends but form a durable framework with understated colors, robust materials and standard furniture, b) 20% accents/non-standard, meaning the design invites one to participate and change by offering inventive highlights for carpets, objects, wallpapers and cushions, c) 10% "crazy" meaning that connecting points for discussions, change and inspiration are set by surprises, d) treasure hunting in stock, meaning objects from the extensive pool of Telekom were used to provide unique indications of the identity and authenticity of the company (cf brief summary on page 021), e) participation, meaning that to form a bond to the company and staff, corporate terminology and ideas, such as transparency, trust, diversity, change, visions, networking and cloud, were collected to serve as inspirational aspects in the design of each meeting point.

The entire conversion and design planning was certainly not a solely deductive proces but corresponds to a variable approach to be complemented with experiences from ongoing projects. Initial experiences with the functional renewal of an outdated existing building and its emotional upgrading by specific creative interventions were gathered in a project upon the relocation of the management consultancy Detecon, an affiliate of the Deutsche Telekom in Cologne. Here variable open space areas and meeting points were already tested in existing buildings. In this respect, the project already served as a kind of creative nucleus (cf pictures on page 032). The experiences gained were taken into account. However, an extensive **sample area** became the real experimental field prior to the start of the comprehensive measures at Friedrich-Ebert-Allee. It served as a test for possible scaling and was supposed to establish whether the conversion with three main design elements – Open Office Environment, meeting point and transparent meeting room opposite the elevator area – was to be realized. By means of these sample areas various furnishing elements and design approaches were tried, tested and discussed with a view to realization.

As to the design concept the subjects: identification, participation, disruption and usability were discussed. In this context, a few elements eventually proved to be impractical and were therefore not

→ Aerial view / *Luftbild* Friedrich-Ebert-Allee Bonn, floor plan / *Grundriss* FEA 140

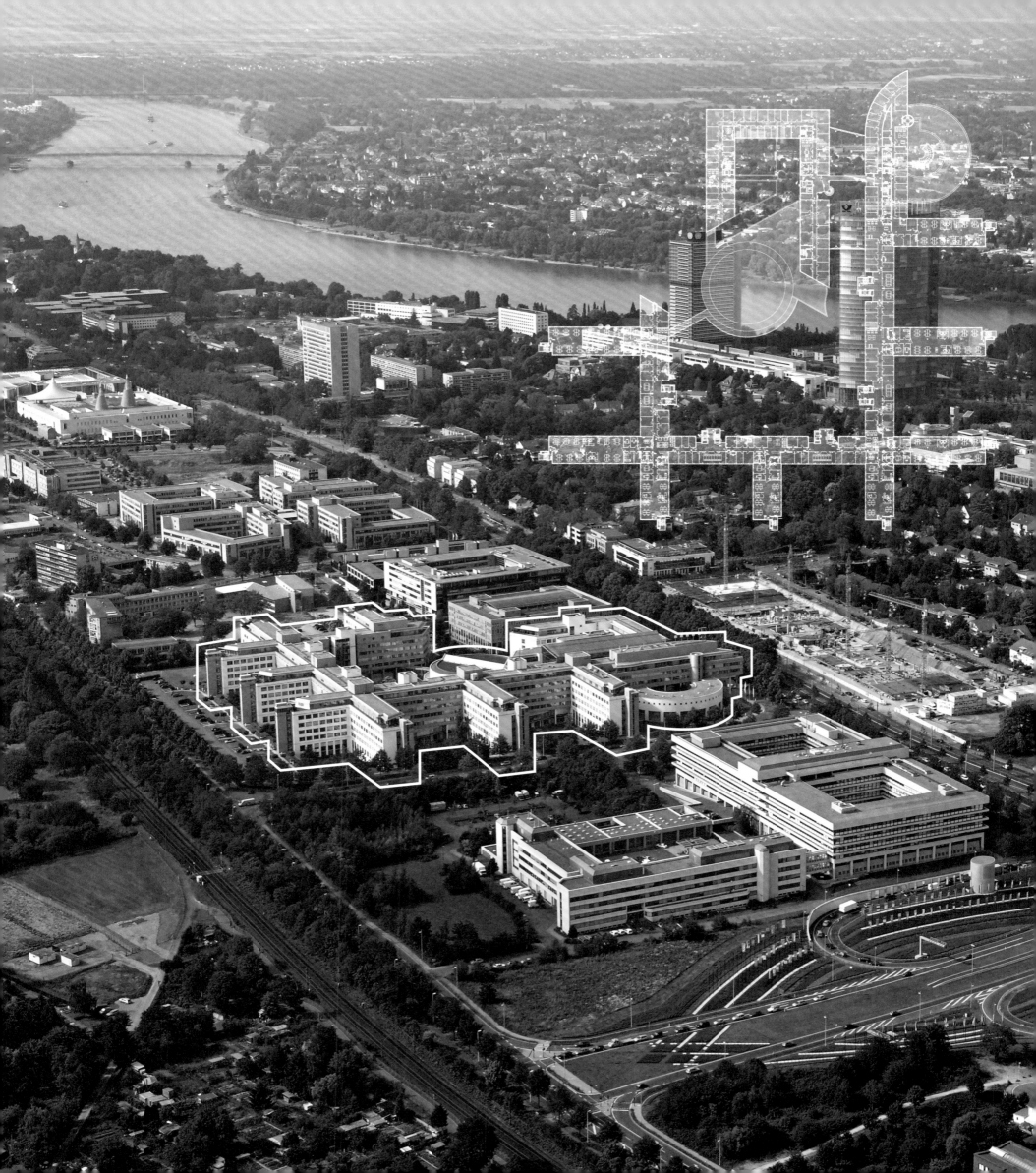

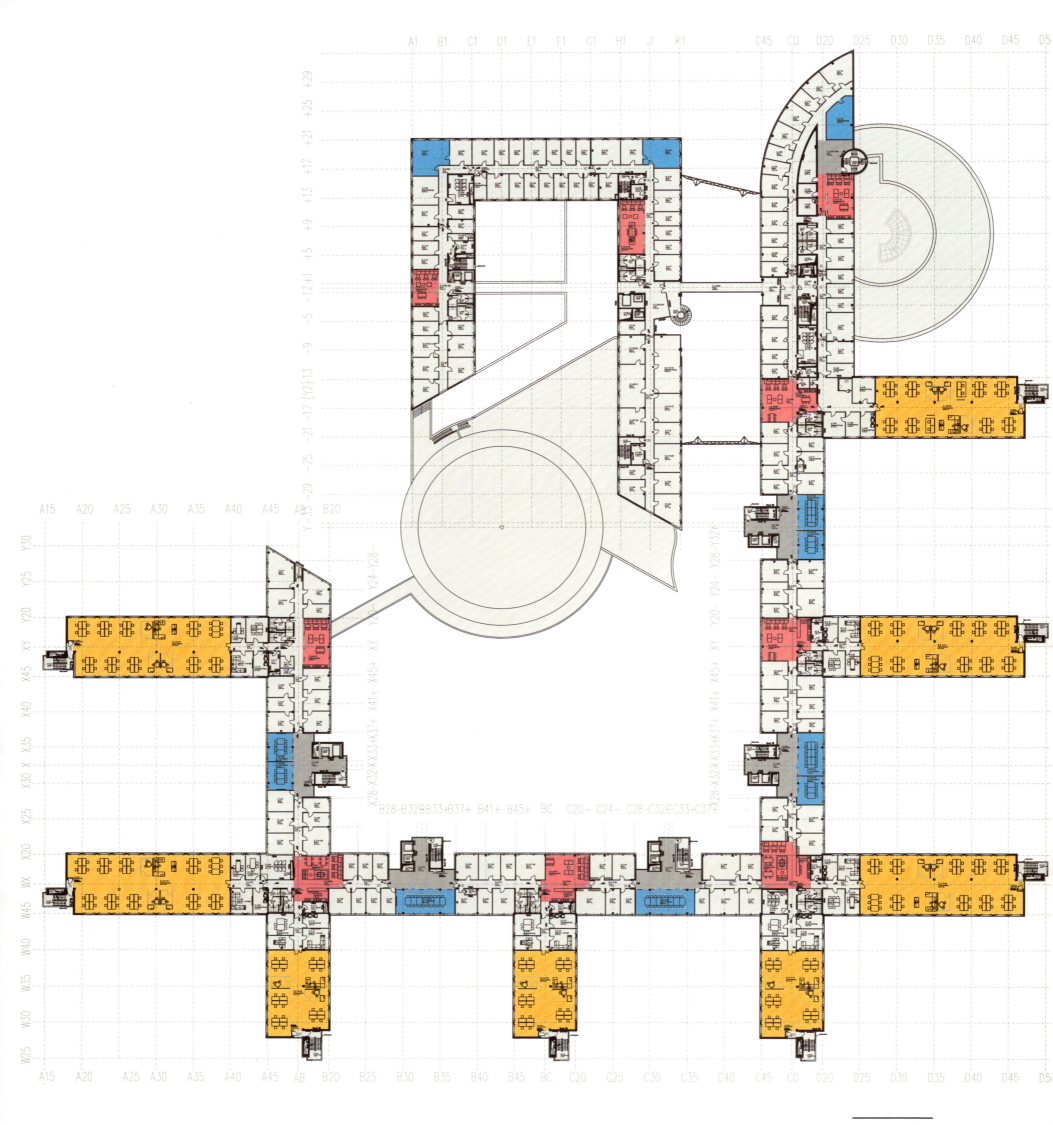

Arbeiten zur Verfügung. Der aktuelle Mix aus 55% Zelle und 45% OBW bietet somit verschiedene Arbeitsmöglichkeiten für unterschiedliche Aufgabenstellungen.

Die neuen **Meeting Points** sind multifunktional nutzbar und liegen an den Hauptverkehrswegen in den Flurkreuzungspunkten. Die offenen, geschäftigen und durchaus auch lauten Kommunikationsbereiche liegen somit fern von den Arbeitsbereichen. Diese Meeting Points stehen für jeweils bis zu 90 Mitarbeiter zur Verfügung und schaffen eine solide Grundlage für die Förderung bereichsübergreifender Kommunikationen. Auch hier wurde die komplette bestehende Raumstruktur aus kleiner Teeküche und zwei Büros zurückgebaut und ein großer Raum geschaffen. Der so verbundene Raum geht über die zuvor bestehende Fläche des Verbindungsflurs hinaus. Durch die Ausweitung wird ein spannendes optisches und nutzungsmäßiges Wechselspiel zwischen Flur (Verkehrsfläche), Meeting Point und Teeküche erreicht. Wegstrecken werden zum zufälligen Begegnungspunkt und auf diese Weise zu einem Erlebnis. Ein- und Ausblicke werden möglich.

Die Decke wurde auch in diesen Knotenpunkten analog der OBW in Rohversion – Betondecke und Leitungen sichtbar – ausgeführt und mit akustisch wirksamen Segeln versehen. Als Boden wurde durchgehend in diesen Nutzungsbereichen ein dunkelgrauer Vinylboden verlegt und ein weißer Anstrich direkt auf den Putz aufgebracht. Die Meeting Points werden überall im Gebäude mit den gleichen Grundelementen an gleicher Stelle ausgestattet: a) eine lange Sitzbank mit Tischen und Stühlen, b) eine Workbench, c) eine Küchenzeile mit Ausstattungsstandards (keine Mikrowellen wegen Geruchsbelästigung, diese stehen in der Kantine zur Verfügung), d) Ausstattung mit Kaffeeautomaten und Wasserspendern, e) Installation von Monitoren (über diese Monitore werden Konzerninhalte übertragen, bei Bedarf können eigene Präsentationen, Bilder, etc. gezeigt werden).

Die Positionen der bestehenden **Konferenz- und Besprechungsräume** wurden komplett neu strukturiert. So finden sich nach dem neuen Konzept die großen, buchbaren Konferenzräume gegenüber den Aufzugsvorräumen und die kleinen, den Bereichen zugeordneten Besprechungsräume im Vorfeld der offenen Bürowelten wieder. Die Positionierung der Konferenzräume direkt gegenüber der Aufzugs- und Treppenanlage gibt Orientierung. Sie liegen direkt im Zugangsbereich der Etage. Dadurch werden die jeweiligen Eingangssituationen der Etage aufgewertet. Aufgrund der neu geschaffenen Verglasung wurde der Bereich transparent. Verbindende Ausblicke sind möglich und vor allem die Auflösung der langen Flurachsen wird wirkungsvoll unterstützt. Der Raum weitet sich optisch auf die komplette Gebäudebreite aus. Um in den Besprechungsräumen zu gegebenem Anlass dennoch vertrauliche Präsentationen durchführen zu können, wurden sie mit leicht zu bedienenden Vorhängen versehen. Die Ausführung der Decken und der Kühlung erfolgt analog der offenen Bürowelten. Auch hier wurde der graue Bestandsteppichboden wiederverwendet. Die Wände wurden gespachtelt und mit einem weißen Anstrich versehen. Der Blendschutz wurde mit grauen Schiebevorhängen realisiert. Die Beleuchtung erfolgt mittels Pendelleuchten. Die Vorräume verfügen über eine Akzentbeleuchtung. Die IT-Verkabelung wurde auch hier zeitgemäß mit CAT 7 erneuert.

Das auf Funktionalität und Flexibilität ausgerichtete Raumprogramm erhielt durch ein umfassendes **Gestaltungskonzept** eine darauf abgestimmte emotionale Komponente. Um dies in einer detaillierten und dennoch über das gesamte Gebäude spürbaren Weise zu erreichen, wurde es mit folgenden Parametern in den offenen Bürowelten und Meeting Points umgesetzt: a) 70% Basic/Standard, d.h., Auswahl der Baumaterialien folgt keinem kurzfristigen Gestaltungstrend, sondern bildet durch dezente Farbauswahl, wertige Materialien und Standardmöbel einen belastbaren Rahmen, b) 20% Akzente/Non-Standard, d.h., die Gestaltung liefert durch originelle Akzente bei Teppichen, Objekten, Tapeten und Kissen eine Einladung zum Mitmachen und Verändern, c) 10% „Crazy", d.h., durch Überraschungen werden Anknüpfungspunkte für Diskussionen, Veränderungen und Inspiration gesetzt, d) Schatzsuche im Bestand, d.h., Objekte aus dem reichen Fundus der Telekom wurden eingesetzt, um unverwechselbare Hinweise auf Identität und Authentizität des Unternehmens zu geben (vgl. Kurzdarstellung auf Seite 021). e) Teilhabe, d.h., um Bezug zu Unternehmen und Mitarbeitern herzustellen, wurden Synonyme für die im Haus vertretenen Vorstandsbereiche definiert, wie z.B. Transparenz, Vertrauen, Vielfalt, Wandel, Visionen, Vernetzen und Cloud, die als Inspirationspunkt für die Gestaltung eines jeden Meeting Points dienten.

Die gesamte Umbau- und Gestaltungsplanung war allerdings kein rein deduktiver Vorgang, sondern folgte einem variablen Ansatz, der sich aus Erfahrungen laufender Projekte bereichern lässt. Erste Erfahrungen mit der funktionalen Erneuerung eines veralteten Bestandsgebäudes und dessen emotionaler Auf-

used. The test under real conditions also provided the opportunity for intense preliminary discussions about specific design questions, ensuring a sound fine tuning to ensure smooth implementation at the time of construction.

In the open office environments the requirements had to be checked as to whether or not ventilation was to be effected through the windows and cooling of the area over the ceiling. Finally, it was decided not to install a suspended standard acoustic ceiling and floor chilled beams in the facade area and opted for rough ceilings with suspended, acoustically effective cooling canopies. Only after completion of the complete object it became apparent just how right this choice was. Consequently, completely new room impressions with a ceiling height of up to 3.5 m came to be. This provided the open office environments and meeting points with substantially more light, air and openness.

Also tried in the sample areas was the flexible layout along with specifically designed room modules and selected furniture. The room modules were developed by means of estimated needs. In order to maintain the generosity and lightness of the area, low pilot-case cabinets were placed in close proximity to the workstation. All other work surfaces such as sideboards and cabinets were made into a single easy-reach archive.

Think tanks inside the open office environments are supposed to serve as retreats for making phone calls and holding minor meetings, etc. Due to the high demands on think tanks regarding soundproofing capabilities, flexibility (quick set-up and dismantling during day-to-day business) a longer development/tendering phase was required.

Besides the three main areas of conversion (Open Office Environment, meeting points and elevator lounges) an extensive design concept for the corridors was also developed in cooperation with the responsible division for fire protection. This resulted in an element connecting every floor and all structural components. Walls were furnished with design features (ribbons, dandelions, nets, lights and symbols) and pictures from a NRW shoot and from the Telekom Picture World. In remaining cell offices selected pictures from the Telekom Picture World and of staff members were hung. In addition, the hallways, which had to be structurally maintained, received a full makeover with the help of a new lighting concept. Instead of small light beams the full wall surface was illuminated. Thus, creating a feeling of more height. The doors in these corridors were painted white. The existing building guidance system was kept due to cost factors but got a new look by means of magenta-colored foil coverings. Due to the introduction of desksharing, name plates were no longer necessary. Instead bold labels, marking think tanks, for example, are in use.

Besides the offices, other areas were brought into line with the new requirements and got a new design. These included the: a) <u>Foyer,</u> b) <u>refurbishment of Cafe Connect,</u> c) <u>redesign of the courtyard,</u> d) <u>refurbishment of the canteen</u>.

With respect to the construction process two alternatives were available. A full move-out as opposed to realization in several construction phases was discussed. The decision taken was the realization in three construction phases with the relocation of about 700 members of staff, affected in each phase, to other properties in Bonn who were able to continued day-to-day-business. The time of realization achieved was 20 months.

wertung durch gezielte gestalterische Eingriffe wurden bereits durch ein Projekt beim Umzug der Unternehmensberatung Detecon, einer Tochtergesellschaft der Deutschen Telekom, in Köln gemacht. Hier wurden mit variablen Open-Space-Bereichen und Meeting Points im Bestandsbau bereits erste Erfahrungen gemacht (vgl. Bilder auf Seite 024/025). Diese Erfahrungen wurden berücksichtigt. Zu einem wirklichen Experimentierfeld wurde vor Beginn der umfassenden Maßnahme in der Friedrich-Ebert-Allee allerdings eine umfassende **Musterfläche.** Sie diente als Test für eine mögliche Skalierung und sollte klären, ob der Umbau mit den drei Hauptgestaltungselementen, d. h. offene Bürowelt, Meeting Point und transparenter Besprechungsraum gegenüber dem Aufzugsraum, umgesetzt wird. Anhand dieser Musterfläche wurden verschiedenste Ausstattungselemente und Gestaltungsansätze erprobt und im Hinblick auf Realisierung diskutiert.

Im Hinblick auf das Gestaltungskonzept wurden die Diskussionen zum Thema Identifikation, Beteiligung, Disruption und Nutzbarkeit geführt. Dabei gab es einige Elemente, die sich in der Praxis als letztlich untauglich erwiesen und dementsprechend nicht eingesetzt wurden. Der Test unter Realbedingungen bot außerdem die Chance einer intensiven Vorab-Auseinandersetzung über konkrete Gestaltungsfragen. So konnte ein aussagekräftiges Finetuning erfolgen, um bei der eigentlichen Ausführung einen reibungslosen Ablauf zu gewährleisten.

Für die OBW wurde die Art der Realisierung von Klima, Lüftung und Akustikdecken diskutiert. Man entschied sich schließlich gegen den Einbau einer abgehängten Standardakustikdecke und Bodenkühlkonvektoren im Fassadenbereich und für den Erhalt der Rohdecke mit abgehängten und akustisch wirksamen Kühlsegeln. Nach der Fertigstellung des Gesamtobjektes zeigt sich aber erst, wie richtig diese Wahl war. So sind vollkommen neue Raumeindrücke mit Deckenhöhen bis zu 3,50 m entstanden. Dadurch erhielten die offenen Bürowelten und Meeting Points wesentlich mehr Licht, Luft und Weite.

Die flexible Grundrissgestaltung, mit den dafür entwickelten Raummodulen und ausgewählten Möbelstücken wurde ebenfalls auf der Musterfläche erprobt. Die Raummodule wurden anhand der geschätzten Bedarfe entwickelt. Um die Großzügigkeit und Leichtigkeit der Fläche zu erhalten, wurden die niedrigen Pilotkofferschränke in direkter Nähe zum Arbeitsplatz angeordnet. Alle weiteren Ablageflächen wurden in einem Naharchiv zusammengefasst.

Die Think Tanks in den offenen Bürowelten dienen als Rückzugsräume für Telefonate oder Kleinbesprechungen etc. Durch die hohe Anforderung an die Think Tanks in Bezug auf Schalldichtigkeit, Flexibilität (schneller Auf- und Abbau im laufenden Betrieb) war eine längere Entwicklungsphase/Ausschreibungsphase notwendig.

Neben diesen drei Hauptumbaubereichen (offene Bürowelten, Meeting Points, Aufzugsvorräume) wurde aber auch ein flächendeckendes Flurgestaltungskonzept in Zusammenarbeit mit dem Brand-Bereich entwickelt. So ist ein verbindendes Element durch alle Etagen und Bauteile entstanden. Die Wände wurden mit Flurgestaltungselementen (Bänder, Pusteblume, Netze, Leuchten, Symbole) und Bildern aus einem NRW-Shooting und aus der Telekom Picture World ausgestattet.

In den noch bestehenden Zellenbüros wurden ausgewählte Bilder aus der Telekom Picture World und Mitarbeiterbilder aufgehängt. Des Weiteren haben die Flure, die nicht baulich aufgelöst werden konnten, durch ein neues Beleuchtungskonzept einen komplett neuen Look erhalten. Anstelle der kleinen Lichtkegel wird jetzt die komplette Wandfläche beleuchtet. Dadurch wird das Gefühl von mehr Raumhöhe erzeugt. In den Fluren wurden die Türen weiß gestrichen. Das bestehende Gebäudeleitsystem wurde aus Kostengründen erhalten, hat aber durch magentafarbene Folie ein neues Aussehen bekommen. Da aufgrund der Einführung des Desksharings keine Namensschilder mehr erforderlich sind, wurden stattdessen plakative Aufkleber, die z. B. Think Tanks kennzeichnen, benutzt.

Neben den Büroflächen wurden auch weitere Bereiche an die neuen Anforderungen angepasst und mit einem neuen Design versehen. Dazu gehörten: a) Eingangshalle, b) Umbau Café Connect, c) Umgestaltung Innenhof und d) Umbau Kantine.

Bezüglich des Bauablaufs standen grundsätzlich zwei Varianten zur Verfügung. So wurde diskutiert, ob es zum kompletten Leerzug kommen oder die Realisierung in mehreren Bauabschnitten vorangetrieben werden sollte. Die Entscheidung fiel auf die Realisierung in drei Bauabschnitten mit einer Verlagerung des betroffenen Bauabschnittes (jeweils ca. 700 Mitarbeiter) in andere Immobilie in Bonn bei ansonsten laufendem Betrieb. Als Realisierungszeit wurden dafür 20 Monate veranschlagt und auch eingehalten.

SYSTEMATIC SUSTAINABILITY

01.01 FUNCTION AND GENERAL STRUCTURE

- Cubicle layout only at the connecting corridors:
  55% cubicle layout (existing), **45% open office environment**
- Open office environment in short and long extension
- In component G+H there is no open office environment possible on the basis of fire safety regulations.
- No renovation measures in the basement and on the fifth floor.

- Zellenstruktur nur an den Verbindungsfluren:
  55% Zellenstruktur (Bestand), **45% offene Bürowelten**
- Offene Bürowelten im kurzen und langen Finger
- Im Bauteil G + H keine offenen Bürowelten möglich aufgrund der Brandschutzanforderungen
- Keine Umbaumaßnahmen im UG und 5. OG

Sample floor plan diagram (Component E)
Mustergrundriss-Schema (Bauteil E)

OPEN OFFICE ENVIRONMENT
OFFENE BÜROWELTEN

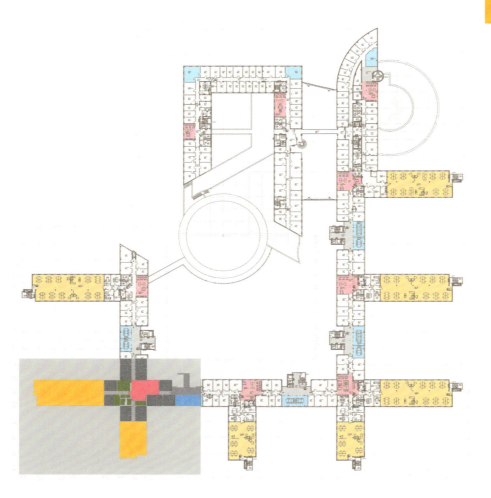

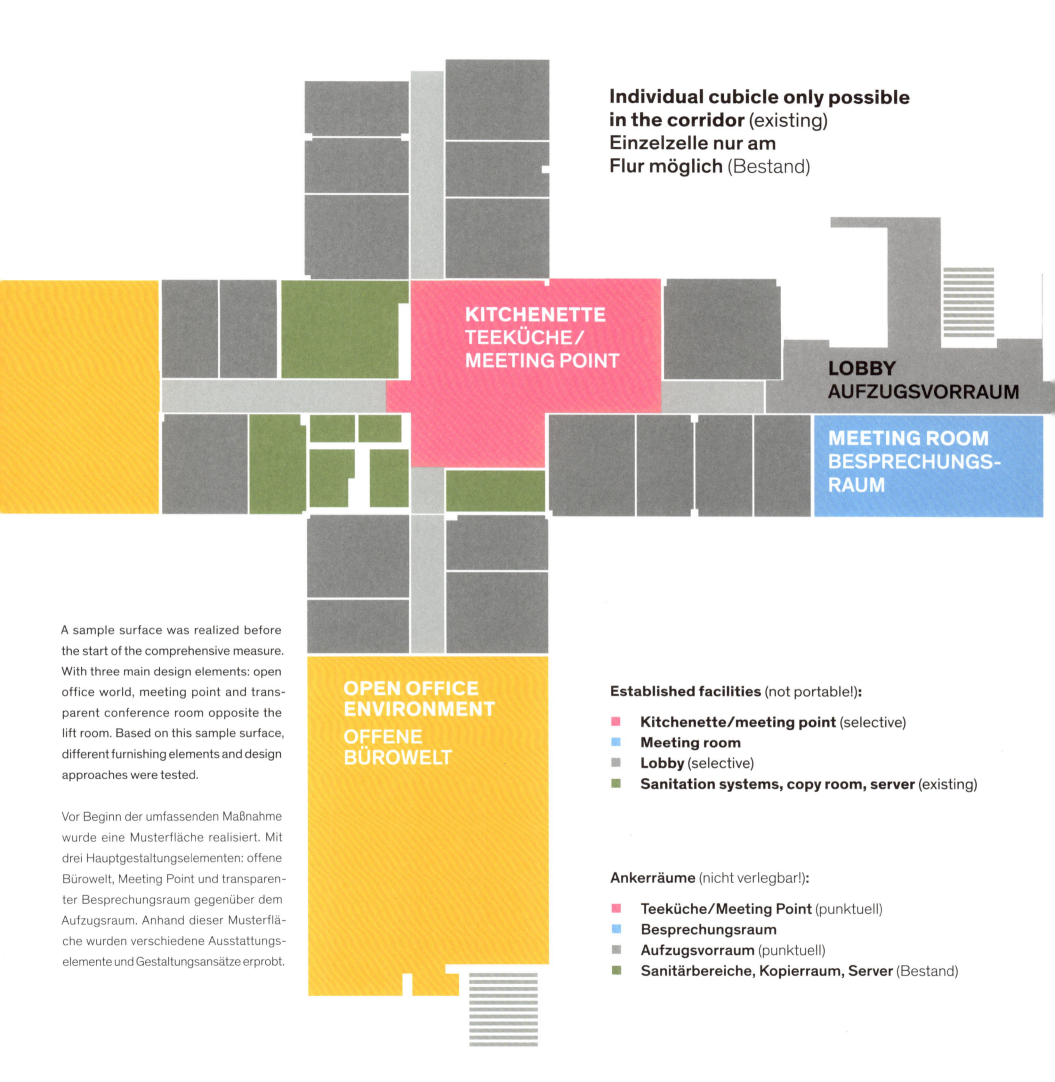

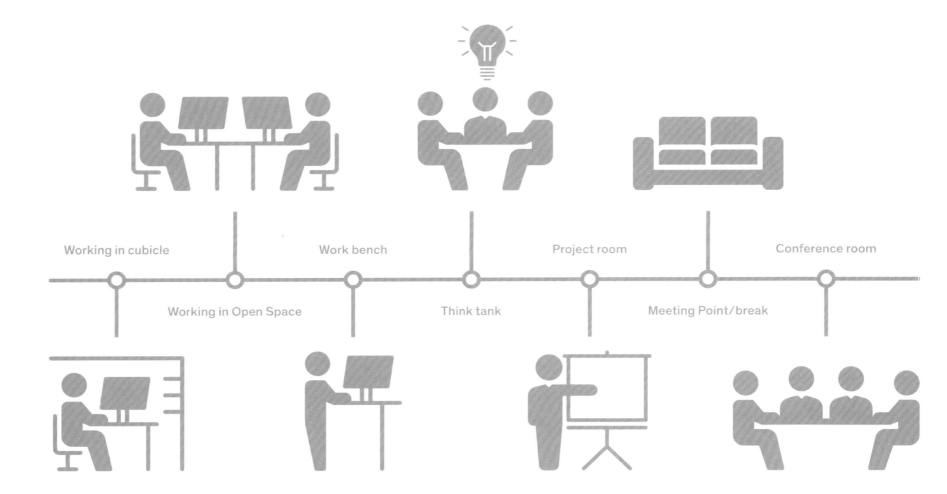

The theme flexible floor plan design, with the space modules and selected furniture items, was developed based on requirements. To preserve the generous and light surface, the low pilot suitcase cupboards were arranged in the direct vicinity of the workspace. All other deposit surfaces such as sideboards and cupboards were combined in a local archive.

Das Thema flexible Grundrissgestaltung mit den dafür entwickelten Raummodulen und ausgewählten Möbelstücken wurde anhand der Bedarfe entwickelt. Um die Großzügigkeit und Leichtigkeit der Fläche zu erhalten, wurden die niedrigen Pilotkofferschränke in direkter Nähe zum Arbeitsplatz angeordnet. Alle weiteren Ablageflächen wie Sideboards und Schränke wurden in einem Naharchiv zusammengefasst.

Perspectives

From the existing inventory from Telekom, new furniture and accessories were designed.

Perspektiven

Aus dem Fundus der Telekom wurden neue Möbel und Accessoires gestaltet.

70% Basic / Standard

The choice of building materials doesn't simply follow short-lived design trends but rather durability — more subtle colors like gray and white for ceilings, walls, floors and workspace — and standardized furniture (kitchen units/lounges).

Auswahl der Baumaterialien folgt keinem kurzfristigen Gestaltungstrend, sondern Beständigkeit — dezente Farben Grau und Weiß für Decken, Wände, Böden, Arbeitsplatz- und Standardmöblierung (Küchenzeilen/Lounges).

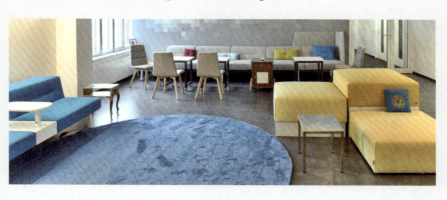

20% Emphasis Akzente / Non-Standard

Design elements that emphasize features and flexible use are "invitations to participate and modify" — unusual accent pieces, pictures, rugs, carpets and pillows.

Gestaltungselemente, die innerhalb von Flächen Akzente setzen und flexibel nutzbar sind: „Einladung zum Mitmachen und verändern" — ausgefallene Einzelstücke, Bilder, Teppiche, Tapeten, Kissen.

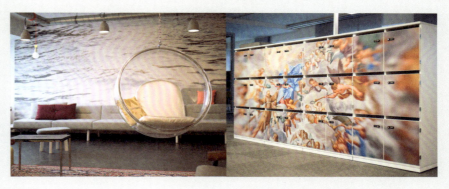

10% Crazy

Space for surprises

Raum für Überraschungen

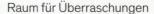
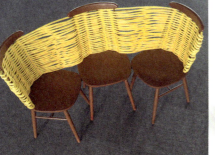
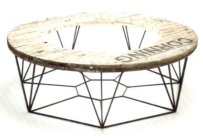
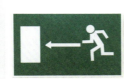

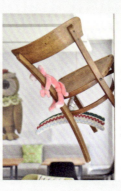

TASK AND BASIC STRUCTURE

01.02 ROOM MODULES AND DETAILS

Sample area for modular space
Musterfläche Raummodule

Presentation of two possible building improvements:
- Standard configuration with suspended ceiling
- Raw version with open ceiling and visible installations

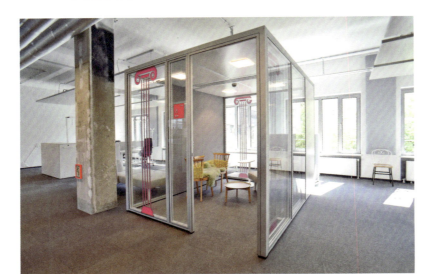

■ **Think tank**

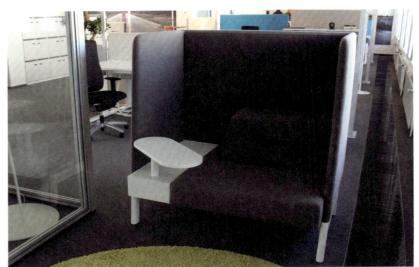

■ **Touch down**

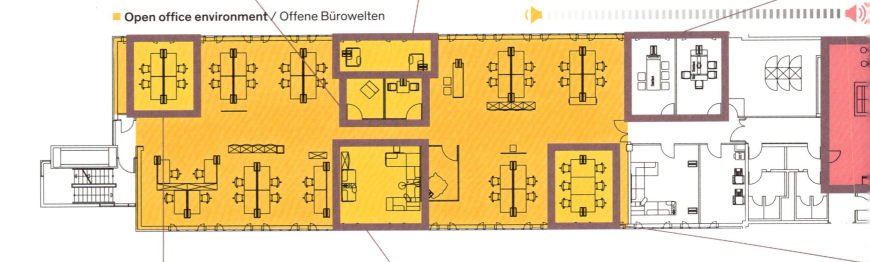

■ Open office environment / Offene Bürowelten

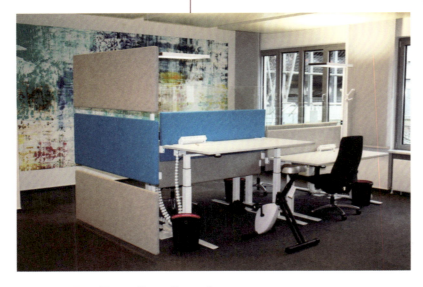

■ **Desk-sharing** with open surroundings
Desksharing in offener Umgebung

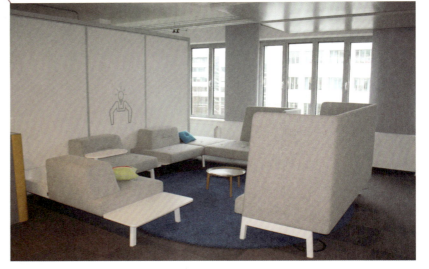

■ **Lounge** / Offene Umgebung

Darstellung von zwei möglichen Raumausbauten:
- Standardausbau mit abgehängter Decke
- Rohversion mit offenen Decken und sichtbaren Installationen

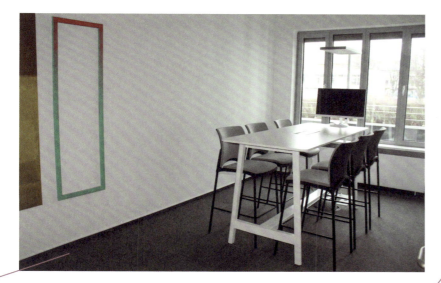

Project room / Projektraum

Meeting room small
Besprechungsraum klein

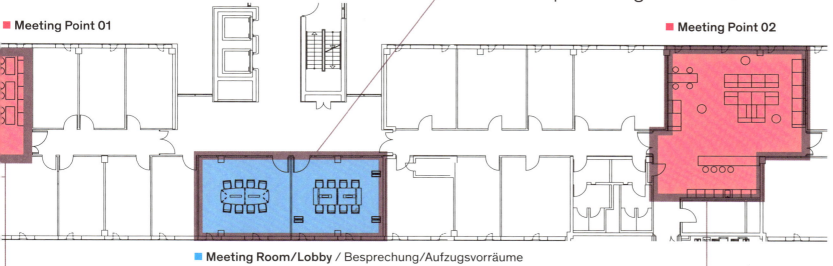

- Meeting Point 01
- Meeting Point 02
- Meeting Room/Lobby / Besprechung/Aufzugsvorräume

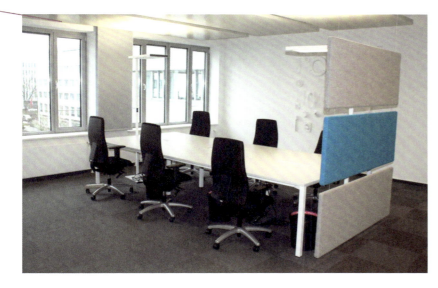

Workbench

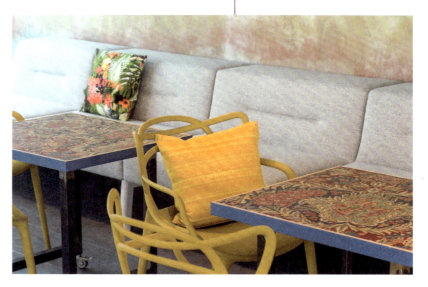

Meeting Point/Break
Treffpunkt/Pause

ROOM MODULES AND DETAILS

01.03 NUCLEUS, PILOT AND PROCESS

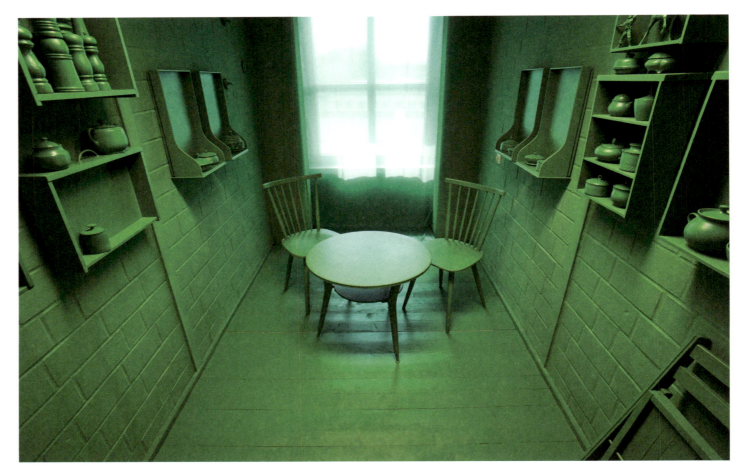

↑ "Green Oasis"   ↓ "Bayernstube"   → "Walking on Water"   ⌖ Meeting Point "Rheinland"
in sample area / *Musterfläche* FEA 140

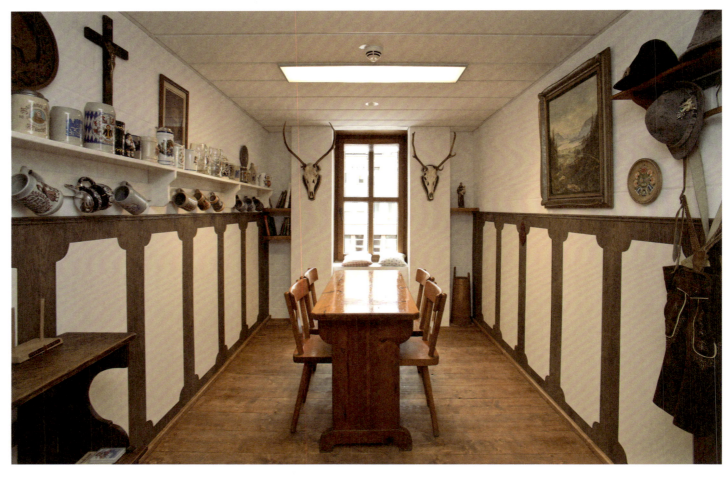

024

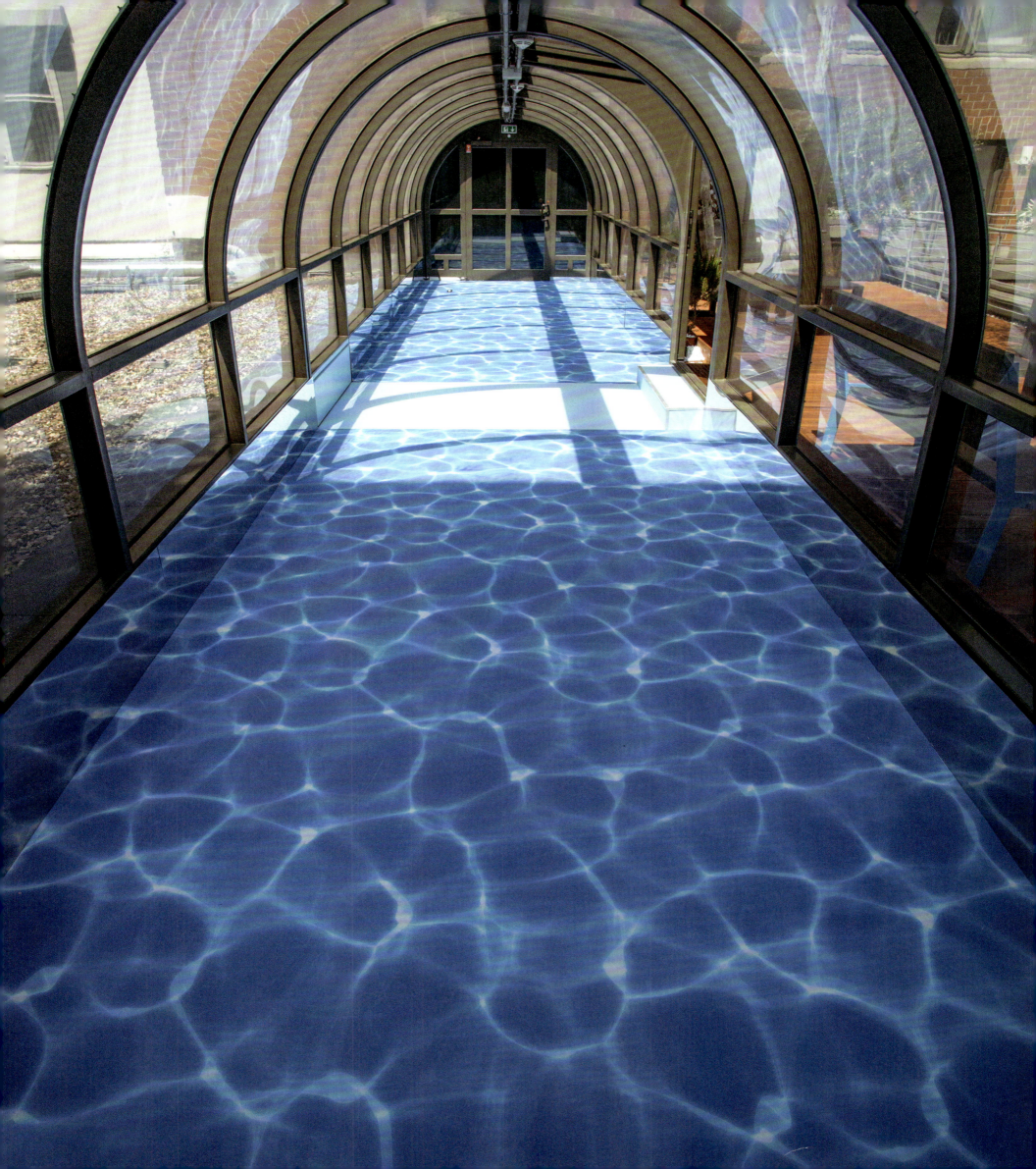

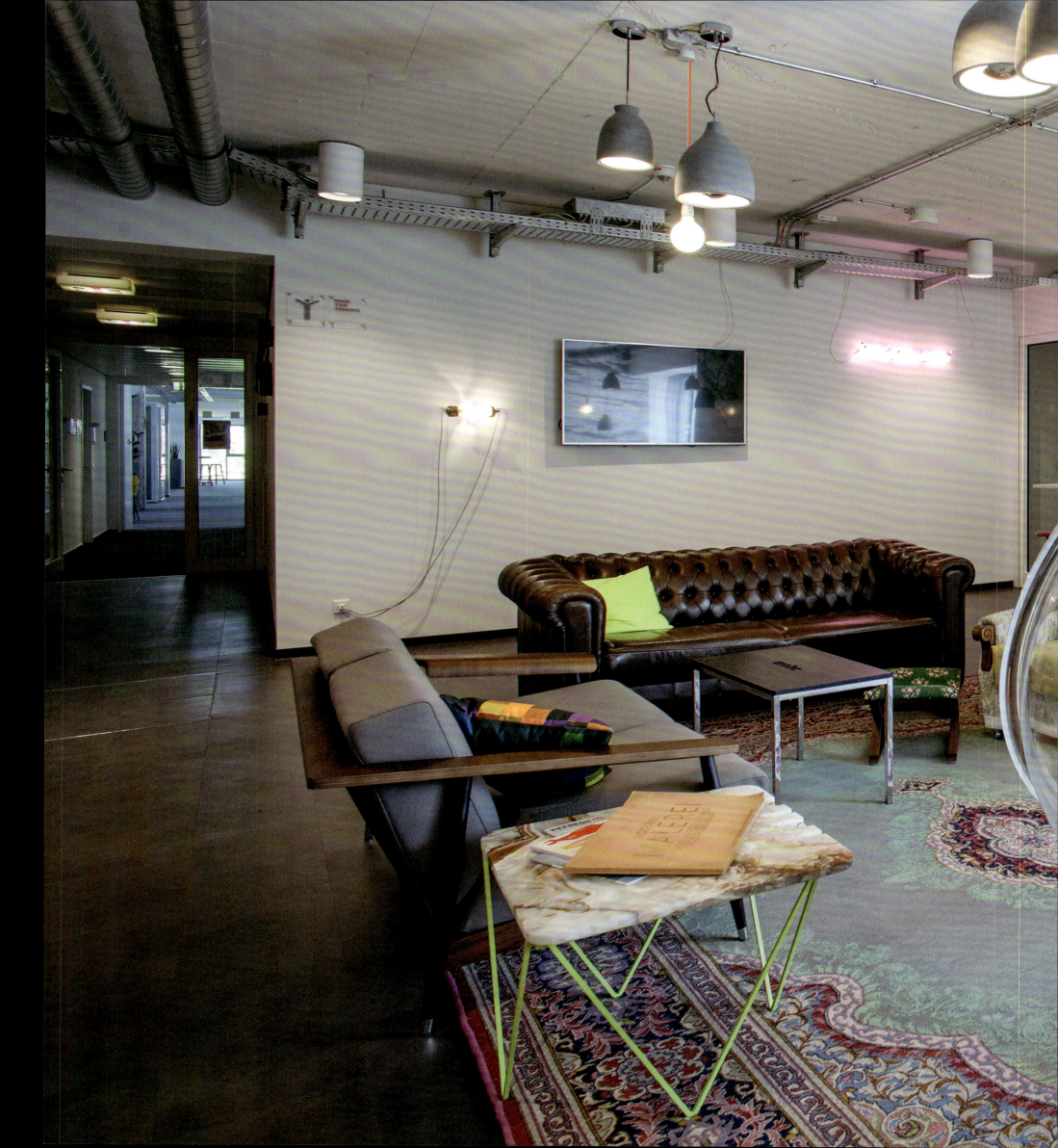

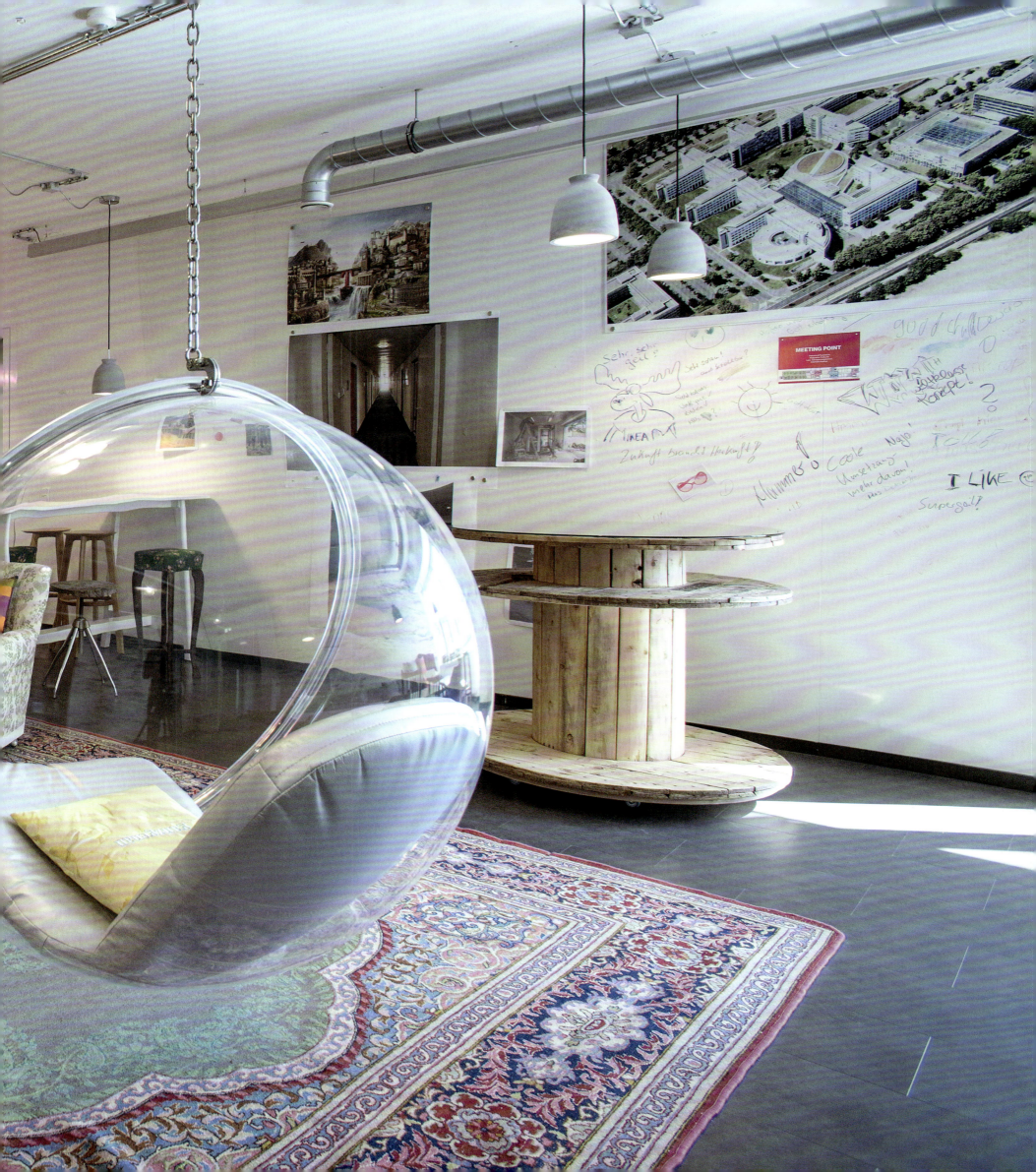

NUCLEUS, PILOT AND PROCESS

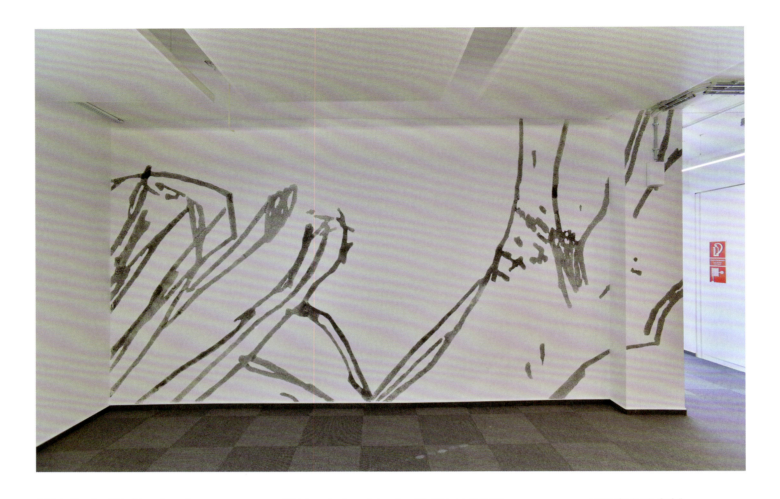

↑ "Schattenriss, Birke", basalt sand ↙ "Linienschwärmer", drawing / *Zeichnung*, C-Print → "Telefonbuch-Sofa"

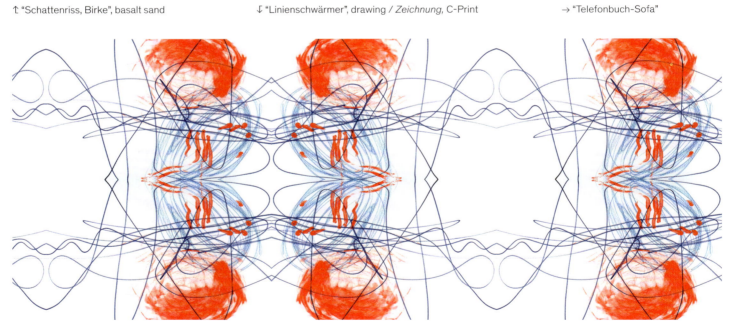

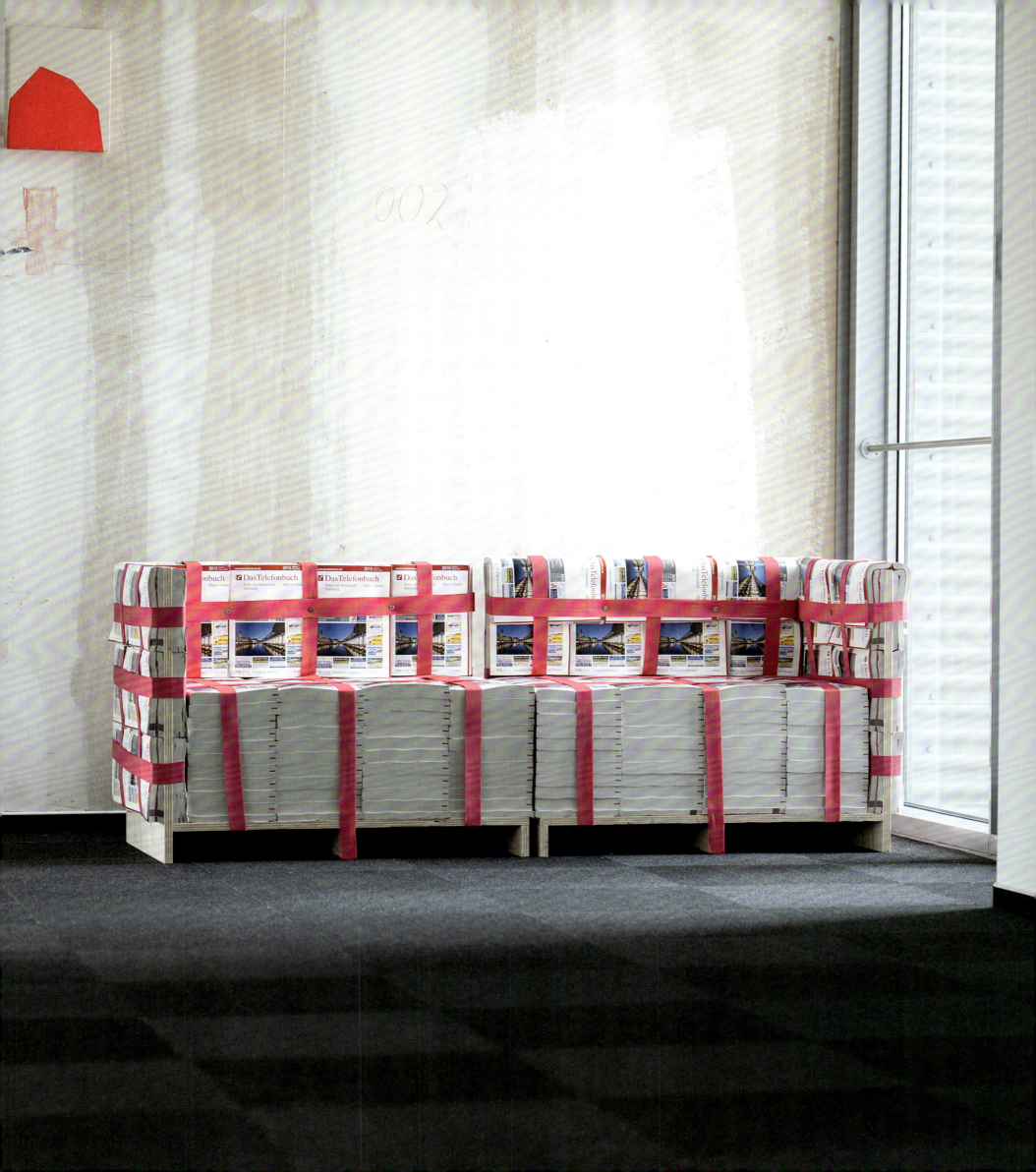

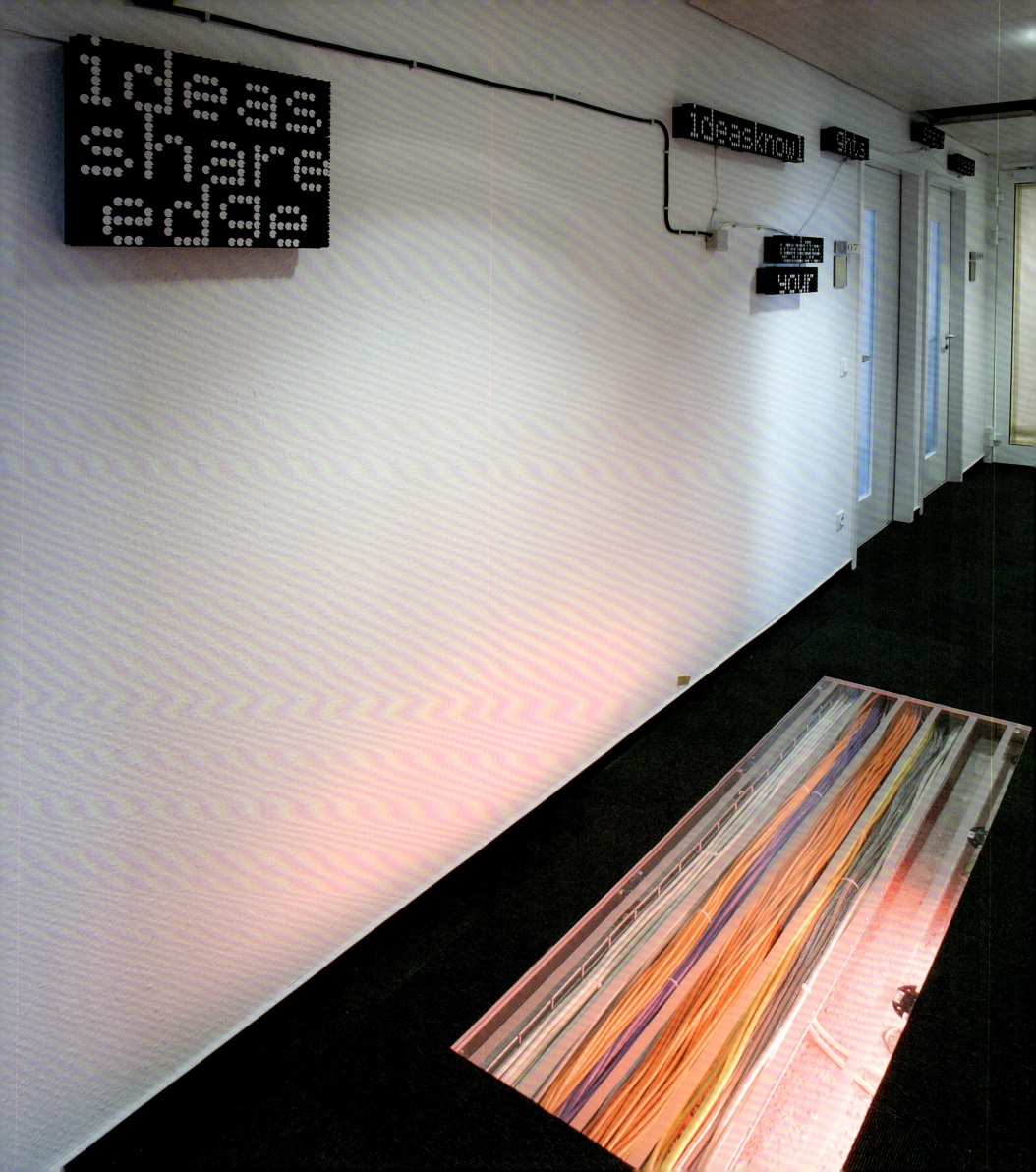

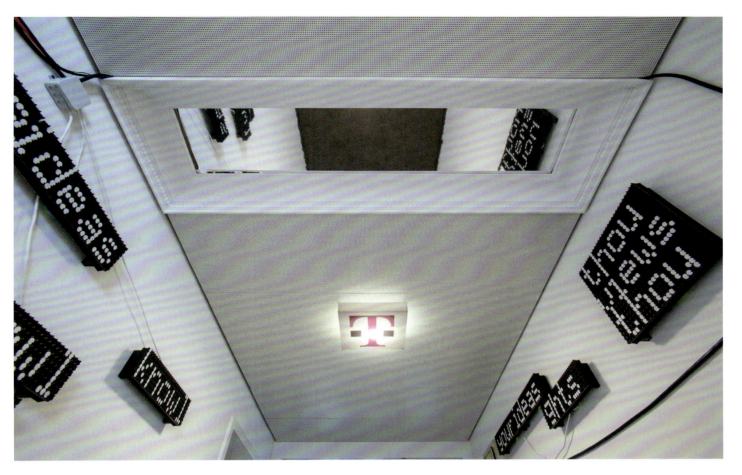

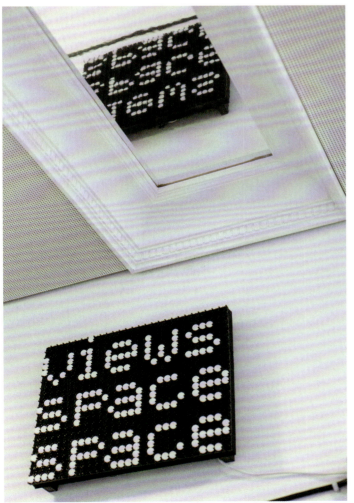

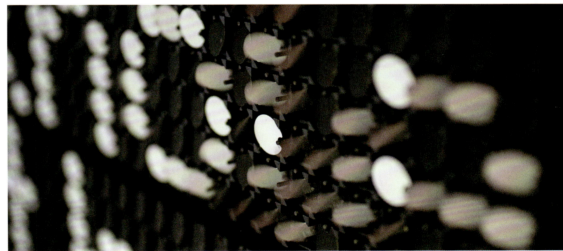

Mirror ceiling, T-light, flip dots, floor channel
Spiegeldecke, T-Licht, Flipdots, Bodenkanal

NUCLEUS, PILOT AND PROCESS

NUCLEUS, PILOT AND PROCESS

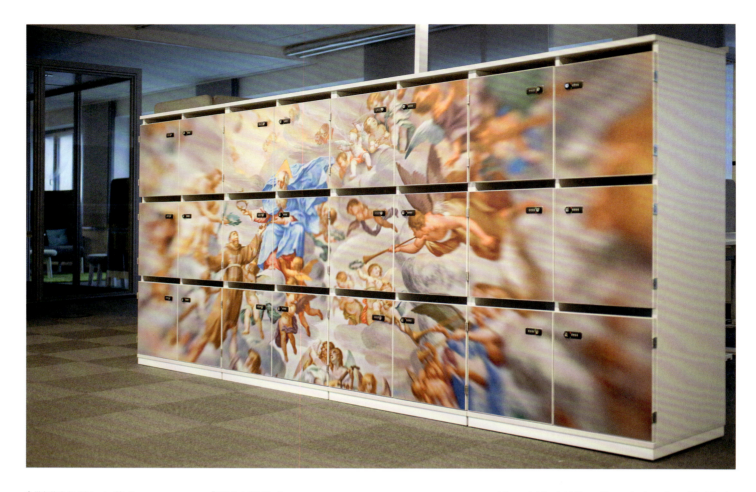

↑ "Halleluja Aktenkoffer" ↓ "Point-Of-You" → View of / *Ansicht* Open Space test surface / *Testfläche*

032

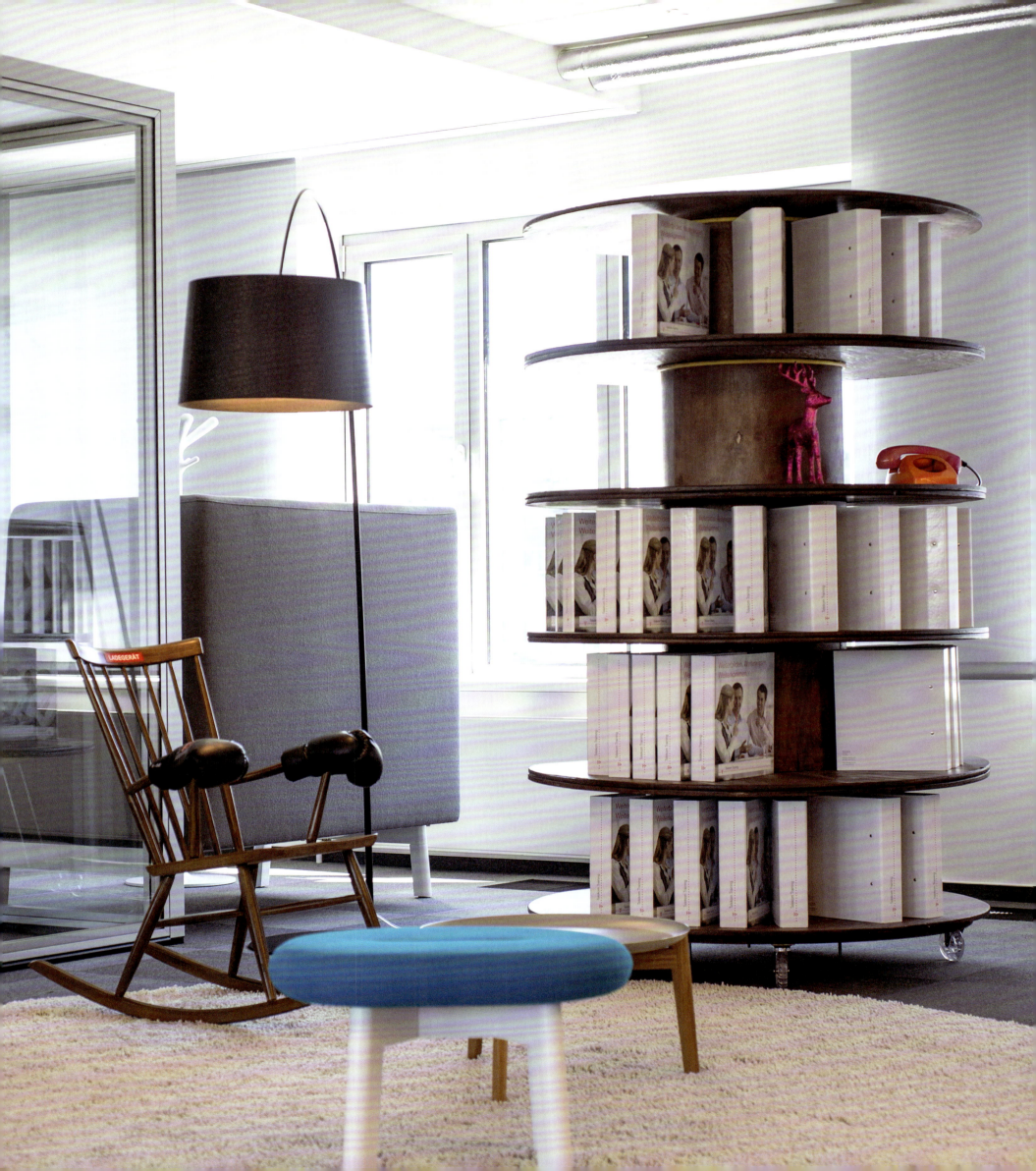

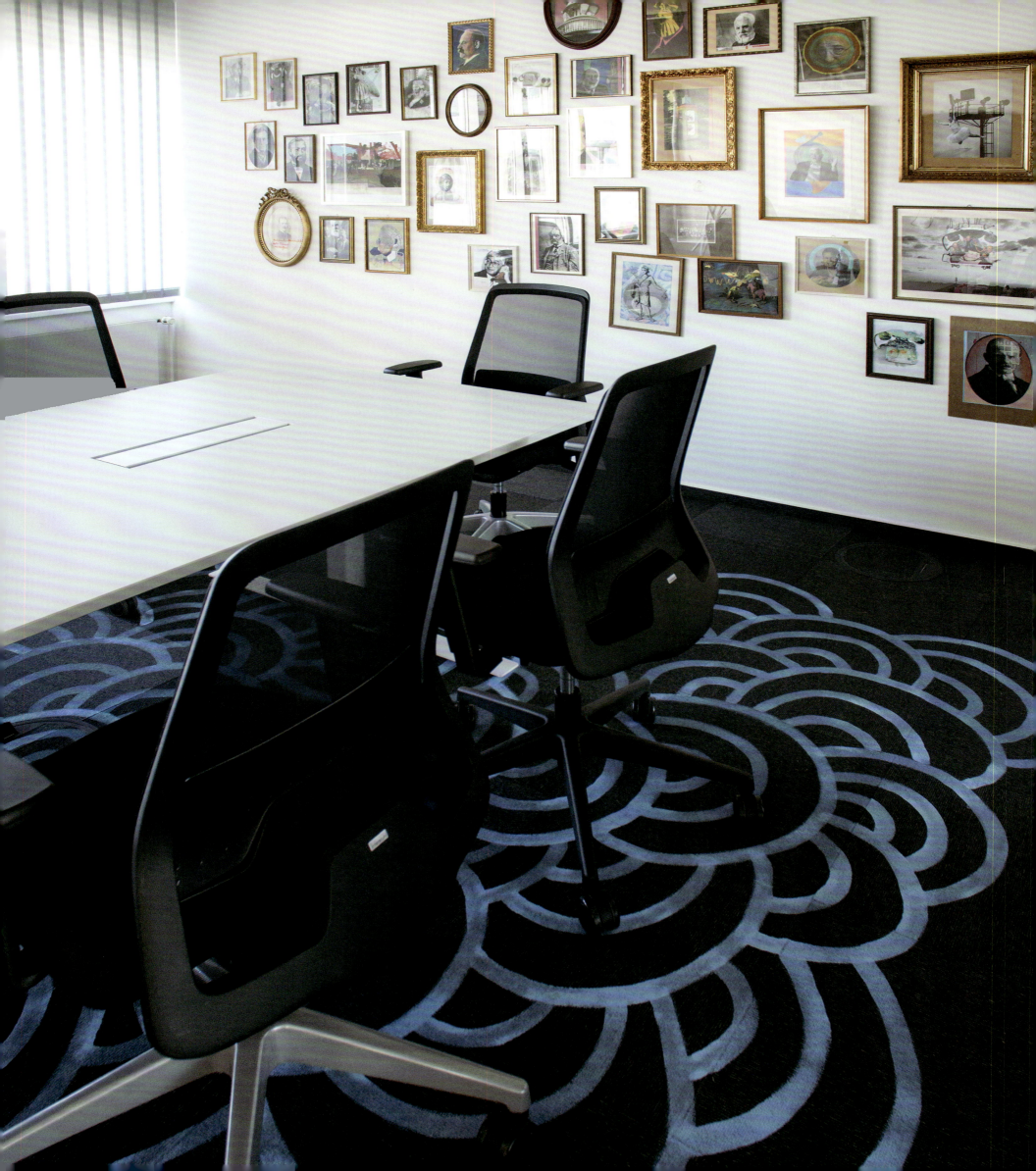

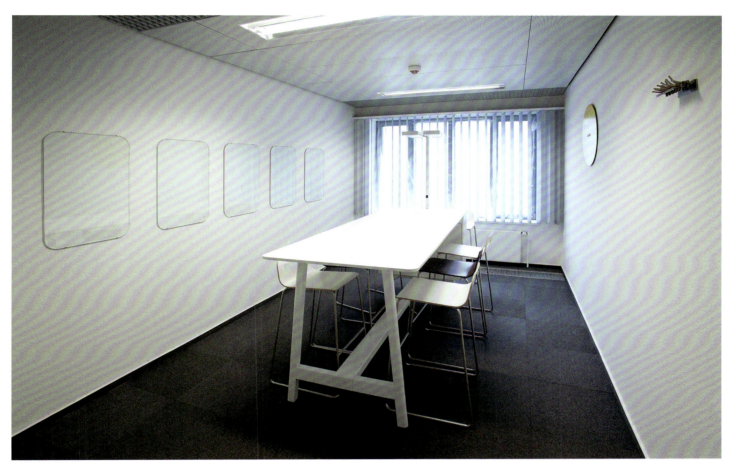

← Meeting room with / *Besprechungsraum mit* "Ahnengalerie"   ↑ Meeting room with deconstructed telephone booth   ↓ Detail
Besprechungsraum mit dekonstruierter Telefonzelle

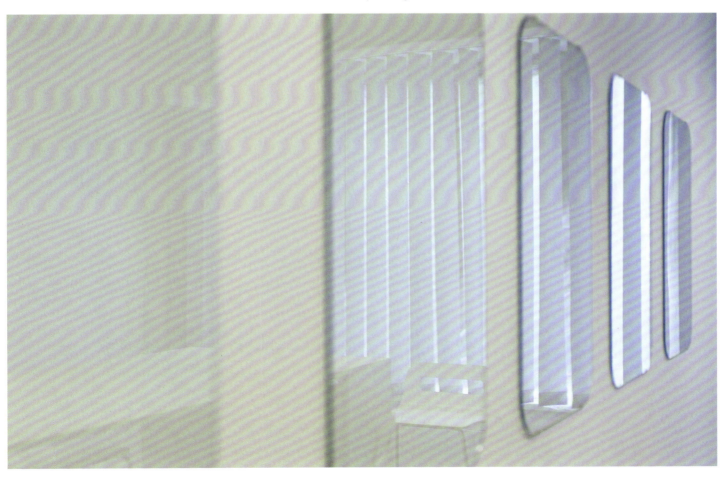

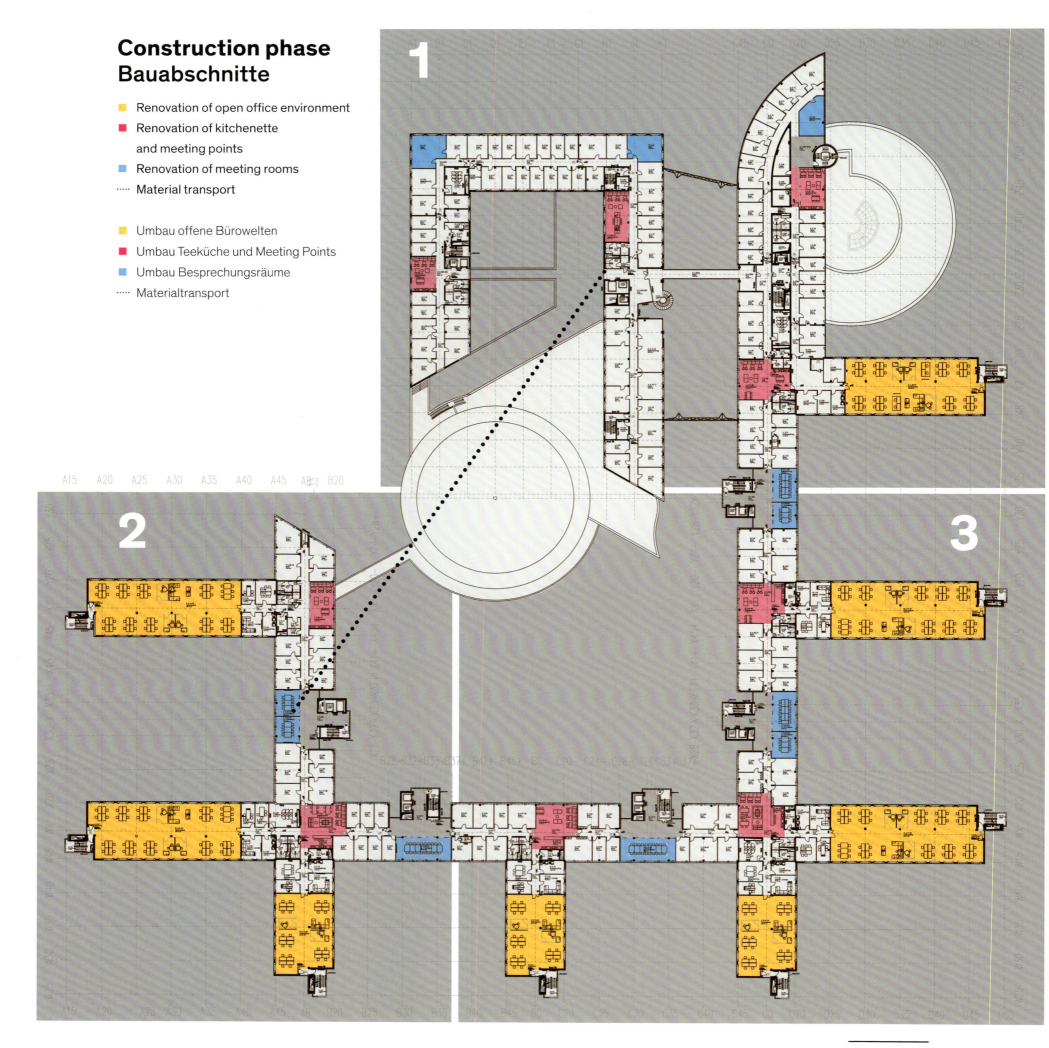

Timeline

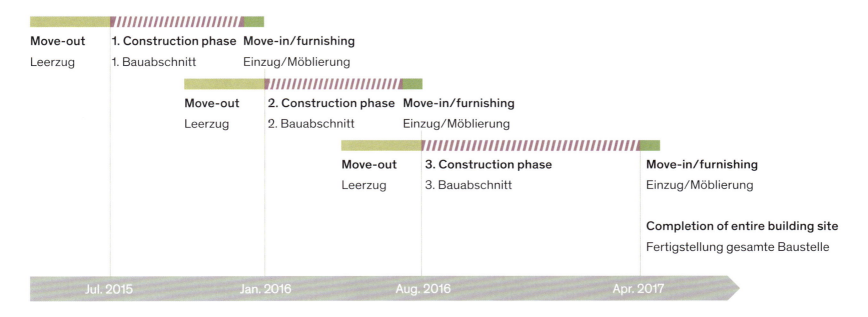

Zoning
After reactivation

Zonierung
nach der Wiederbelegung

- **Renovation site**
  Umbaubereich

Building was realized in three construction sections — with a displacement of the construction section concerned (approx. 700 staff) into another building in Bonn and operations otherwise continuing. The implementation time was 20 months.

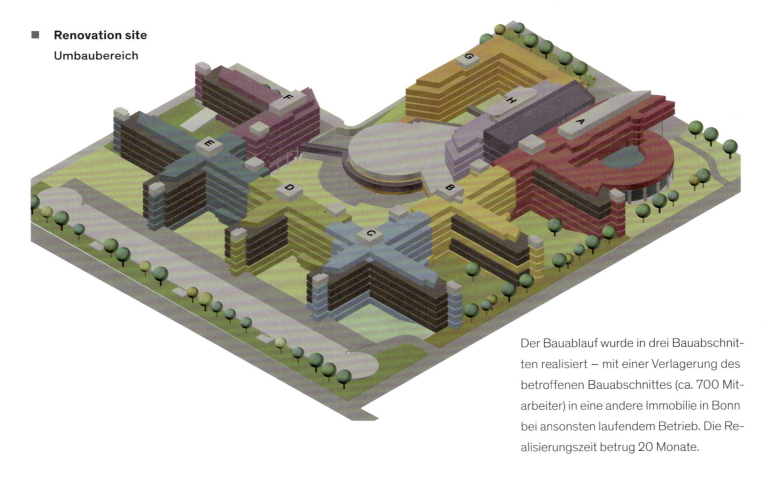

Der Bauablauf wurde in drei Bauabschnitten realisiert — mit einer Verlagerung des betroffenen Bauabschnittes (ca. 700 Mitarbeiter) in eine andere Immobilie in Bonn bei ansonsten laufendem Betrieb. Die Realisierungszeit betrug 20 Monate.

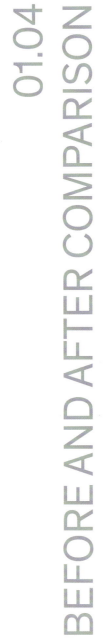
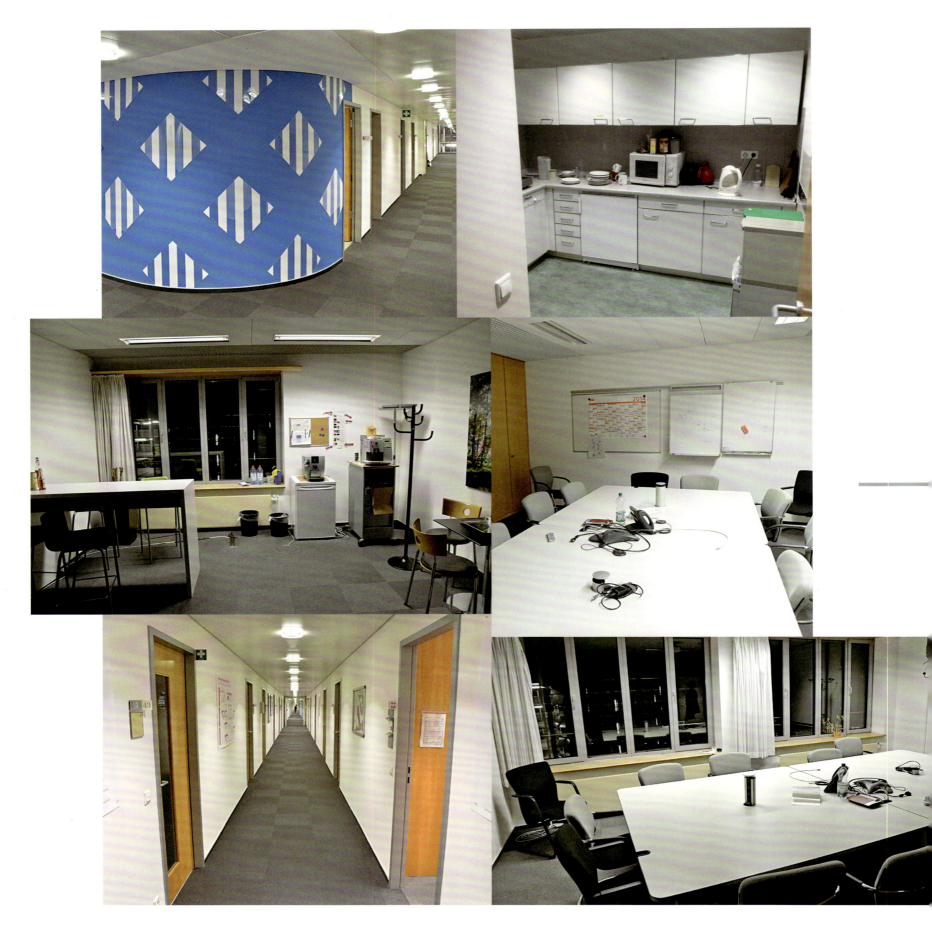

01.04 BEFORE AND AFTER COMPARISON

1278 cooling panels, ca. / Kühlsegel, ca.
14500 m of refrigeration technology, ca. / m kältetechnische Verrohrung, ca.
185000 m data cables, ca. / m Datenkabel, ca.
4600 data ports, ca. / Datenports, ca.
250

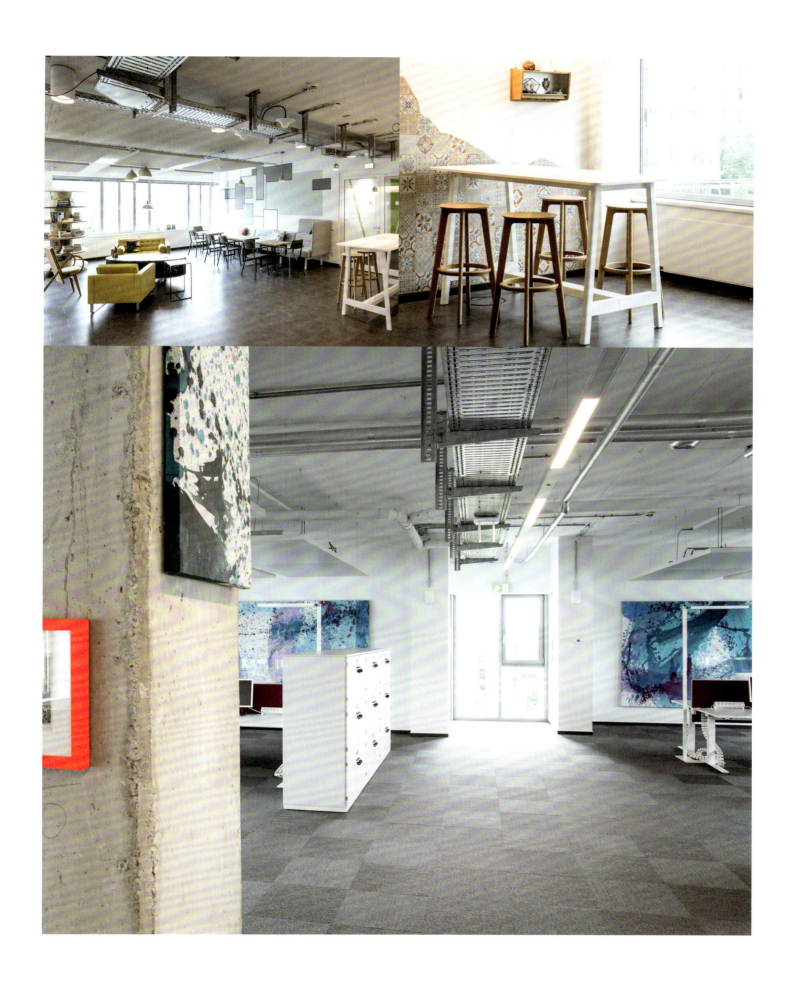

| alarms, dmelder, | 1150 floor ports, Bodentanks, | 1200 m of LED lightbulbs, m LED-Lichtleisten, | 400 ceiling lights, Deckenlampen, | 180000 m of power cords, m Stromkabel, | 70 electricity boxes Elektroverteilungsschränke. |

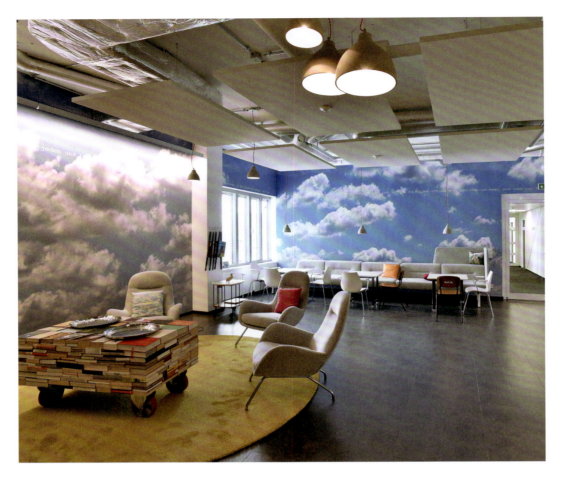

The concept of a flexible design plan, with the corresponding development of space modules and selected furniture pieces, is tested on the sample area. The space modules were developed on the basis of the requirements.

Die flexible Grundrissgestaltung mit den dafür entwickelten Raummodulen und ausgewählten Möbelstücken wurde auf der Musterfläche erprobt.
Die Raummodule wurden anhand der Bedarfe entwickelt.

↑ Meeting Point "Presse"   ↓ kio6 – Communication / *Kommunikation*

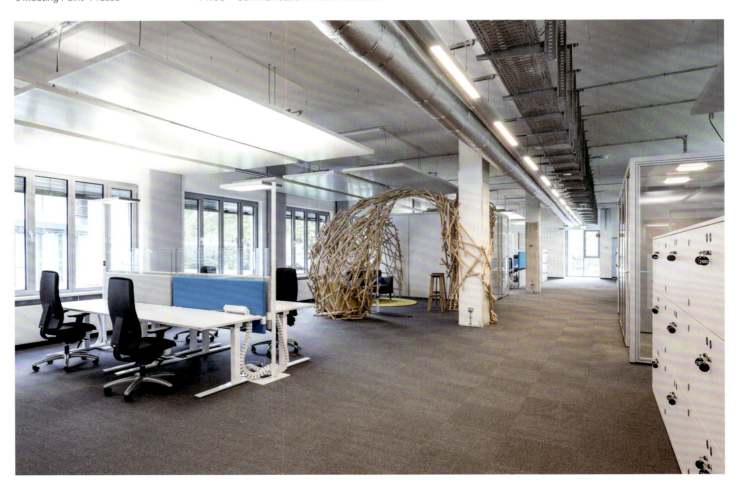

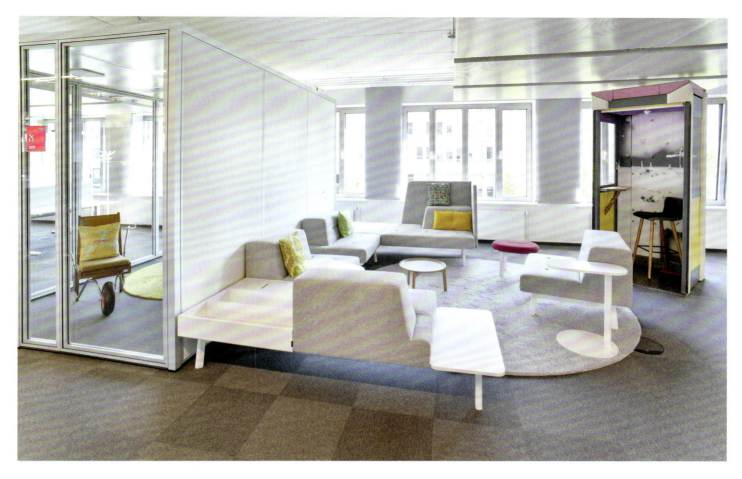

↑ kio8 – Communication / *Kommunikation* ↓ ias02 – Standard   Wall installation / *Wandinstallation* Open Space, "Lehmputz"

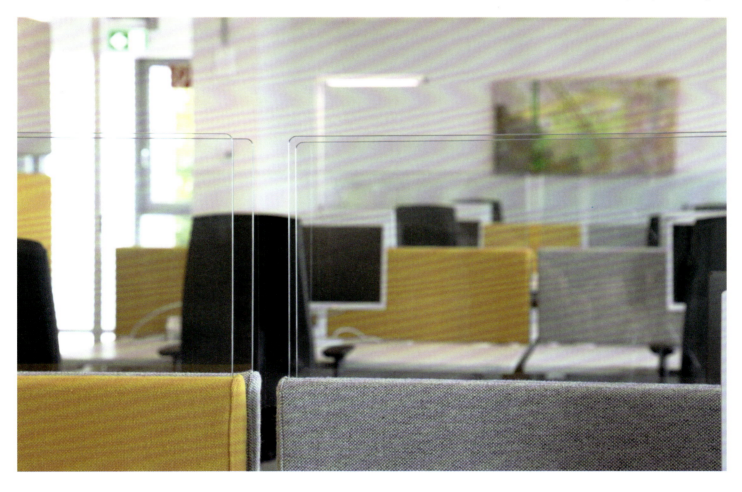

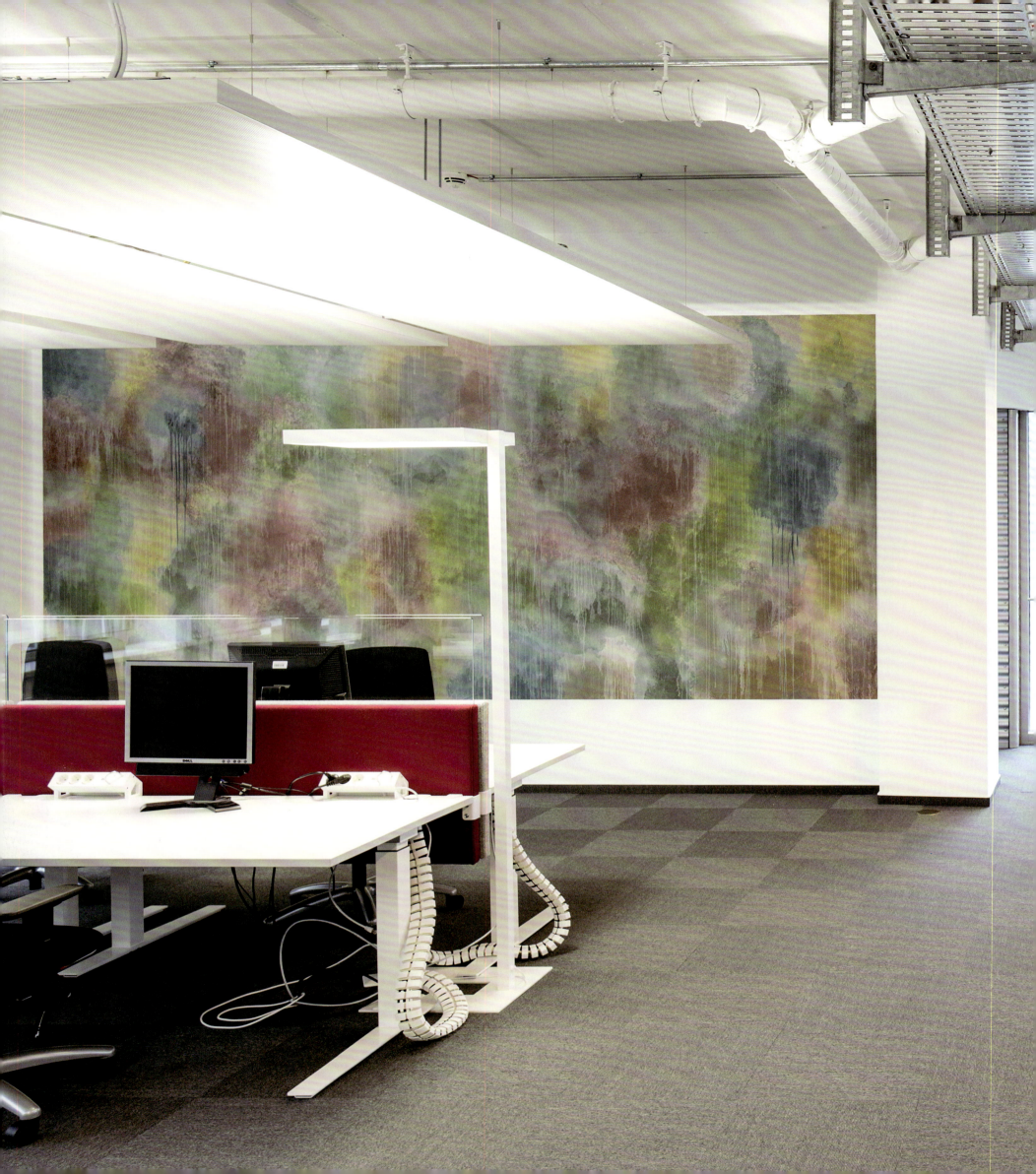

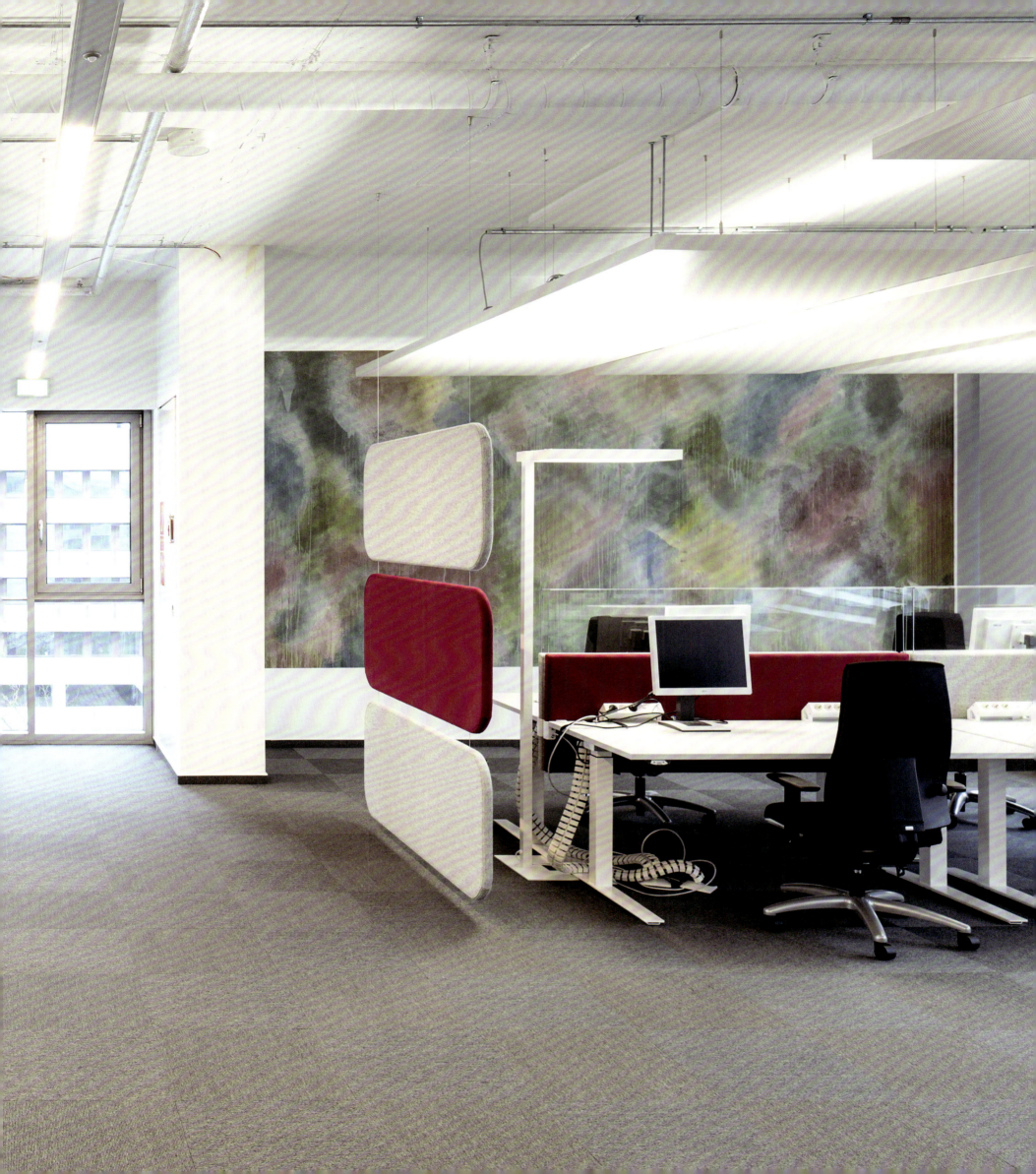

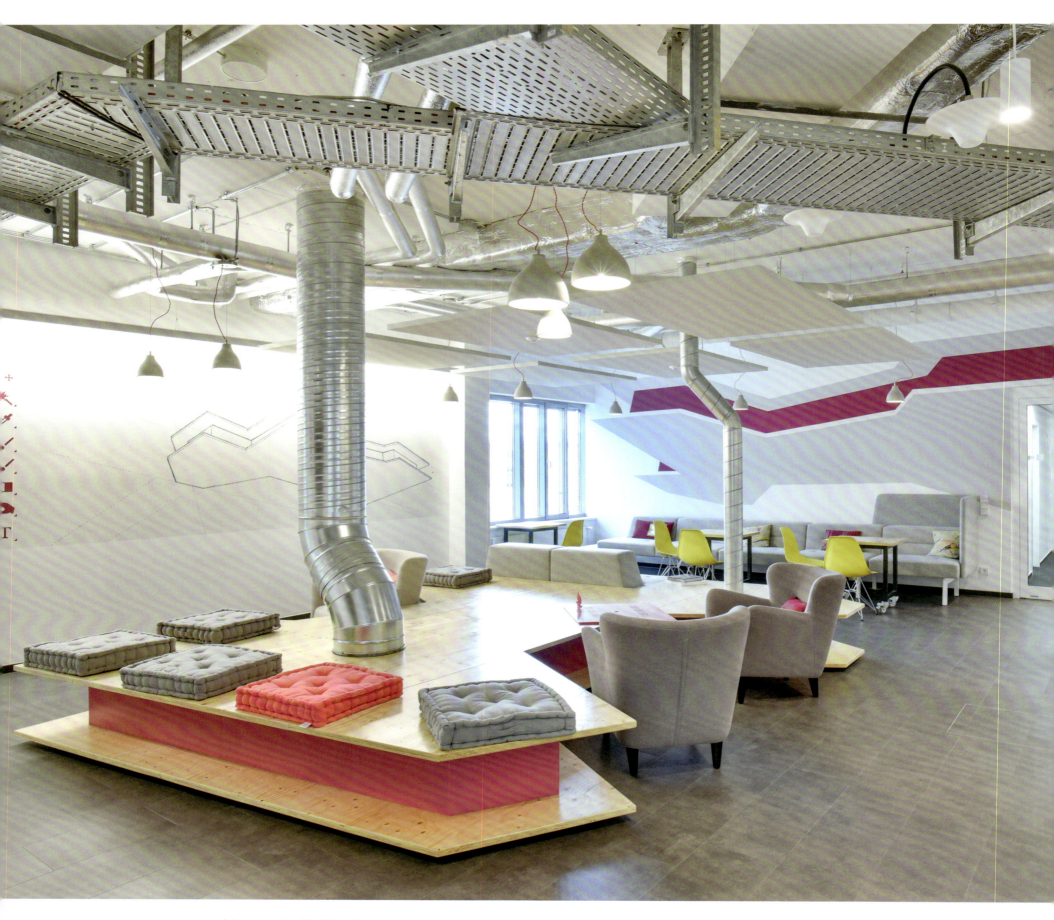

↑ Opened ceiling / *Geöffnete Decke*,
Meeting Point "Virtuell"

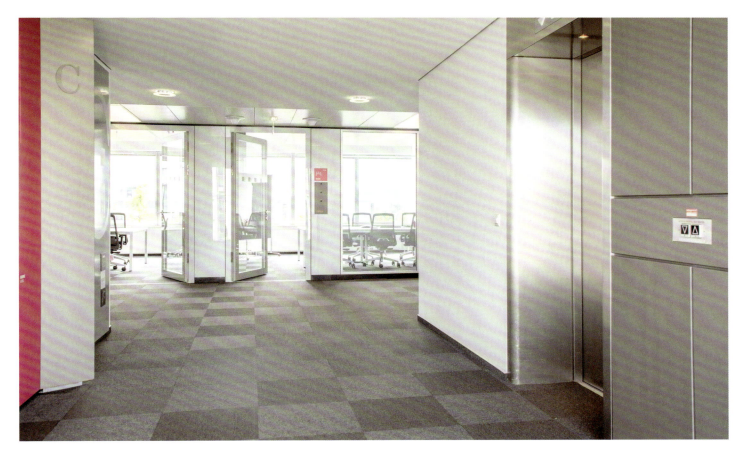

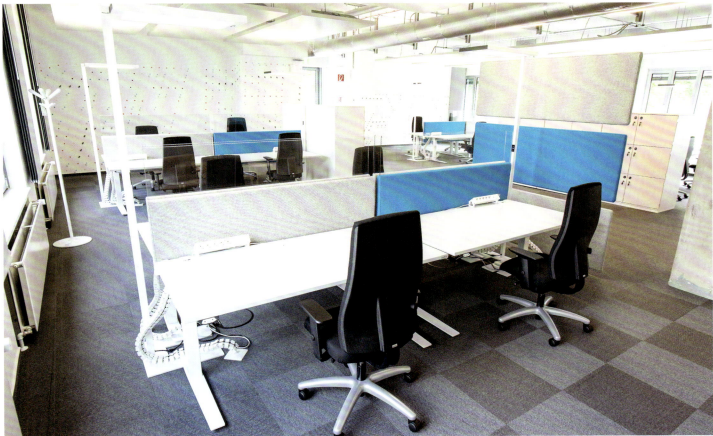

↑ Conference room near the lobby
Konferenzraum im Aufzugsbereich

↑ Climate ceiling / *Klimadecke*
Open Space

→ ◰ Meeting Point "Süßen"
◳ Meeting Point "Cloud"
◱ Meeting Point "Begeistern"
◲ Meeting Point "Wissen"

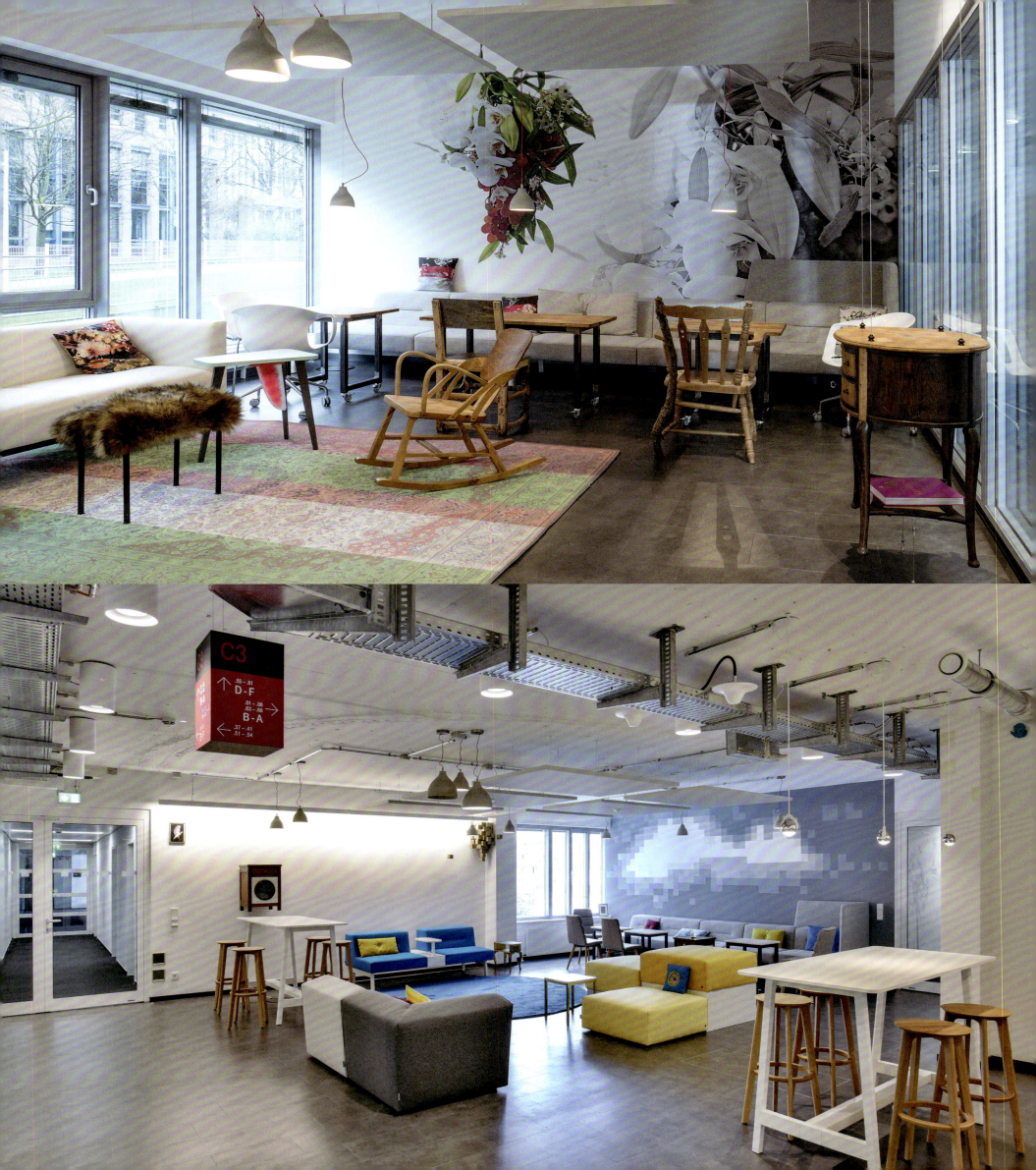

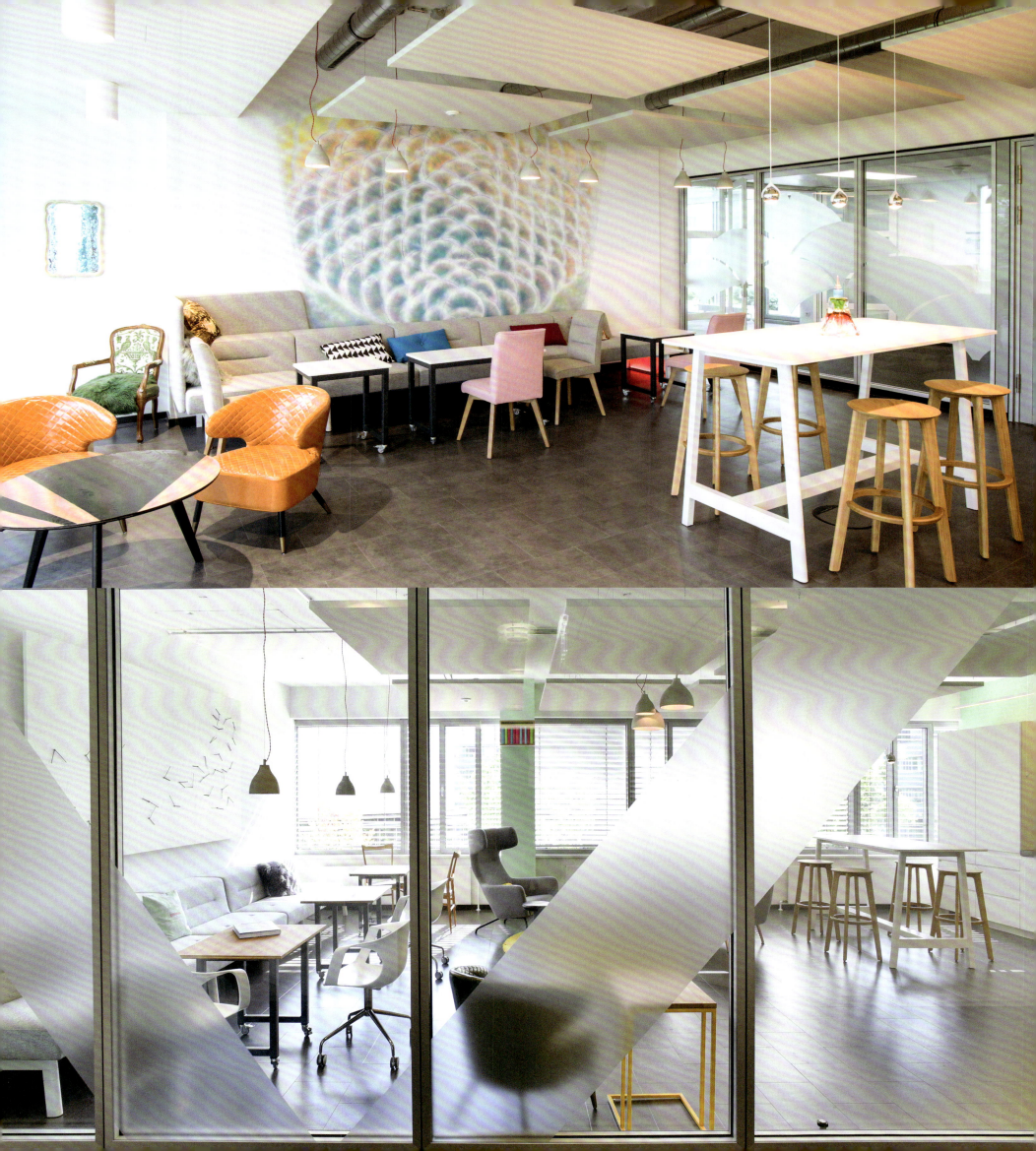

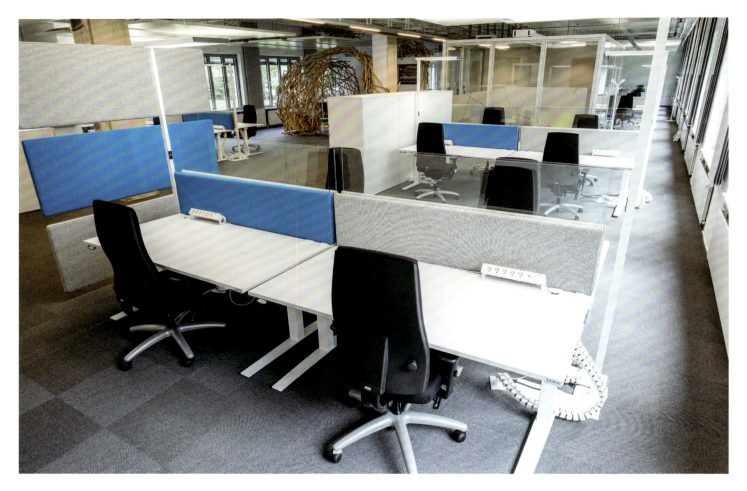

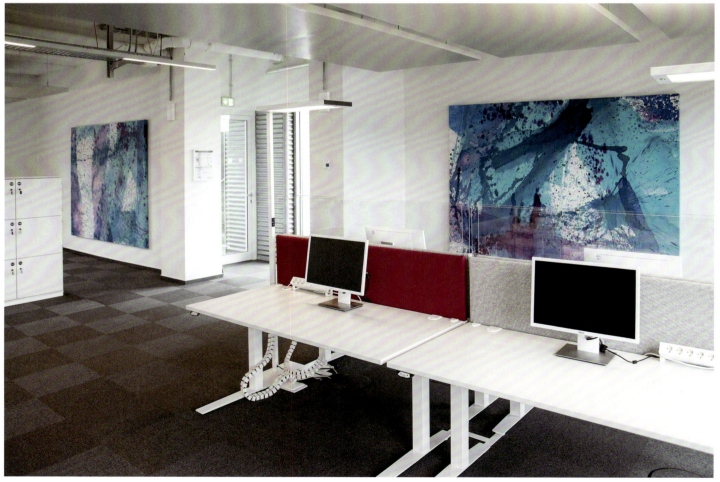

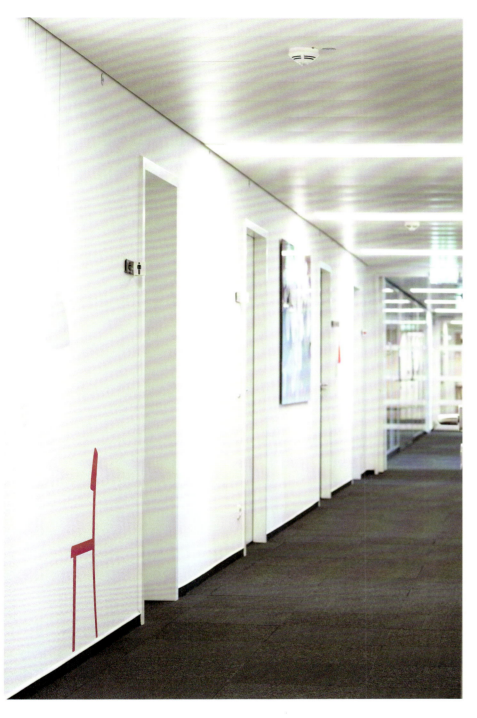
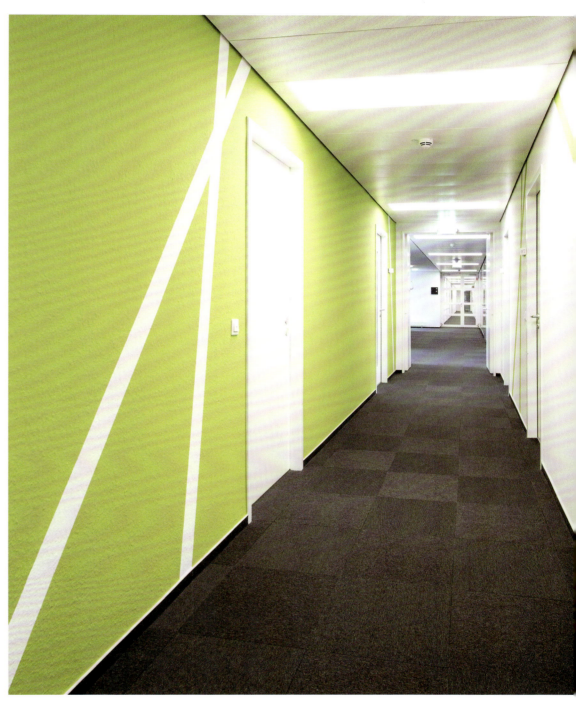

← Open Space   ↑ Renovation of corridor / *Umgestaltung Flurbereich*

Other projects in the FEA

In addition to the office space, other areas should also be adjusted to fit the new requirements and provide new design.

Sonderprojekte in der FEA

Neben den Büroflächen sollten auch weitere Bereiche an die neuen Anforderungen angepasst und mit einem neuen Design versehen werden.

Entrance hall

Eingangshalle

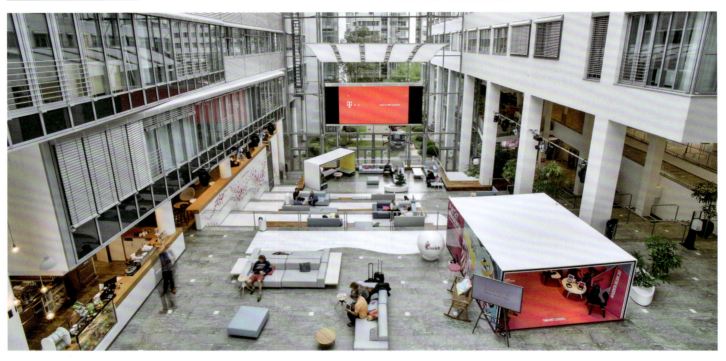

Renovation Café Connect

Planned actions:
Expansion and renovation of Café Connect

Umbau Café Connect

Geplante Maßnahmen:
Vergrößerung und Umbau des Café Connect

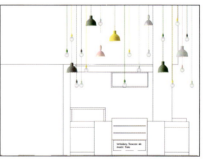

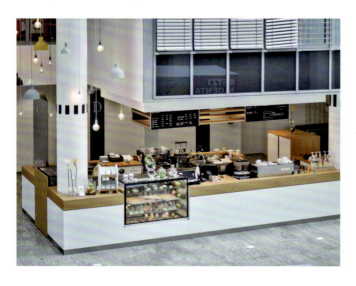

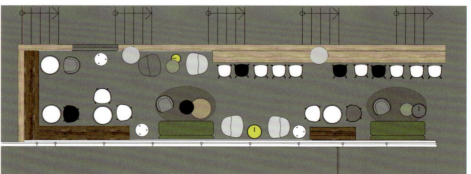

01.05 SPECIALS

Redesign of courtyard

Planned actions:

Invigoration of the exterior areas while taking into account employee involvement.

- Outdoor sports area (boule court, table football, table tennis, basketball court)
- Mobile coffee and snack bar
- Extra lounge furniture
- Accent lighting

Umgestaltung Innenhof

Geplante Maßnahmen:

Beleben des Außenbereichs unter Berücksichtigung der Mitarbeiterbeteiligung.

- Outdoor-Sportbereich (Boulebahn, Kicker, Tischtennisplatte, Basketballcourt)
- Mobiler Kaffee- und Imbisswagen
- Zusätzliche Loungemöbel
- Akzentbeleuchtung

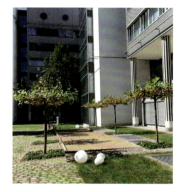

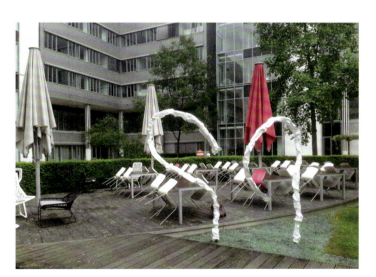

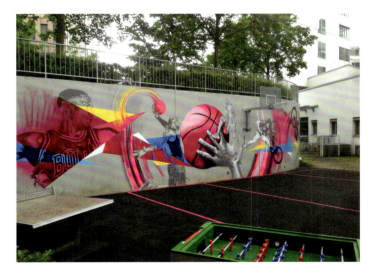

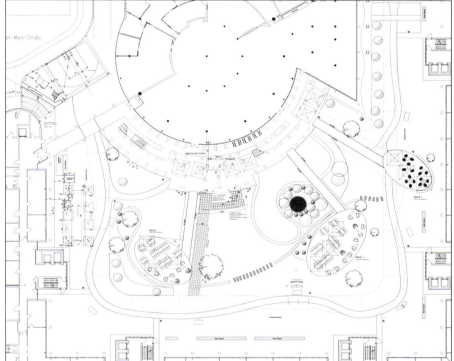

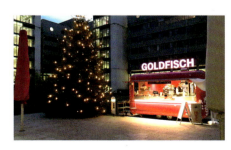

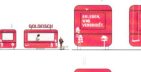

PART 02
LITTLE BIG THINGS

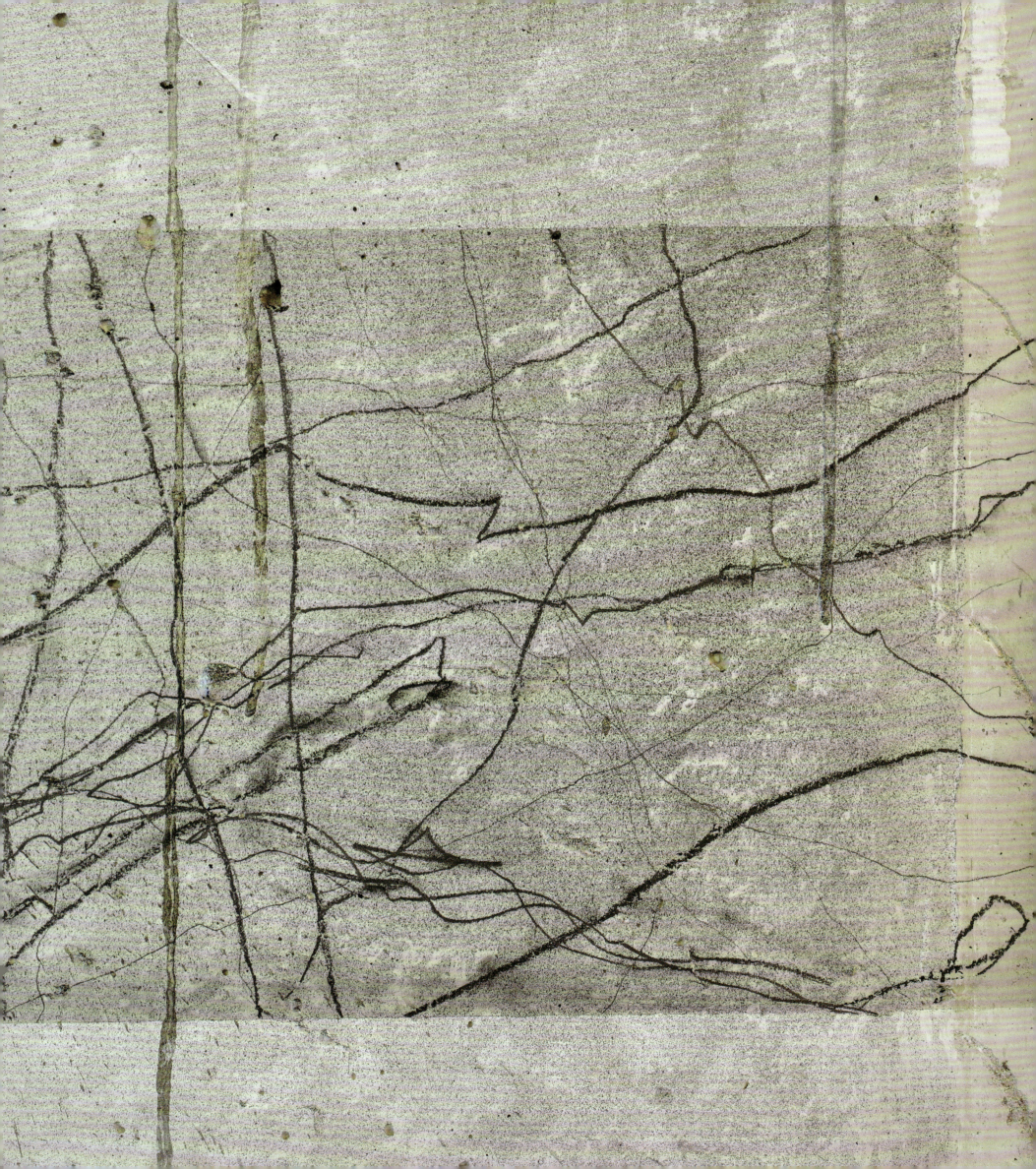

02 LITTLE BIG THINGS

For many, space is just a physical value. However, if looked at more closely, it can be so much more for everyone. It provides room to breathe. It is the terrain for physical and mental activity. It is a place for gaining experiences and receiving discernible feedback about your very own action. It also creates the freedom to join forces with others and cooperate. Therefore space, beyond the physical component, also has a psychological dimension. Enlightening or not, space from this point of view is not just about rational factors. These are only guaranteed when its emotional potential is correctly recognized and utilized. We tend to only include what we can actually see in our calculations. But often what we can't see is decisive for success. For that reason, we should look at space as a place of work a little more closely. The many little things that quickly disappear from sight as we work, nevertheless shape it.

Für viele ist Raum eine physikalische Größe. Bei genauerem Hinsehen kann er für jeden darin aber viel mehr sein. Er bietet Platz zum Atmen. Er ist das Terrain körperlicher und geistiger Bewegung. Er ist der Ort, wo erlebt und eine Rückkoppelung des eigenen Handelns zu sich selbst erfahrbar wird. Er schafft auch Freiheit, sich mit anderen zusammenzuschließen und mit ihnen zu kooperieren. So hat Raum jenseits von physikalischen Komponenten auch eine psychologische Dimension. Aufklärung hin oder her, Raum, aus diesem Blickwinkel betrachtet, hat nicht nur etwas mit rationalen Faktoren zu tun. Sein wirkliches Funktionieren ist erst gewährleistet, wenn sein emotionales Potenzial richtig erkannt und ausgeschöpft wird. Wir neigen dazu, in unsere Kalkulationen nur das einzubeziehen, was wir unmittelbar sehen. Oftmals ist aber gerade das, was wir nicht sehen, für den Erfolg sehr entscheidend. Deswegen sollten wir Raum als Arbeitsort vielleicht etwas genauer betrachten. Ebenso die vielen kleinen Dinge, die aufgrund von Betriebsamkeit schnell aus dem Blickfeld geraten und ihn dennoch prägen.

→ Deconstructed telephone booth
Fragmentbild Telefonzelle

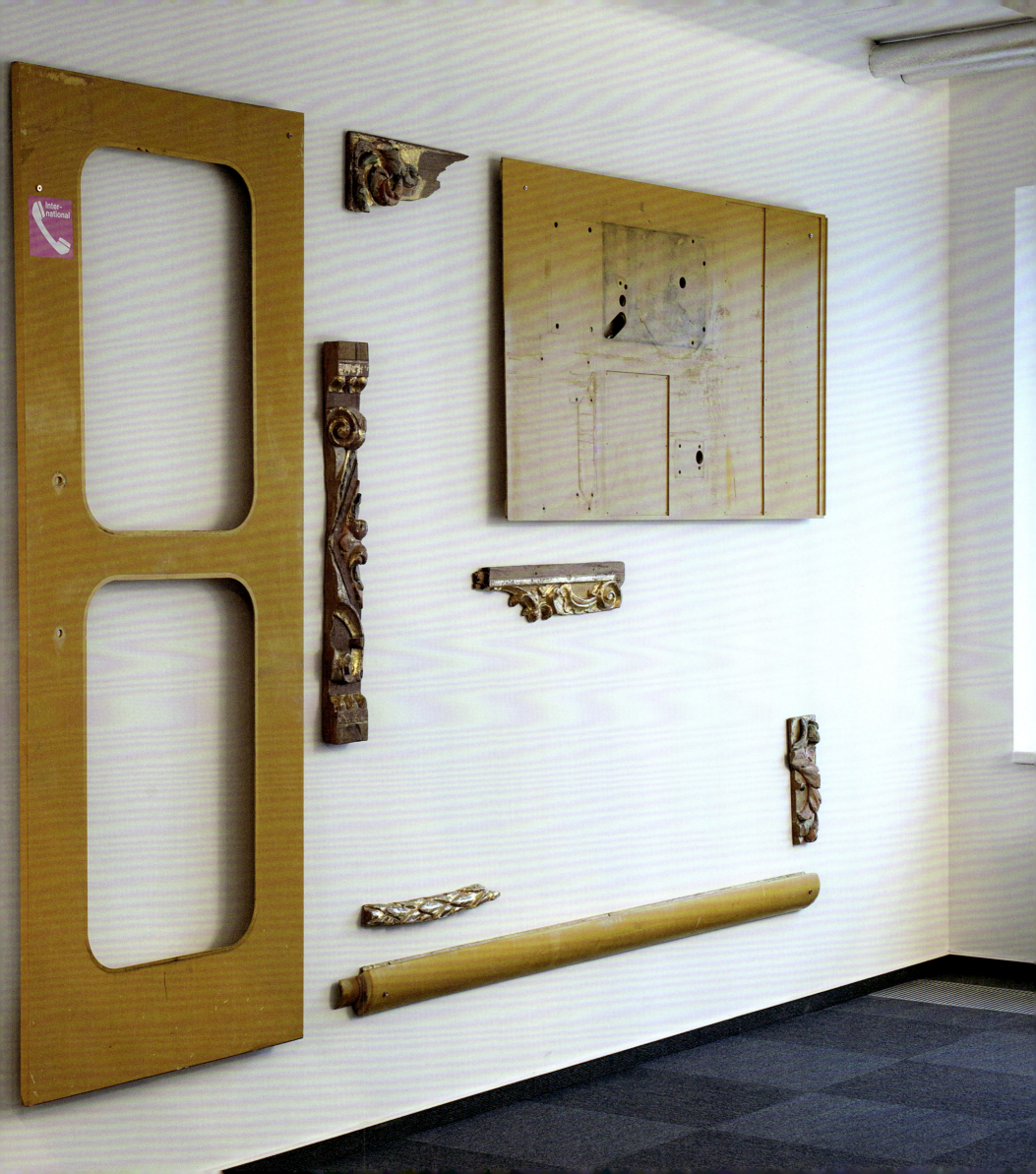

From office space to space for thought
Reflections on creation and economy

In the everyday world there are very few points of contact between the arts and economy. Any newspaper reader knows that the things pertaining to the economy are dealt with in the economics section and those to the arts in the arts section. The only established interface in this context is the art market, where the fine arts are an explicitly economic factor. This is even truer today, when the "eurozone" is shaken by new reports of crises on an almost daily basis, driving up demand for art as a commodity. When even gold, which in the past was considered the ultimate safe haven asset that affords protection from market turmoil, is exposed to sharp shocks, works of art become sought-after capital assets.

But economic turmoil also affects the arts and arts coverage in another way, as they become a forum for criticizing the increasing monetization of the world. Whereas in the past, artists, writers and other economic laypersons were excluded from participation in any discussion of economic questions as they supposedly lacked an understanding of economic issues, there is now increasing acceptance of the fact that economic discussions also produce more questions than answers. From the perspective of people better versed in the arts section of the newspaper, economics as a scientific discipline with a long tradition could lay a better claim to a truth derived from precision, at least in the field of business management with its empiricallybased arguments. But the general public has completely lost this belief and opinion. And when the teleology of scientistic reasoning logic failed, the hour of the arts arrived. What is currently happening in the world is too complex to be bent to suit linear thought processes, since doubting that reasoning logic with its linear arguments hold the truth is a traditional element of artistic thought and humanistic argumentation. And each time it is proved that supposedly reliable scientificallybased forecasts have all failed, interest grows in philosophical and artistic concepts that voluntarily deny themselves the reliability of systematic problem-solving approaches.

The idea that art is a suitable instrument for overcoming crises of civilization has a long tradition. The artistic reform movements of the 19th century, for instance, were inspired by a desire to improve humanity by means of aesthetic interventions. Conceiving art and life in terms of cause and effect in this fashion was to remain the preserve of the positivist 19th century. But the idea of using art to more or less directly influence human thought undoubtedly continued to bear fruit. Although art resists such ascriptions and without wishing to force it into such a functional context, this does nevertheless open up aesthetic and intellectual possibilities. Artistic thought and action do not bow to the supposedly unalterable rules of everyday logic.

Art is always an appeal to the sense of the possible. In *The Man without Qualities*, his novel written between 1930 and 1932, Robert Musil said, "But if there is a sense of reality, and no one will doubt that it has its justifications for existing, then there must also be something we can call a sense of possibility. Whoever has it does not say, for instance: Here this or that has happened, will happen, must happen; but he invents: Here this or that might, could, or ought to happen. If he is told that something is the way it is, he will think: Well, it could probably just as well be otherwise. So the sense of possibility could be defined outright as the ability to conceive of everything there might be just as well, and to attach no more importance to what is than to what is not." [1]

Such a quasi-artistic attitude opens up new perspectives for thought. This might include, for example, the logical insight that we can only decide those questions that as a general rule cannot be decided.[2] Because all questions that can be decided have already been decided by the rules of discourse, by the rules according to which questions are asked

---
1 Robert Musil, *The Man without Qualities* translated by Sophie Wilkins and Burton Pike, Chapter 4, Picador; Revised edition (September 1, 2011)
2 Heinz von Foerster

Vom Büro- zum Denkraum
Überlegungen zu Kreation und Wirtschaft

In der Gedankenwelt des Alltags sind die Berührungspunkte von Kunst und Wirtschaft spärlich. Der Leser einer Tageszeitung weiß genau, dass die dem Feld der Ökonomie zugehörigen Dinge im Wirtschaftsteil verhandelt werden, die der Kunst im Feuilleton. Die einzige in diesem Kontext etablierte Schnittstelle ist der Kunstmarkt, wo die bildenden Künste als Wirtschaftsfaktor ganz explizit Thema sind. Zumal in den gegenwärtigen Zeitläufen, wo täglich neue Krisenachrichten den „Euro-Raum" erschüttern, ist die Ware Kunst gefragter denn je. Wo nicht einmal der vordem für unerschütterlich gehaltene Goldpreis von Erschütterungen frei ist, werden Kunstwerke zu gesuchten Kapitalanlagen.

Doch die wirtschaftlichen Erschütterungen wirken auch in anderer Weise auf die Künste und das Feuilleton ein, indem diese zum Forum der Kritik an der zunehmenden Ökonomisierung der Welt werden. Wo vordem die Behauptung mangelnder Einsicht in wirtschaftliche Zusammenhänge Künstlern, Literaten und anderen ökonomischen Laien die diskursive Beteiligung an der Behandlung ökonomischer Fragen verwehrte, greift zunehmend die Einsicht Raum, dass auch wirtschaftswissenschaftliche Diskussionen weniger Antworten als Fragen produzieren. Aus Sicht des eher im Feuilleton versierten Laien erhob die Ökonomie, als wissenschaftliche Disziplin mit langer Tradition, zumindest im Bereich der empirisch argumentierenden Betriebswirtschaft den Anspruch auf eine aus Exaktheit resultierende Wahrhaftigkeit. Doch die hat sich im allgemeinen Glauben und Meinen völlig verloren. Und wo die Teleologie szientistischer Begründungslogik versagte, schlug die Stunde des Feuilletons. Was momentan in der Welt geschieht, ist zu komplex, um sich einer linearen Gedankenordnung unterzuordnen. Denn zum traditionellen Bestand künstlerischen Denkens und geisteswissenschaftlichen Argumentierens gehören die Zweifel am Wahrheitsanspruch linear argumentierender Begründungslogik. Und jeder neue Beweis für das Scheitern aller vermeintlich sicheren, weil wissenschaftlich fundierten Prognosen erhöht das Interesse an philosophischen und künstlerischen Konzepten, die sich freiwillig der Sicherheit systematischer Lösungsansätze begeben.

Die Idee, dass Kunst als Mittel zur Bewältigung zivilisatorischer Krisen taugt, hat eine lange Tradition. So waren zum Beispiel die künstlerischen Reformbewegungen des 19. Jahrhunderts von der Idee beseelt, die Menschheit mittels ästhetischer Interventionen zu bessern. Es sollte dem positivistischen 19. Jahrhundert vorbehalten bleiben, Kunst und Leben derartig in einem Ursache-und-Wirkung-Prinzip zu denken. Doch bleibt fraglos die Idee fruchtbar, mittels Kunst mehr oder weniger unmittelbar auf das menschliche Denken einzuwirken. Ohne damit die gegen solche Zuschreibungen sich sperrende Kunst in einen Funktionszusammenhang zwingen zu wollen, eröffnen sich hier ästhetische und intellektuelle Möglichkeiten. Denn künstlerisches Denken und Handeln fügt sich nicht in die vermeintlich umstößlichen Regeln der Alltagslogik.

Kunst ist stets ein Appell an den Möglichkeitssinn. Über ihn hat Robert Musil in seinem 1930/32 entstandenen Roman „Der Mann ohne Eigenschaften" philosophiert: „Wenn es aber Wirklichkeitssinn gibt, und niemand wird bezweifeln, dass er seine Daseinsberechtigung hat, dann muss es auch etwas geben, das man Möglichkeitssinn nennen kann. Wer ihn besitzt, sagt beispielsweise nicht: Hier ist dies oder das geschehen, wird geschehen, muss geschehen; sondern er erfindet: Hier könnte, sollte oder müsste geschehen; und wenn man ihm von irgendetwas erklärt, dass es so sei, wie es sei, dann denkt er: Nun, es könnte wahrscheinlich auch anders sein.

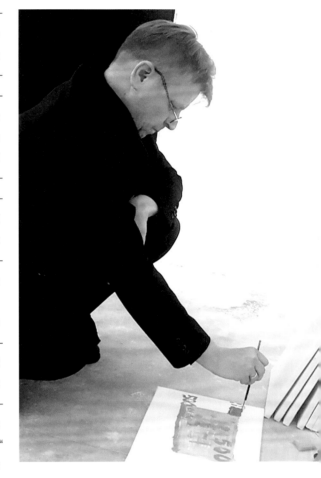

Prof. Dr. Nils Büttner teaches at "Staatliche Akademie der Künste" in Stuttgart.

Prof. Dr. Nils Büttner lehrt an der staatlichen Akademie der Künste in Stuttgart.

and answers are given. The question, for example, of whether the number 1,258,534,288 can be divided by the number without a remainder is no harder to settle if the figure that is to be divided does not have ten digits but a million or a billion. This might possibly exceed the power of an ordinary calculator but the question can be solved and is thus decided. It might take more or perhaps less time to arrive at the decisive answer to a question, but it can be done. It is not we who provide the answer; it is compelling logic. It is only where questions are always impossible to decide that this law ceases to be valid and even the force of logic no longer applies. Yet at the same time, the freedom of the answer brings with it a responsibility of the decision.

As art enters everyday life, what is merely an intellectual game becomes an aesthetic echo chamber for the overabundance of artistic thought with its utopian potential. As a rule, corporate buildings are constructed and furnished by architects. And as a rule, architects and their patrons agree upon a plain and practical style with little ornamentation. Unadorned and modern is the motto, an ideal that was realized in exemplary fashion by the artistic reformers of the early 20th century. A style that was once intended as a normative response to the historicism of the 19th century has since become the ultimate answer to a question that was first asked in 1828: "In what style should we build?" Today, the answer seems clearer than ever. The Makart bouquet, which at the end of the 19th century was considered to be the ultimate in good taste, has gone forever. Its signalling function has been silently usurped by the WG24 table lamp designed by Wilhelm Wagenfeld in 1924. In addition to providing light, the function of the Bauhaus lamp, which has been reproduced many thousands of times and even boasts its own Wikipedia entry, is to demonstrate the sense of style of the occupants in almost identically furnished homes and offices. The furniture industry stocks an abundant supply of moderatelypriced replica Marcel Breuer cantilever chairs or Ludwig Mies van der Rohe Barcelona chairs that are mass produced in the Far East for companies and households alike. Suddenly this supposedly contemporary translation of Mies van der Rohe becomes "bad & off the shelf." And whereas the historicism of the 19th century was superseded a few decades later by art nouveau, the new style known as Jugendstil in German, the historic Bauhaus reception is enjoying a vibrant revival a century later to which there is no end in sight. The tenacity with which people cling to this historic style is all the more surprising because the Bauhaus historicism runs counter to a widespread striving for *"Gemütlichkeit"* that we are more inclined to attribute to the historic ambience of 19th century homes. This manifests itself in the desperate efforts to wring some homeliness from the cool and elegant leather couch by draping them in fluffy woollen blankets and cuddly cushions that have been trimmed into shape with karate chops only to produce a shrill clash of styles. Even less homeliness materializes in the generically faceless offices that almost no sentient contemporary would describe as possessing an inspiring atmosphere. Nor can the ever-increasing diversity of office flora breathe life into these depressingly interchangeable non-places. And there can be no doubt that the French term *"non-lieu"* (engl. "non-place") coined by the French anthropologist Marc Augé can aptly be used for offices.[3] He describes non-places as usually monofunctional spaces in an urban and suburban context such as shopping center, motorways, railway stations, airports and office complexes. Unlike traditional places, these faceless places, which are completely interchangeable in their similitude but also because of communicative neglect, lack relations and identity but, above all, a history and individuality. Entering a modern office complex, one would like to groan with the famulus from Goethe's *Faust*,

"The space is narrow,
nothing green, No friendly tree is to be seen:
And in these halls, with benches filled, distraught,
Sight, hearing fail me, and the power of thought!" [4]

In the modern office art can become a powerful antidote. Unlike the fashions of supposedly timeless good taste, art cannot tolerate a standstill. Art creates places by bestowing individuality and uniqueness on even unspecific and interchangeable spaces. And even where the artistic spaces remain unnoticed for the time being, they nevertheless have an effect on their audience. Art always provokes a subjective reaction on the part of the viewer who is willing to engage with it. And good art has an effect even where the will to dialogue first has to be awakened. One might almost even be tempted to see this stimulating effect

---
3   Marc Augé: *Non-Places,* Verso London, 1995
4   Johann Wolfgang Goethe: *Faust, Part 1* The Harvard Classics. 1909–14

So ließe sich der Möglichkeitssinn geradezu als die Fähigkeit definieren, alles, was ebensogut sein könnte, zu denken, und das, was ist, nicht wichtiger zu nehmen als das, was nicht ist."[1]

Eine solche gleichsam künstlerisch zu nennende Haltung eröffnet dem Denken neue Perspektiven. Dazu könnte beispielsweise die logische Einsicht zählen, dass wir stets nur die Fragen entscheiden können, die prinzipiell unentscheidbar sind.[2] Denn alle entscheidbaren Fragen sind ja schon durch die Spielregeln des Diskurses entschieden, durch die Regeln, nach denen Fragen gestellt und Antworten gegeben werden. Die Frage zum Beispiel, ob die Zahl 1.258.534.288 durch die Zahl ohne Rest teilbar ist, ist nicht schwieriger zu entscheiden, wenn die zu teilende Zahl nicht zehn Stellen hat, sondern eine Million oder eine Milliarde. Das übersteigt zwar gegebenenfalls die Leistungsfähigkeit des heimischen Taschenrechners, ist aber lösbar und mithin entschieden. Es mag länger dauern oder auch einmal schneller gehen, bis sich die entscheidende Antwort auf eine Frage ergibt, doch sie ergibt sich eben. Nicht wir geben die Antwort, sie ergibt sich mit zwingender Logik. Nur bei prinzipiell unentscheidbaren Fragen verliert dieses Gesetz seine Gültigkeit und selbst der Zwang der Logik erlischt. Doch bringt die Freiheit der Antwort zugleich eine Verantwortung der Entscheidung mit sich.

Indem die Kunst in den Alltag Einzug hält, wird aus einem bloßen Gedankenspiel ein ästhetischer Resonanzraum für den als utopisches Potenzial wirkenden Überschuss künstlerischen Denkens. Bau und Einrichtung von Firmengebäuden sind in der Regel in der Hand von Architekten. In der Regel verständigen sie sich bei Architektur und Ausstattung mit ihren Auftraggebern auf einen dekorationsarmen Stil von schnörkelloser Sachlichkeit. Schlicht und modern heißt die Devise, deren Ideal von den künstlerischen Reformern vom Beginn des 20. Jahrhunderts beispielhaft verwirklicht wurde. Was einst als normative Antwort auf den Historismus des 19. Jahrhunderts intendiert war, ist seither zur letztgültigen Antwort auf eine erstmals 1828 gestellte Frage geworden: „In welchem Style sollen wir bauen?" Heute scheint die Antwort klarer denn je. Das Makartbouquet, das am Ausgang des 19. Jahrhunderts als krönender Beweis von Geschmackssicherheit galt, ist ein für alle Mal verschwunden. Seine Signalfunktion hat stillschweigend die 1924 von Wilhelm Wagenfeld entworfene Tischlampe WG24 übernommen. Die mit einem eigenen Wikipedia-Eintrag geehrte „Bauhaus-Leuchte" erfüllt abertausendfach reproduziert in beinahe uniform möblierten Wohnräumen und Büros neben dem Lichtspenden die Funktion, das Stilbewusstsein der Bewohner unter Beweis zu stellen. Die Einrichtungsindustrie hält für Firmen und Privathaushalte die massenhaft in Fernost reproduzierten Nachbauten der Freischwinger Marcel Breuers oder der Barcelona-Sessel Ludwig Mies van der Rohes zu moderaten Preisen bereit. Ganz unversehens wird dann aus dieser vermeintlich zeitgemäßen Übersetzung Mies van der Rohes ein "schlecht-und-von-der-Stange". Und während der Historismus des 19. Jahrhunderts nach wenigen Jahrzehnten von einer „Art nouveau" abgelöst wurde, jener neuen Kunst, die man im Deutschen „Jugendstil" nennt, feiert die nicht minder historische Bauhaus-Rezeption auch nach hundert Jahren fröhliche Urständ, ohne dass ein Ende in Sicht wäre. Die Hartnäckigkeit des Festhaltens an diesem historischen Stil verwundert umso mehr, weil der Bauhaus-Historismus einem verbreiteten Streben nach „Gemütlichkeit" zuwiderläuft, die man eher dem historischen Wohnambiente des 19. Jahrhunderts zuzubilligen geneigt ist. Es erweist sich in dem verzweifelten Bemühen, dem sachlich-kühlen Ledersofa mit flauschiger Wolldecken und mittels Handkantenschlägen getrimmter Kuschelkissen eine Heimeligkeit abzunötigen, die zum schreienden Stilbruch wird. Noch weniger will Wohnlichkeit sich in den branchenübergreifend gesichtslosen Büros einstellen, denen wohl kaum ein fühlender Zeitgenosse ein inspirierendes Ambiente attestieren würde. Auch die immer artenreicher werdende Büroflora vermag diesen in ihrer Austauschbarkeit tristen Nicht-Orten kein Leben einzuhauchen. Den fraglos lässt sich auch auf Büros der von dem französischen Anthropologen Marc Augé geprägte Begriff des „non-lieu" (engl. „non-place"), des „Nicht-Ortes" anwenden.[3] Er beschreibt Nicht-Orte als zumeist monofunktional genutzte Räume im urbanen und suburbanen Kontext, zu denen Einkaufszentren oder Autobahnen genauso gehören wie Bahnhöfe, Flughäfen und Bürokomplexe. Im Unterschied zu den traditionellen Orten fehlt diesen gesichtslosen und in ihrer Uniformität austauschbaren Plätzen auch durch die kommunikative Verwahrlosung jede Relation und Identität, vor allem aber eine

---
1 Robert Musil: *Der Mann ohne Eigenschaften.* Reinbek 1987, Bd. 1, S. 16.
2 Heinz von Foerster: „*Wahrnehmen wahrnehmen*", in: Aisthesis: Wahrnehmung heute oder Perspektiven einer anderen Ästhetik, hrsg. von Karlheinz Barck u. a., Leipzig 1990, S. 434–443.

3 Marc Augé: *Nicht-Orte,* München 2010.

as an aesthetic quality criterion. It might at least be worth putting it to the test in our own personal experience.

For art, surrendering its habitual place involves a very considerable risk. Where art does not present itself in the context of a museum or gallery it must also assert itself against places that condition their audience to such an extent that their sense of perception of their own environment is paralyzed. But this risk is one worth taking. Where art holds its own, it awakens feelings for one's own existence and presence that enable and promote subjective experiences. Irrespective of whether this reaction provokes affirmation or rejection, it always invites communication. Be it in silent dialogue with oneself or in dialogue with others the result is stimuli for feeling and thinking. It is clear that we cannot assume a simplistic principle of cause and effect, but an interdependence that can be neither described in general terms nor directly expressed in monetary terms. But this is precisely what makes experimentation at the interfaces of art and industry so exciting also, and especially, in times of crisis.

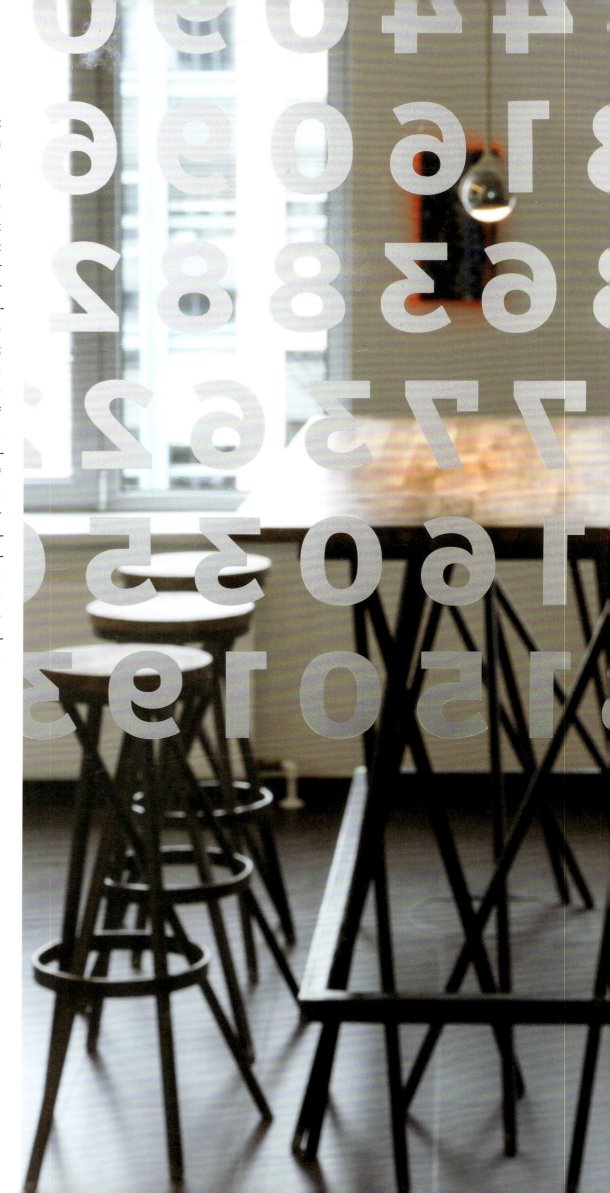

→ Meeting Point "Zählen"

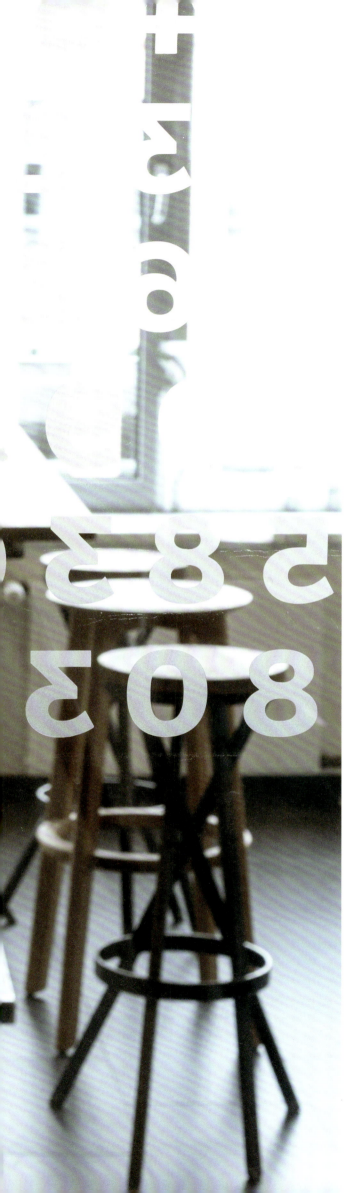

Geschichte und Individualität. Betritt man einen modernen Bürokomplex, möchte man mit dem Famulus aus Goethes *„Faust"* stöhnen:

*„Es ist ein gar beschränkter Raum,
Man sieht nichts Grünes, keinen Baum,
Und in den Sälen, auf den Bänken,
Vergeht mir Hören, Sehn und Denken!"*[4]

Im modernen Büro kann Kunst zu einem wirkmächtigen Antidot werden. Anders als die Moden des vermeintlich überzeitlichen guten Geschmacks duldet die Kunst keinen Stillstand. Kunst schafft Orte, indem sie sogar unspezifischen und austauschbaren Räumen Individualität und Einzigartigkeit verleiht. Und selbst wo die künstlerischen Räume als Orte der Kunst vorderhand unbemerkt bleiben, wirken sie auf ihr Publikum. Kunst bewirkt stets eine subjektive Reaktion des Betrachters, der sich einzulassen bereit ist. Und gute Kunst wirkt selbst da, wo der Wille zum Dialog erst geweckt werden muss. Man könnte fast versucht sein, in dieser stimulierenden Wirkung ein ästhetisches Qualitätskriterium zu sehen. Zumindest mag es lohnen, im eigenen Erleben die Probe aufs Exempel zu machen.

Für die Kunst bedeutet es dabei ein nicht zu unterschätzendes Risiko, auf ihren angestammten Ort zu verzichten. Wo sie nicht im Kontext von Museum oder Galerie auftritt, muss sie sich gegebenenfalls gegen Orte behaupten, die ihr Publikum dermaßen konditionieren, dass dessen Sinne für die Wahrnehmung des eigenen Umfeldes erlahmen. Doch dieses Risiko zahlt sich aus. Wo die Kunst sich behauptet, weckt sie Gefühle für das eigene Dasein, die subjektive Erfahrungen ermöglichen und fordern. Unabhängig davon, ob diese Reaktion Affirmation oder Ablehnung provoziert, lädt sie doch in jedem Fall zur Kommunikation ein. Ob in der stummen Zwiesprache des Selbstgesprächs oder im Dialog mit anderen, es resultieren daraus Anstöße für das Fühlen und Denken. Es versteht sich, dass dabei nicht von einem simplen Prinzip von Ursache und Wirkung auszugehen ist, sondern von einer Wechselbeziehung, die sich so wenig generalisierend beschreiben wie unmittelbar monetisieren lässt. Aber genau das ist es ja, was das Experimentieren an den Berührungspunkten von Kunst und Industrie auch und gerade in Zeiten der Krise spannend macht.

---

[4] Johann Wolfgang Goethe: *Faust, Teil 1, in:* Texte, Sämtliche Werke, Briefe, Tagebücher und Gespräche, Bd. 7, Abt. 1, hrsg. von Albrecht Schöne, Frankfurt am Main 1994, S. 82, Vers 1884–1887.

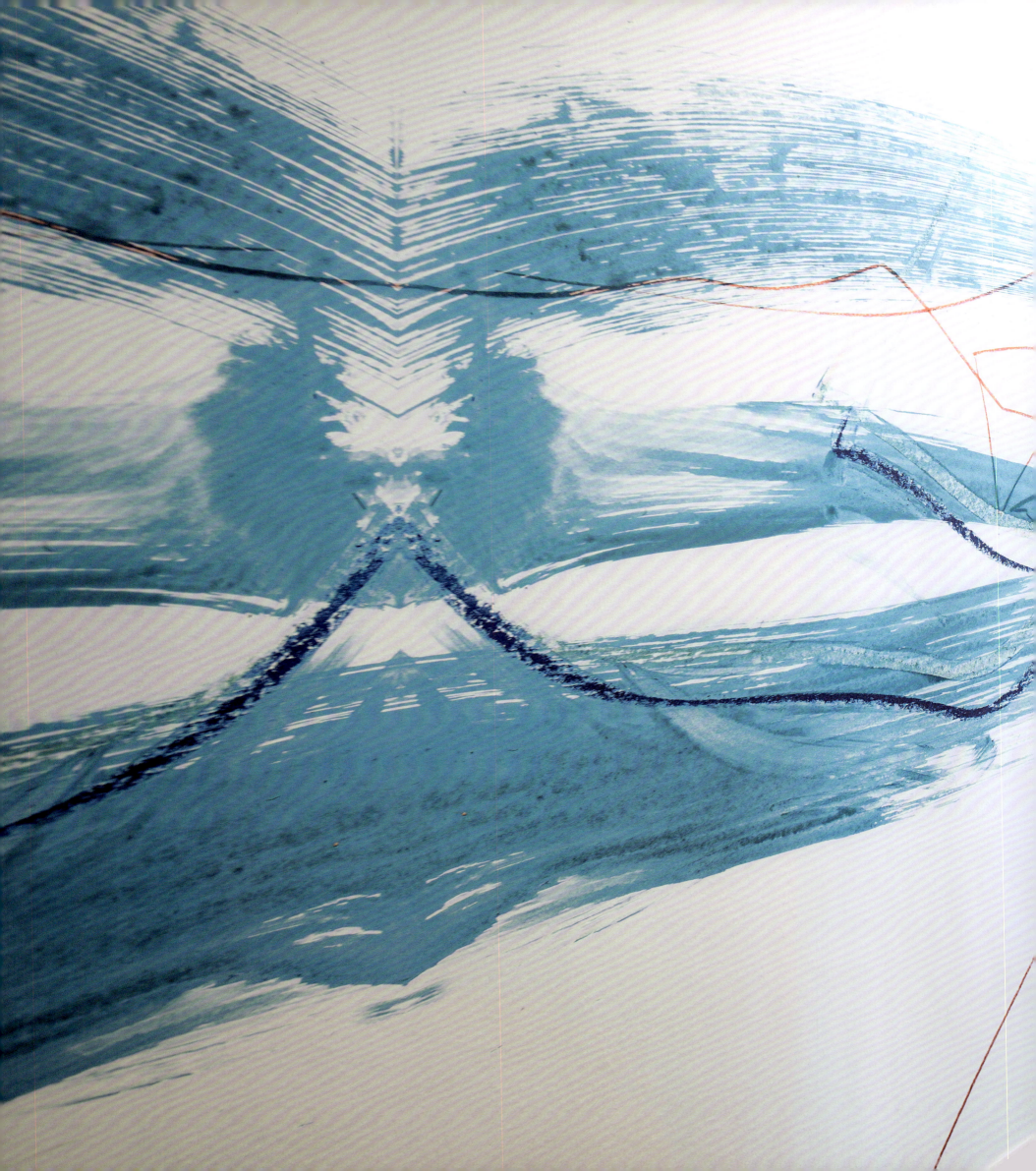

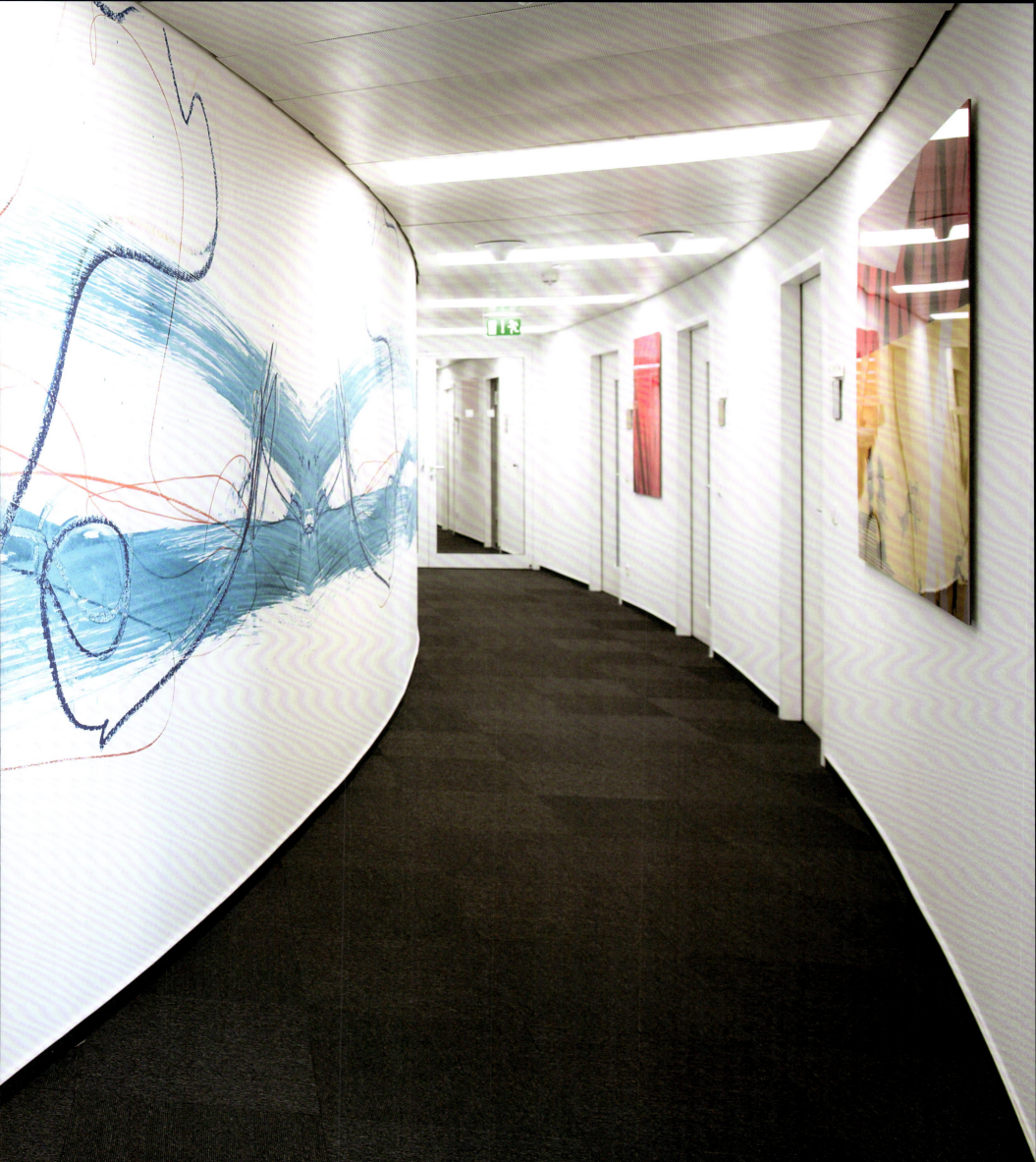

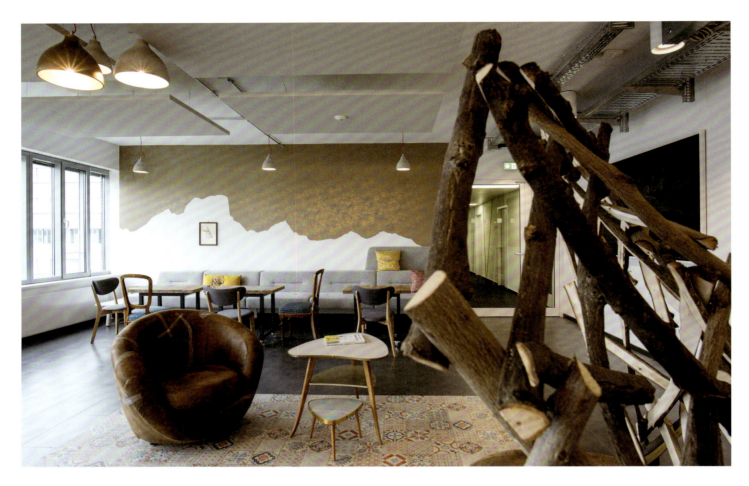

▱← "Linienschwärmer", installation in corridor area / *Installation im Flurbereich*   ↑ Meeting Point "Bewahren"   ↓ Detail   → Meeting Point "Sound"

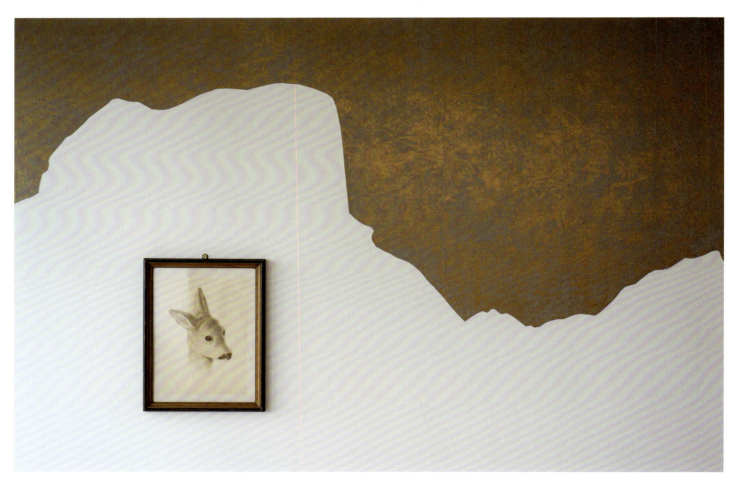

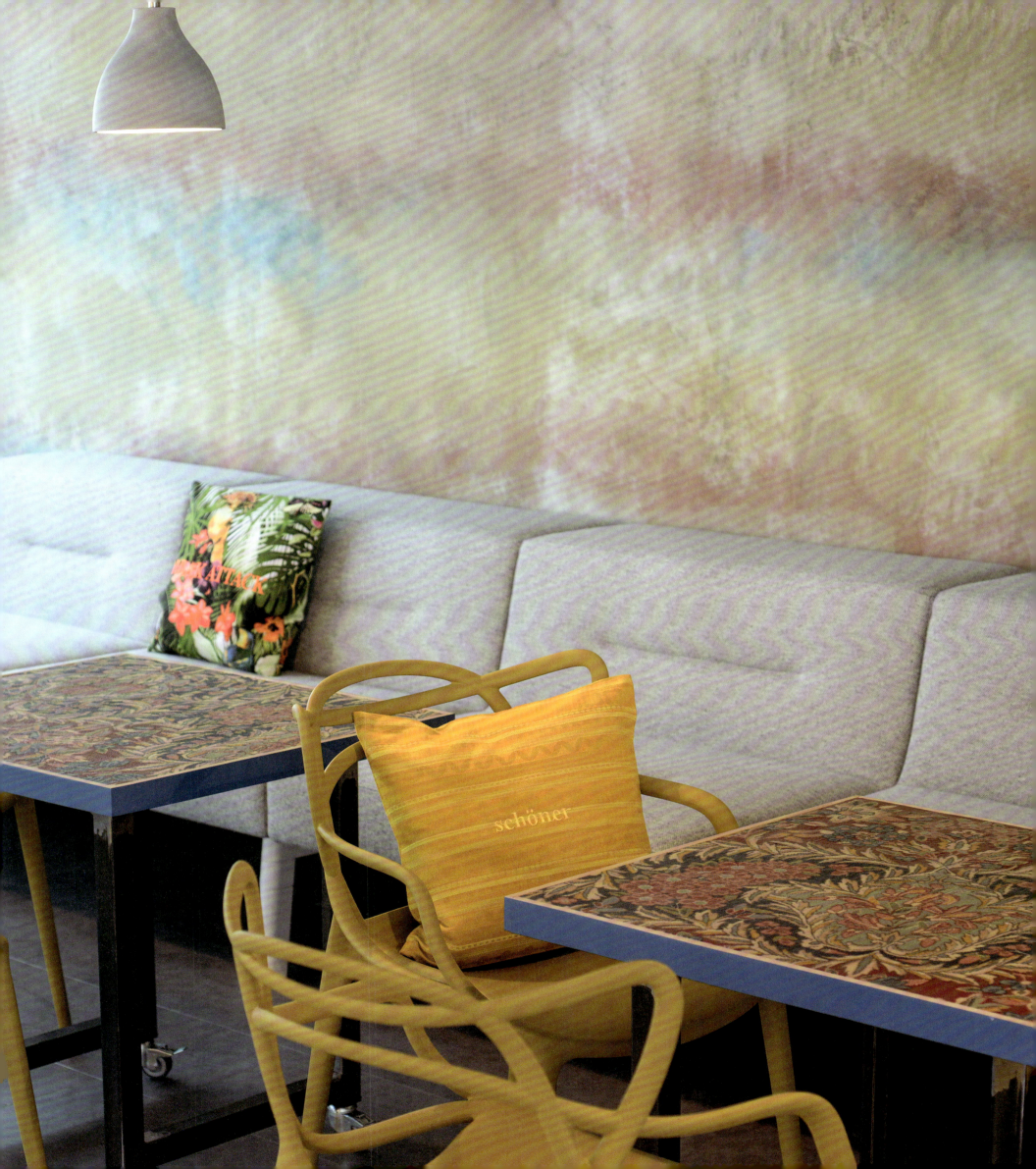

FROM OFFICE SPACE TO SPACE FOR THOUGHT

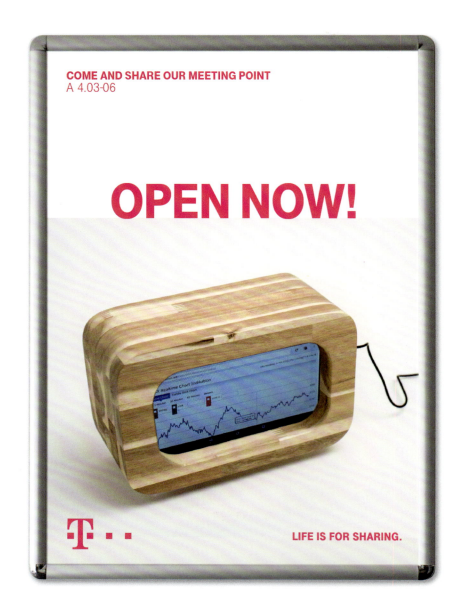
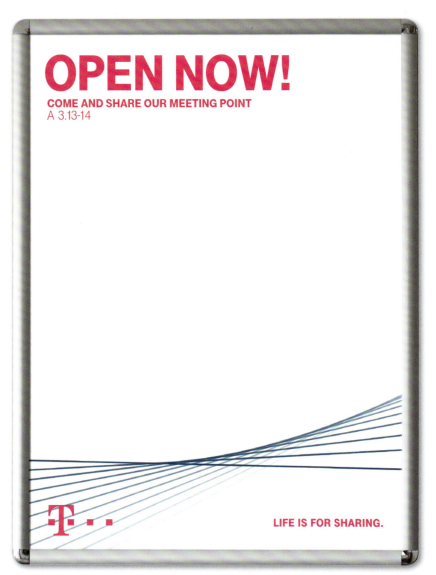

↑ Come-And-Share poster for
Meeting Point A 4.03-06

↑ Come-And-Share poster for
Meeting Point A 3.13-14

→ Come-And-Share poster for
Meeting Point A 3.78-80

→ ↗ Meeting Point "Neugier"
↘ Meeting Point "Transparenz"
↗ Meeting Point "Wissen"
↙ Meeting Point "Talente"

066

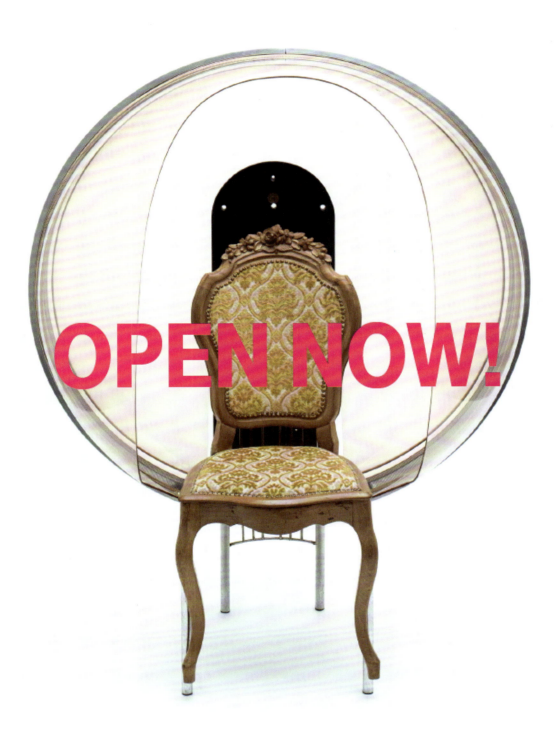

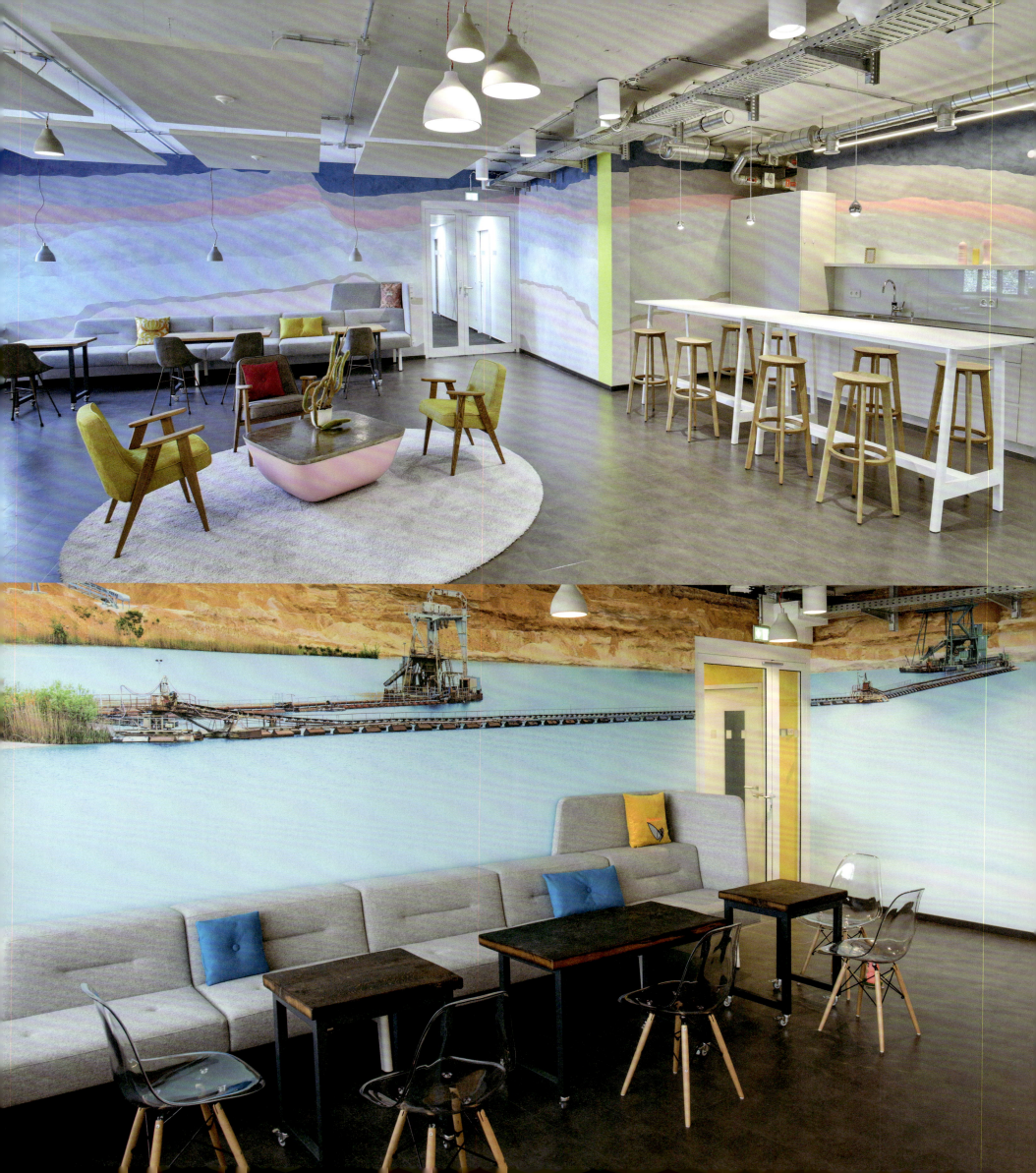

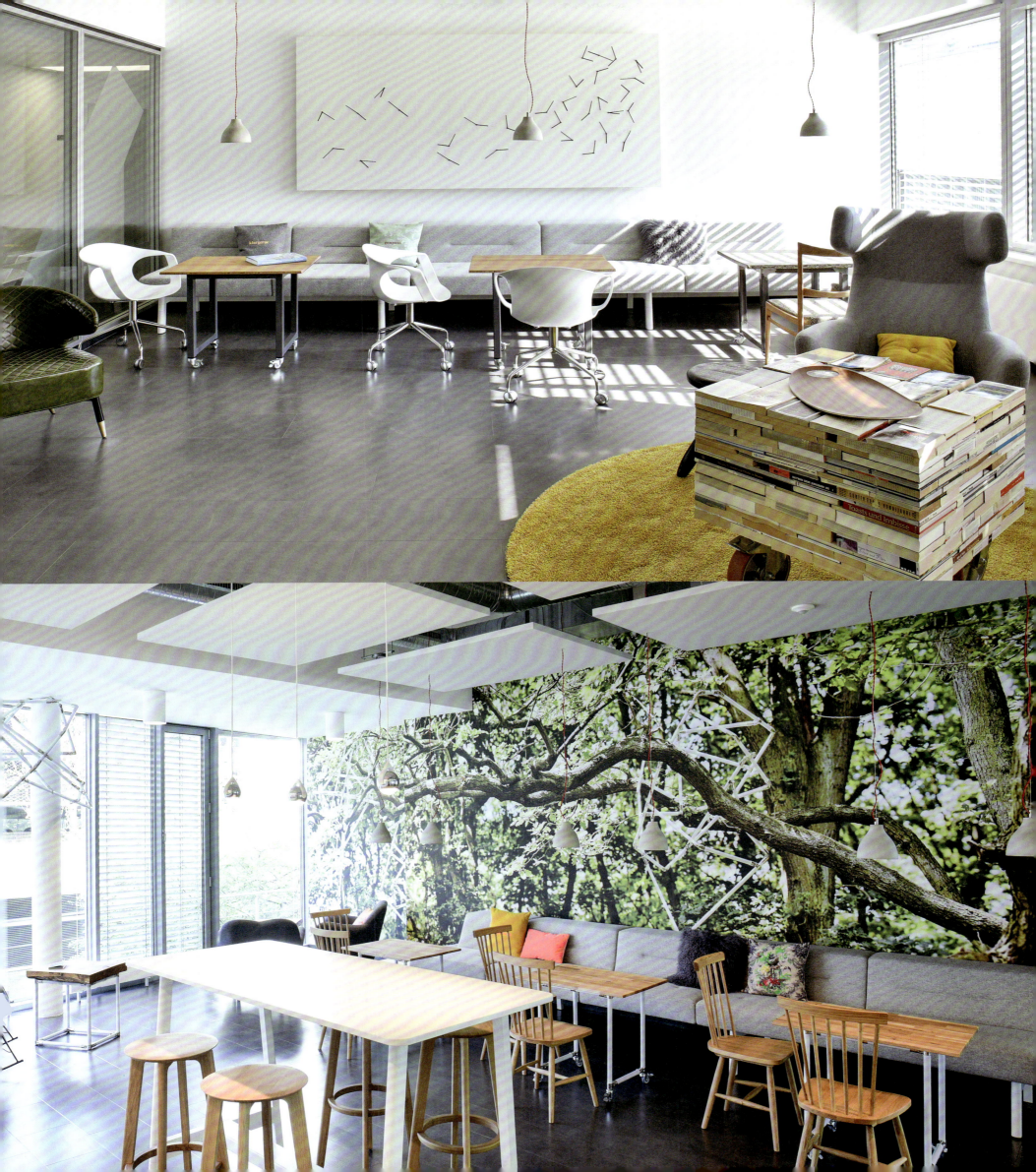

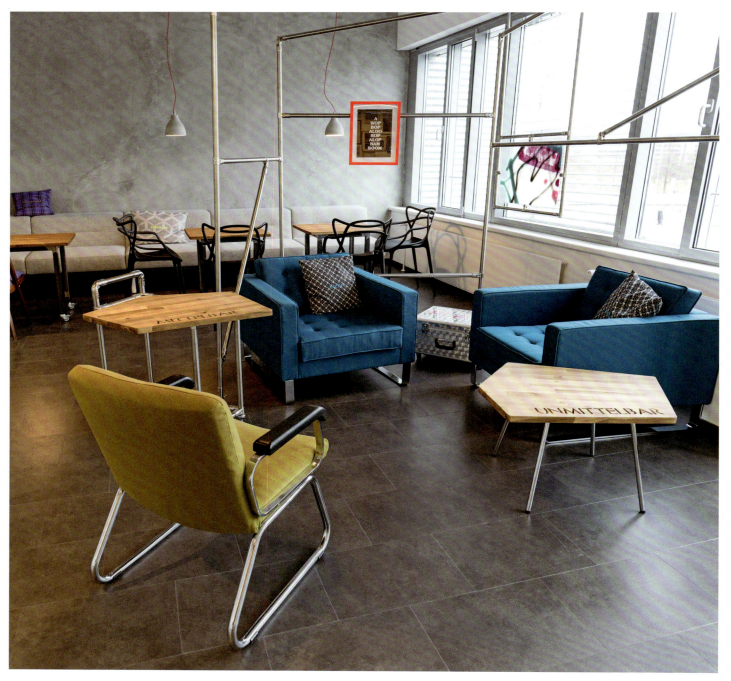

↑ Meeting Point "Strategie" → Meeting Point "Zählen"

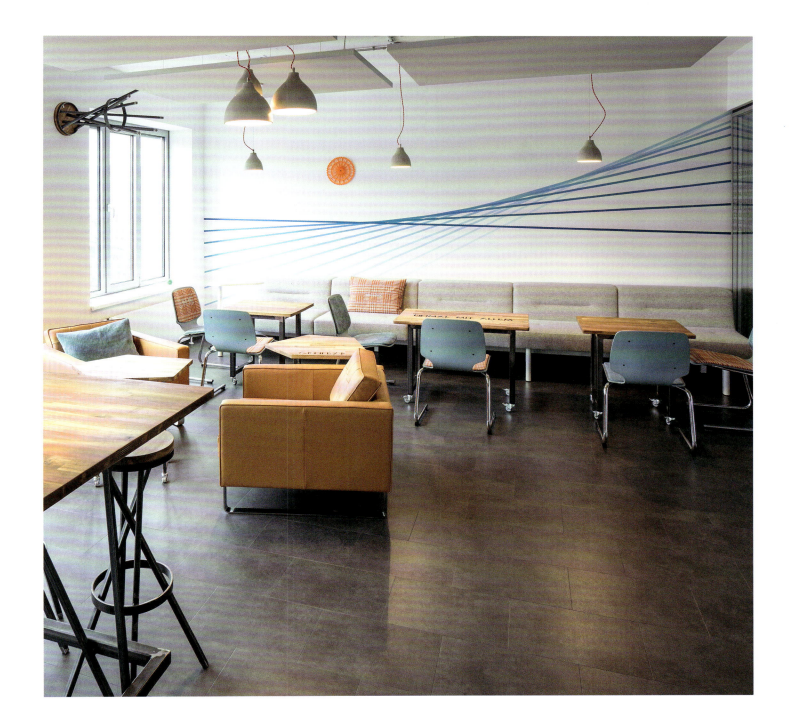

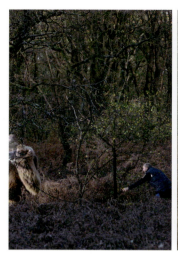 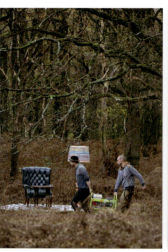 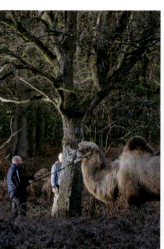 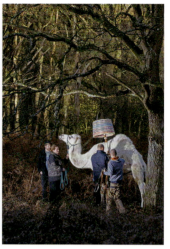 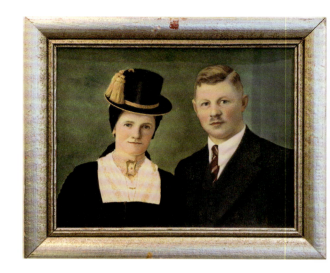

↑ Meeting Point "Visionen", making-of   ↓ C-print   → Installation view / *Installationsansicht*   ↑ Detail

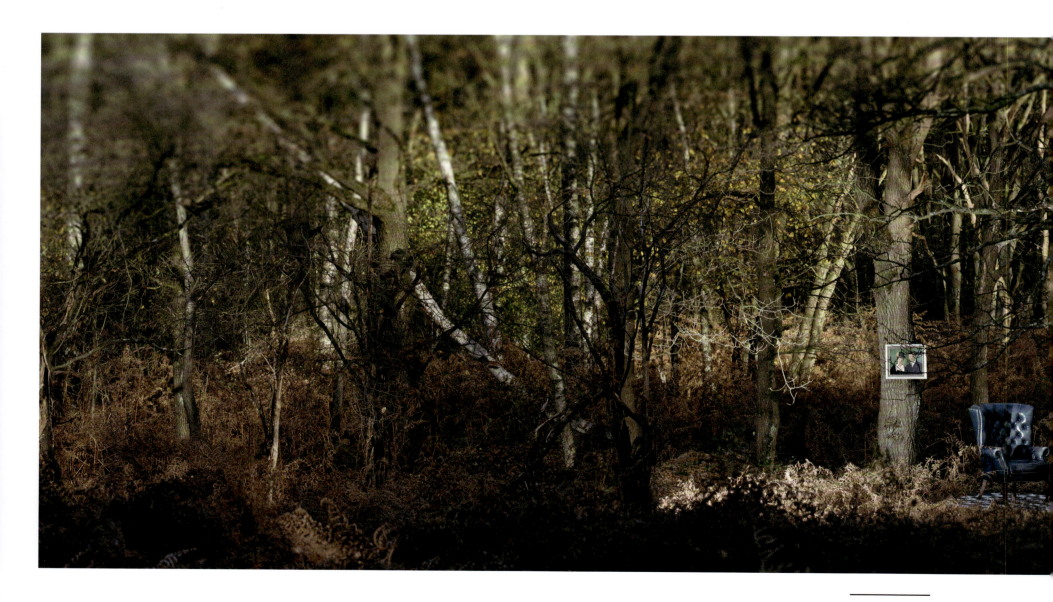

072

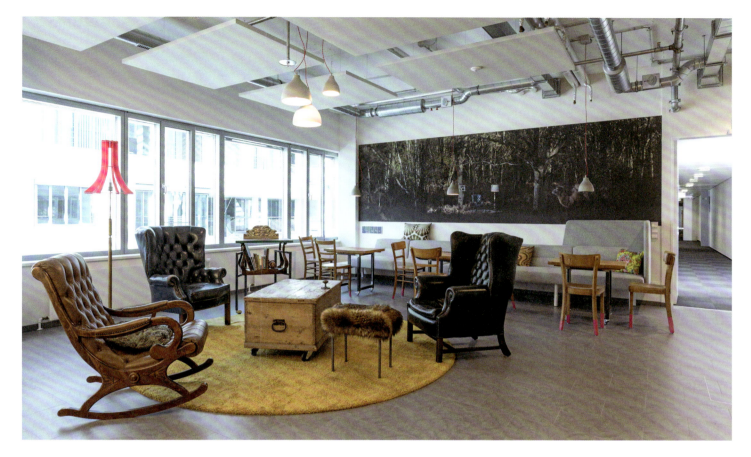

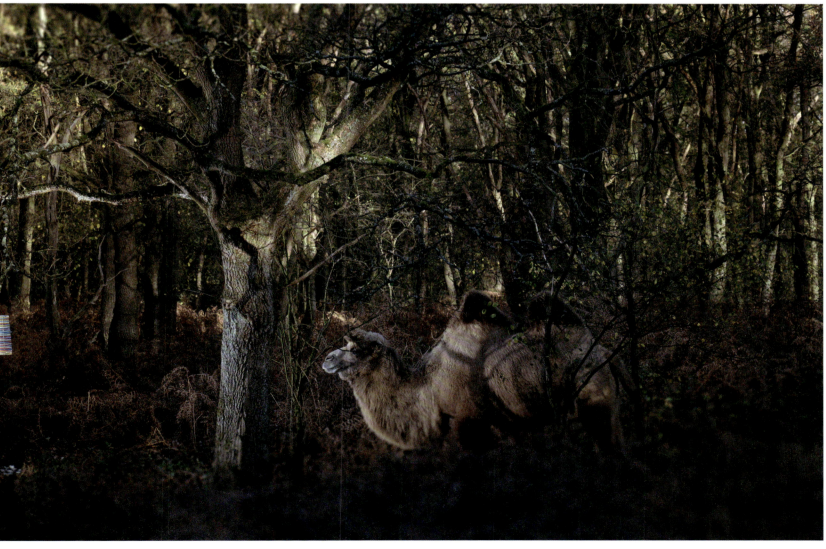

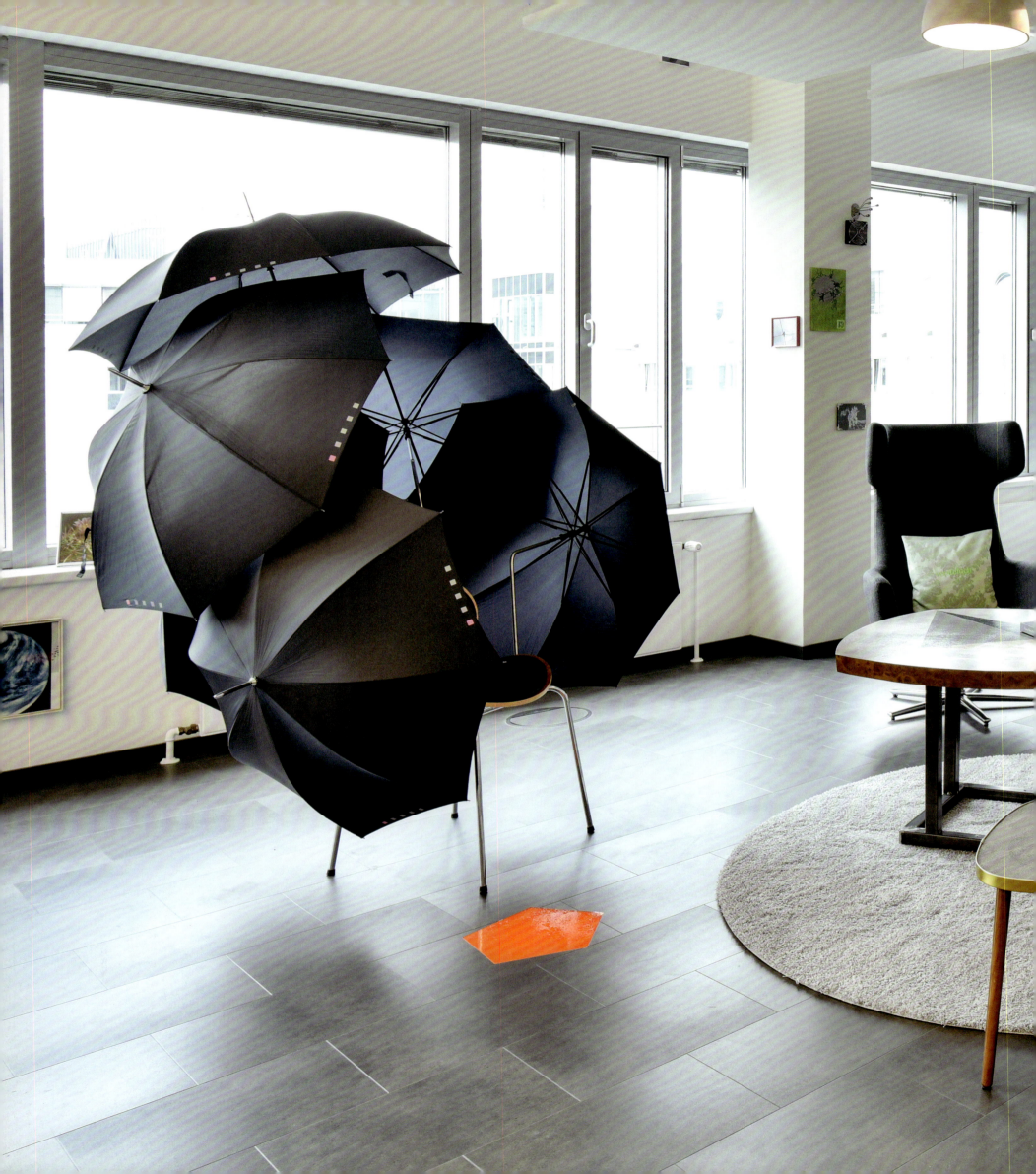

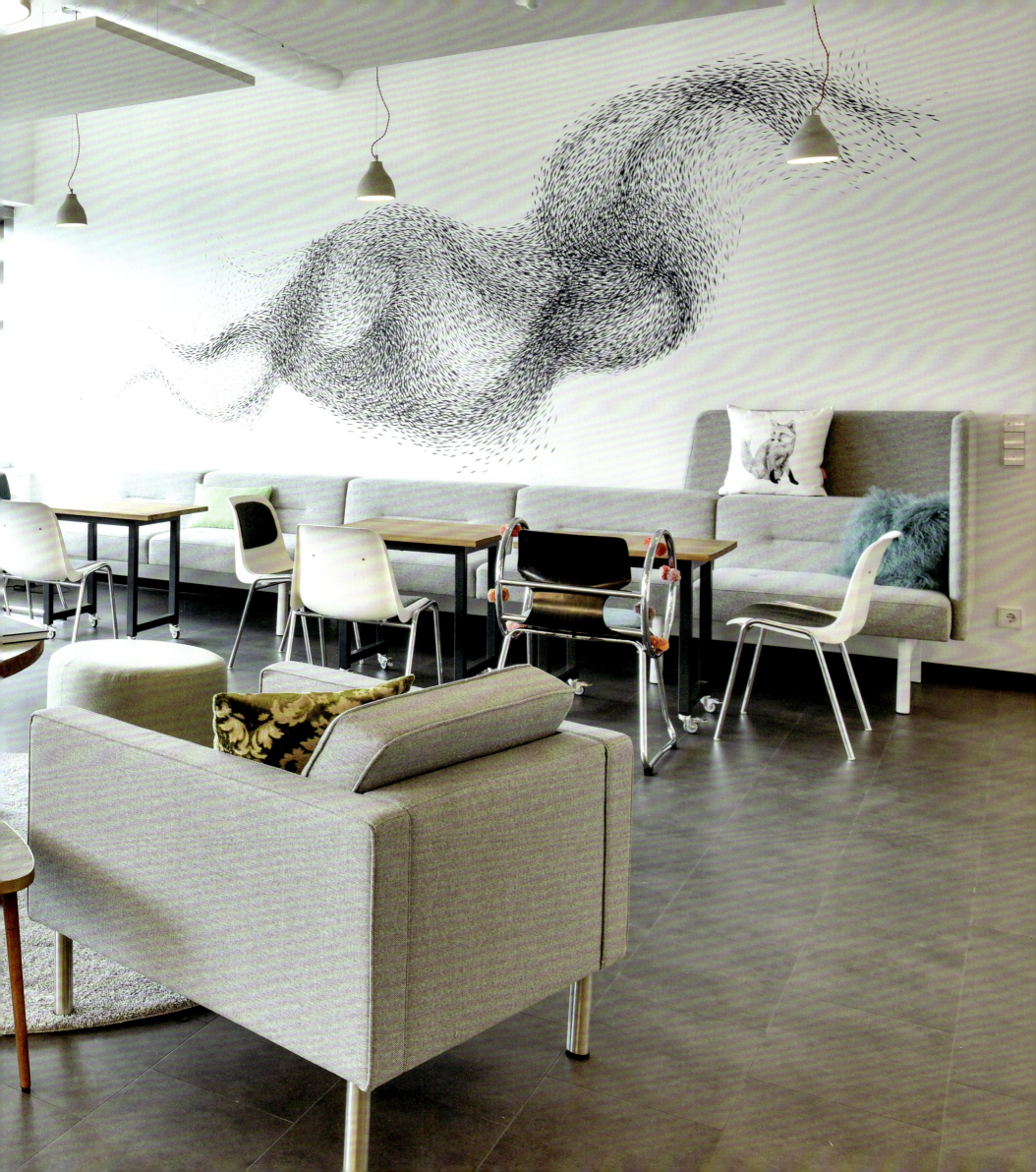

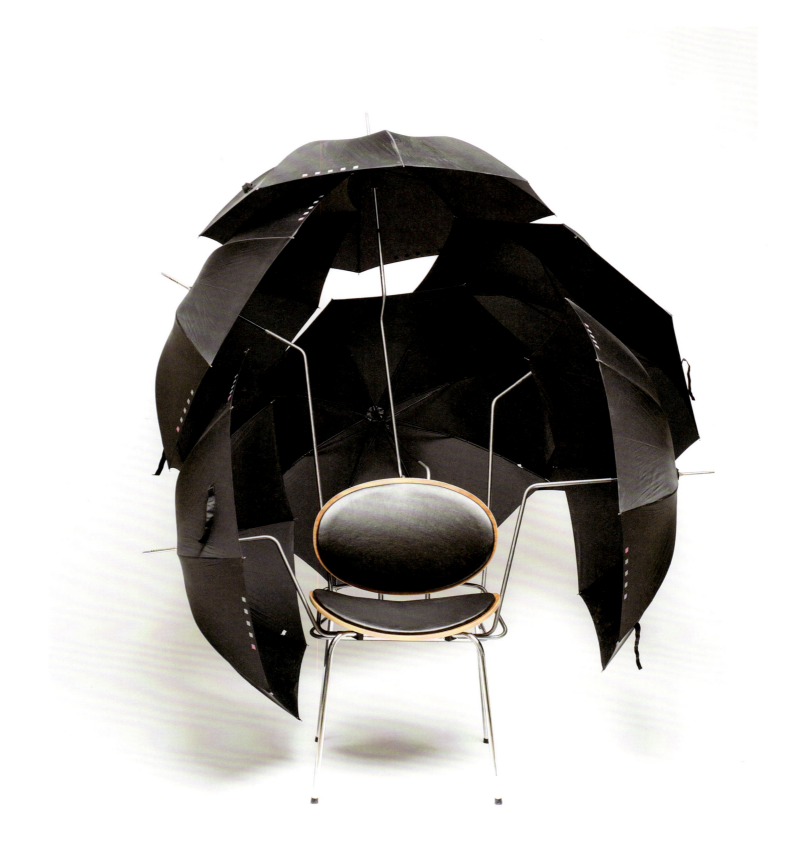

◧ Meeting Point "Sicherheit und Freiheit"   ↑ "Schirmstuhl"   → "Schwarm", block print / *Stempeldruck*

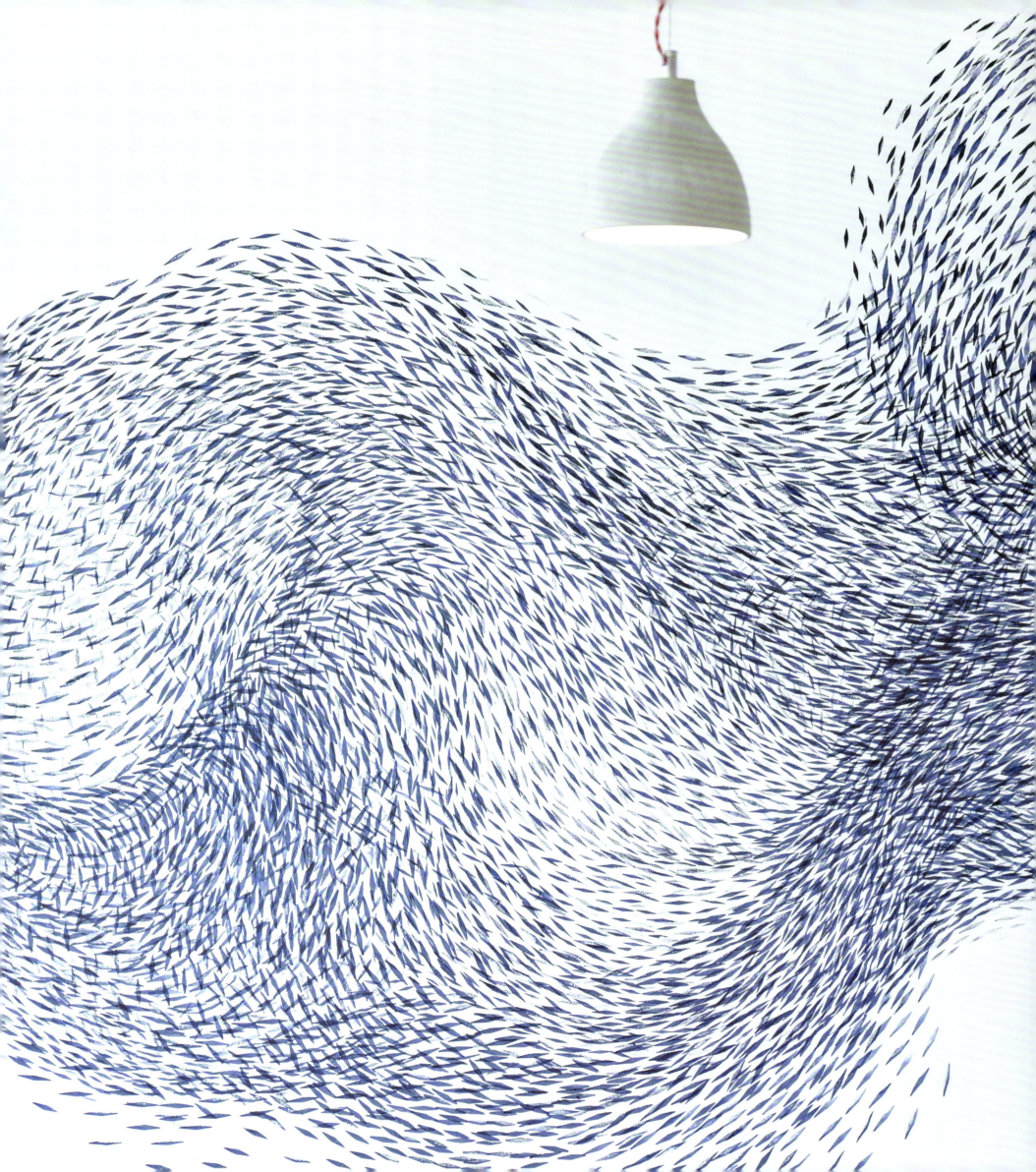

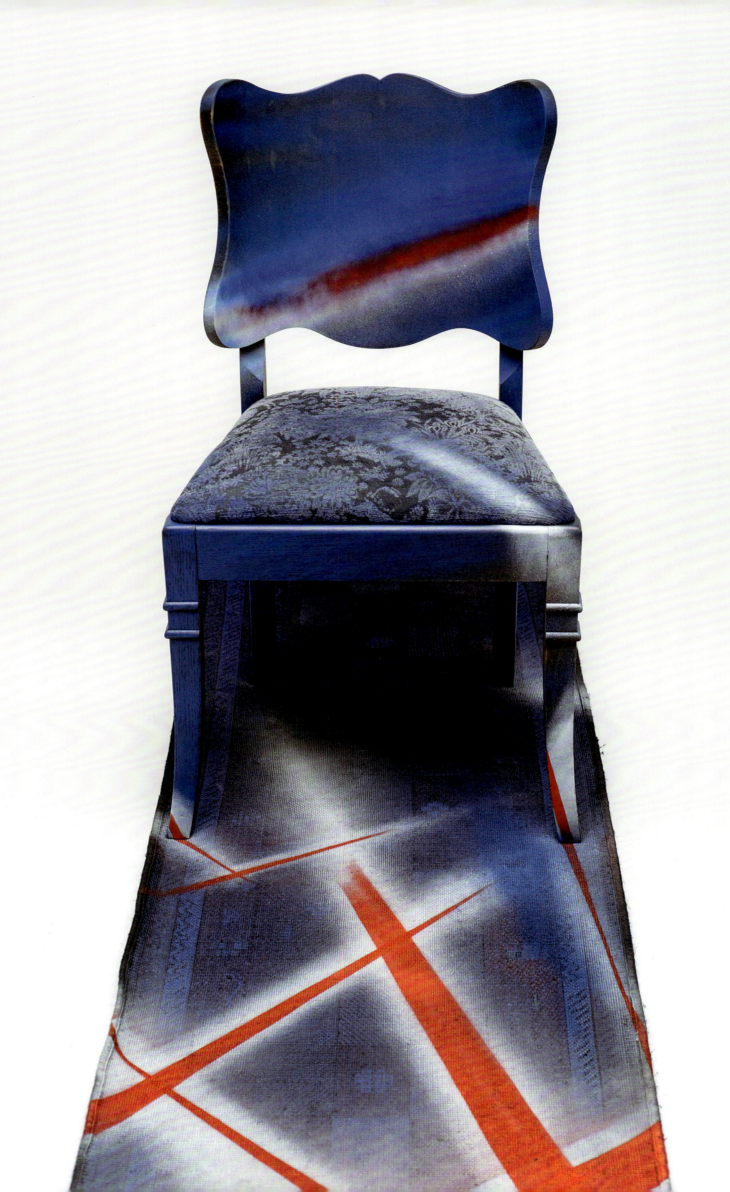

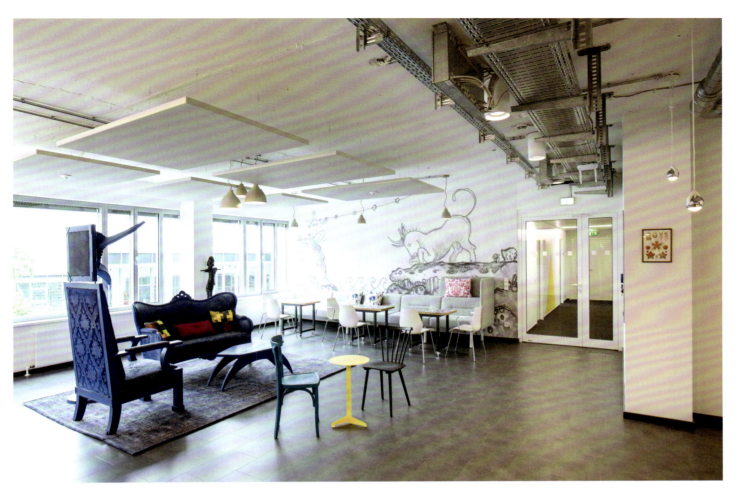

↑ Meeting Point "Europa"
← "Vorsitz"
→ "Blue Diana"

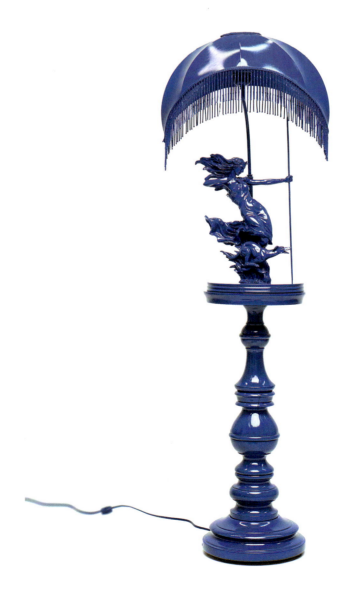

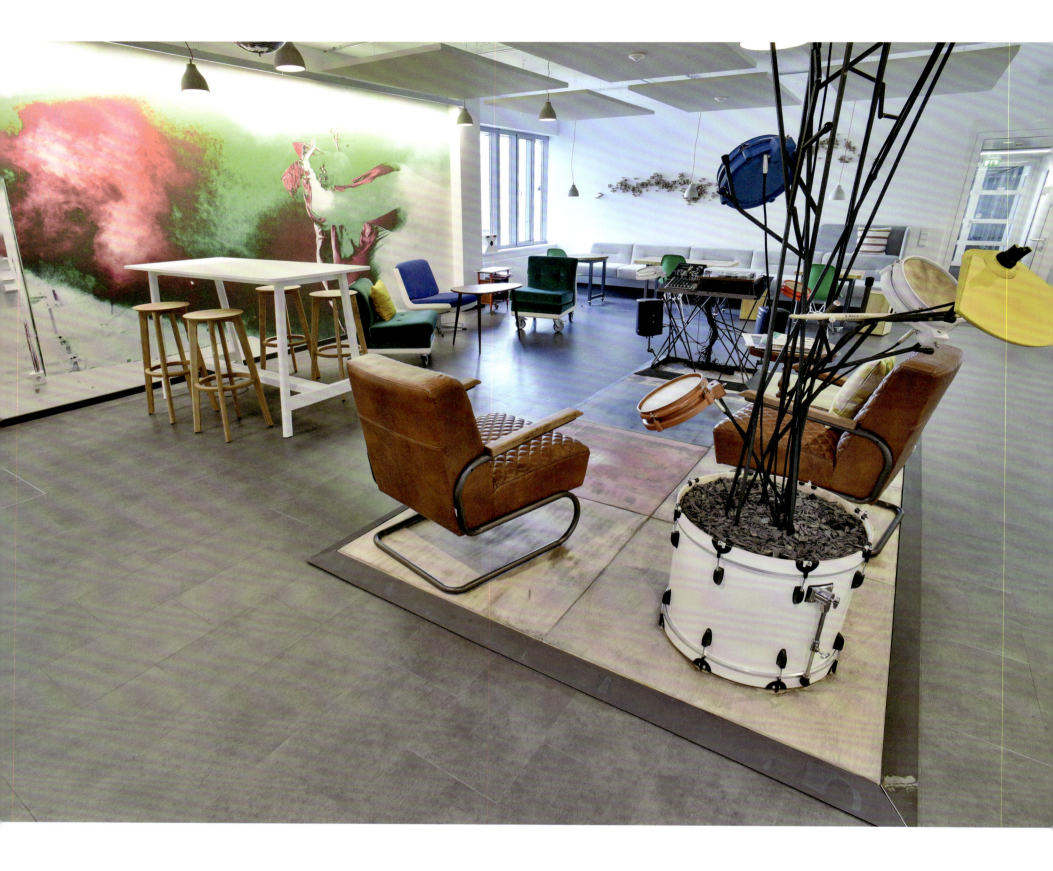

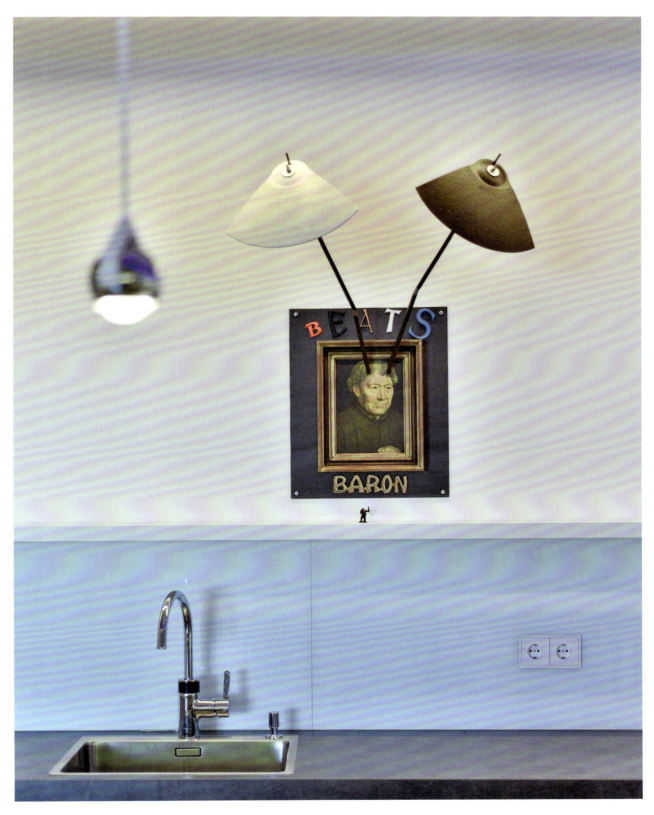

← Meeting Point "Beats"   ↑ Detail kitchen counter / *Küchenzeile*

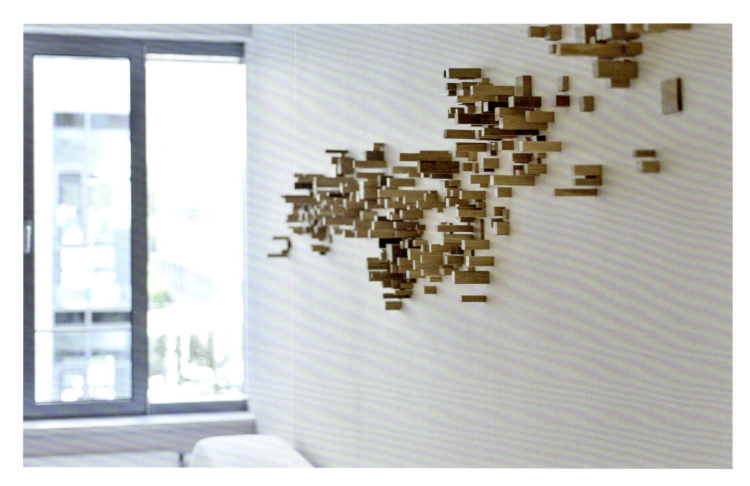

↑ Meeting Point "Beats"   ↓ Meeting Point "Beats"   → "Monocord"

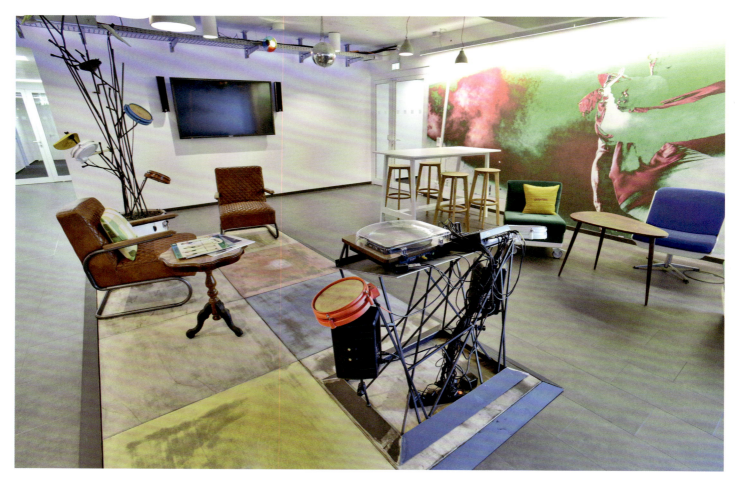

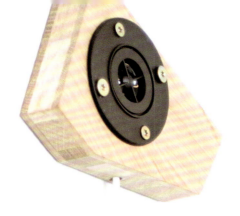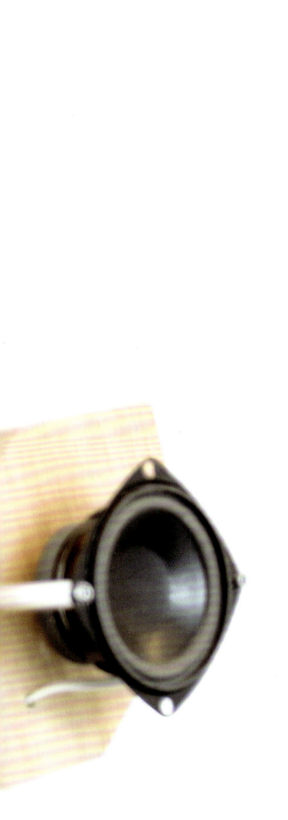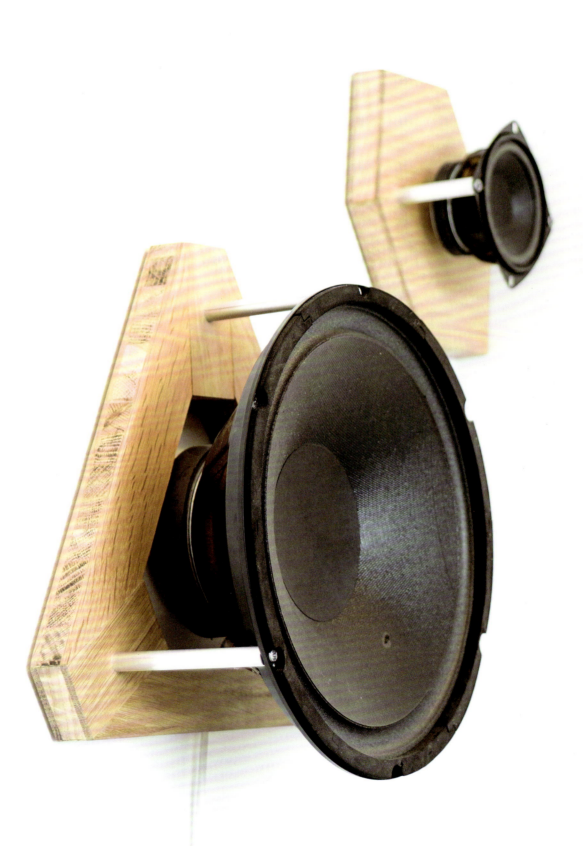

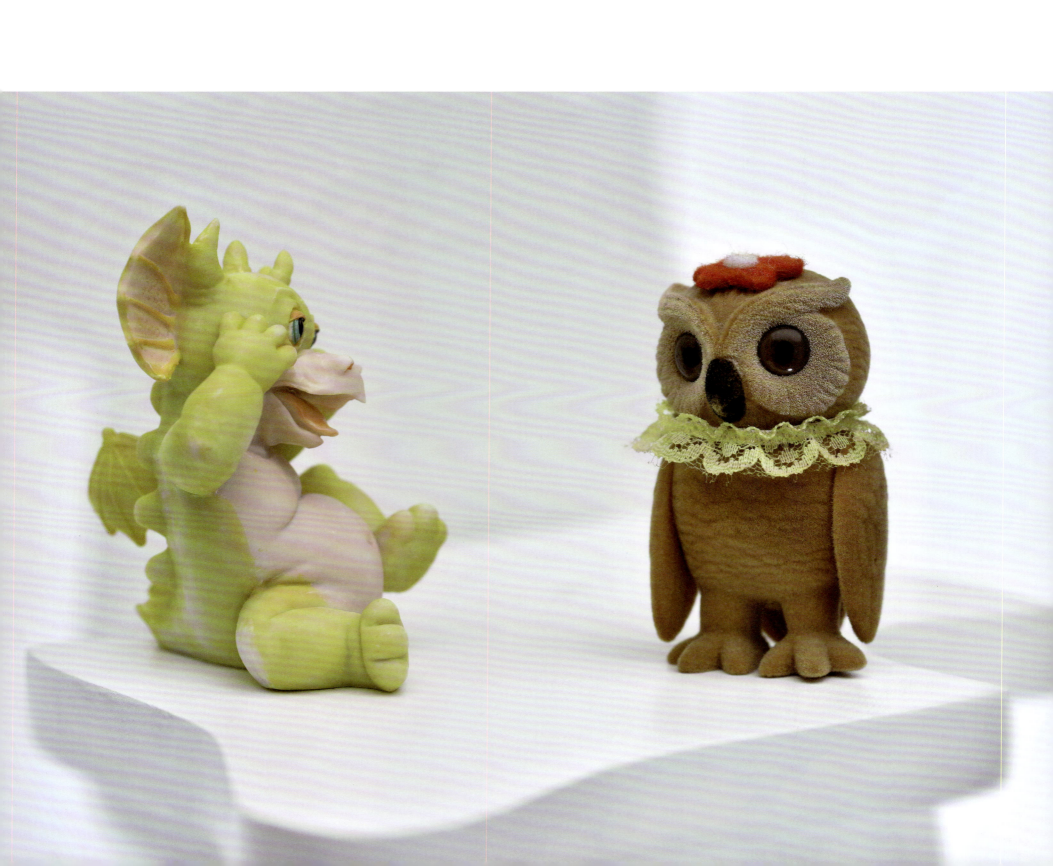

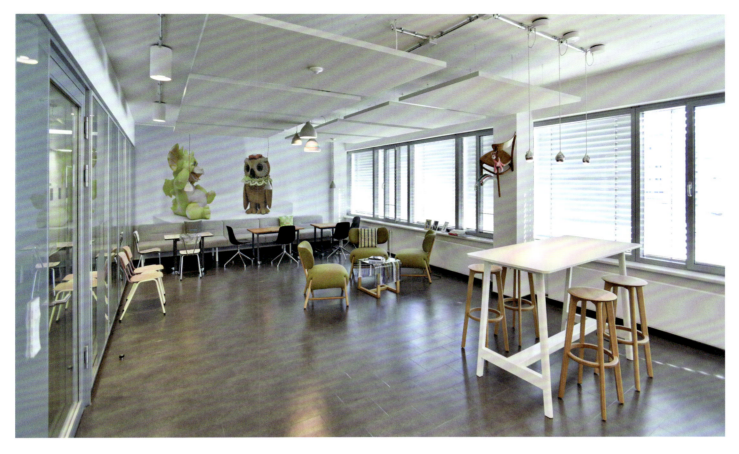

← "Klein und groß", toy figures / *Spielzeugfiguren*, objet trouvé   ↑ Installation "Ansichtssache"

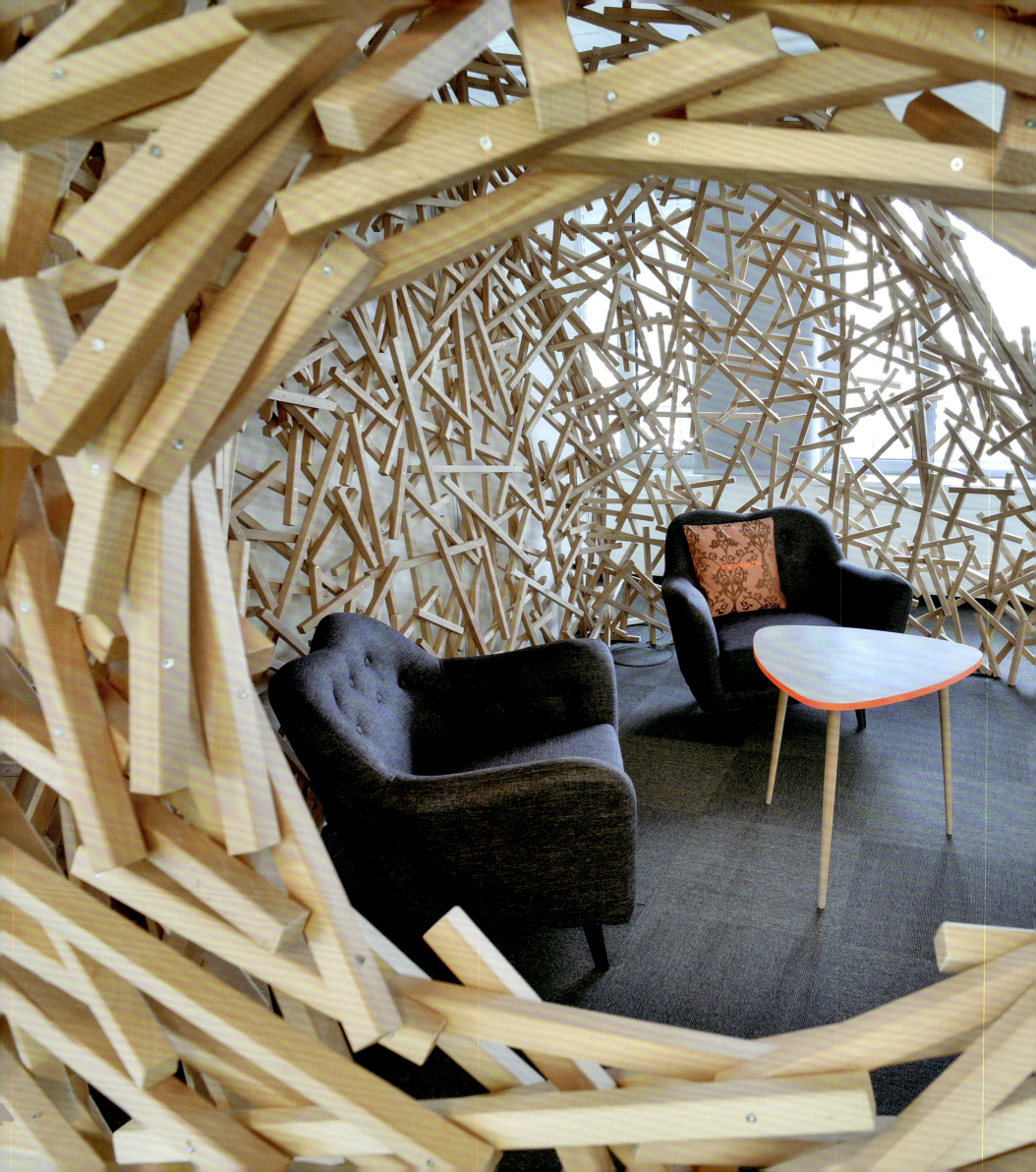

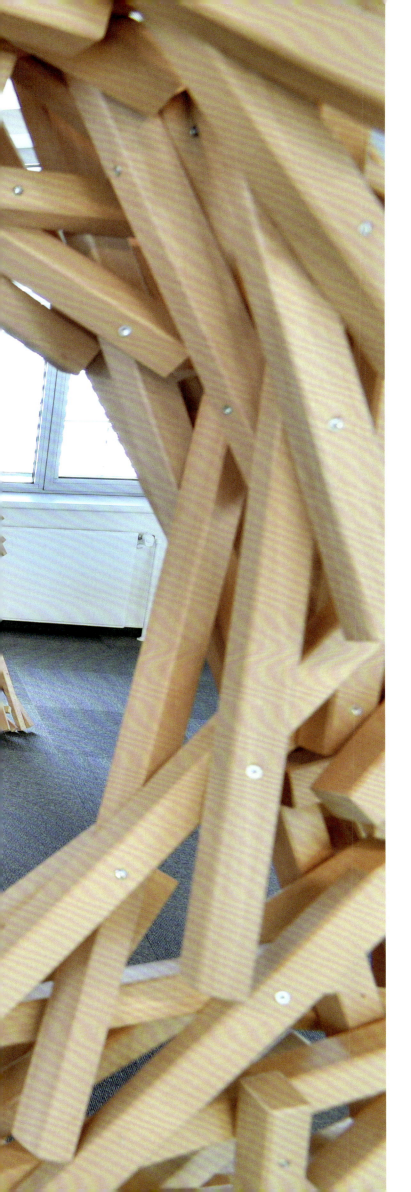

← Installation "Nest", Open Space ↓ Details

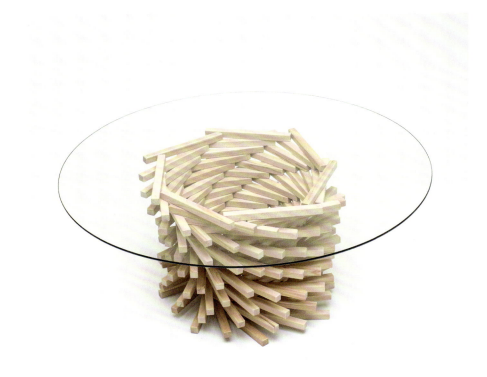

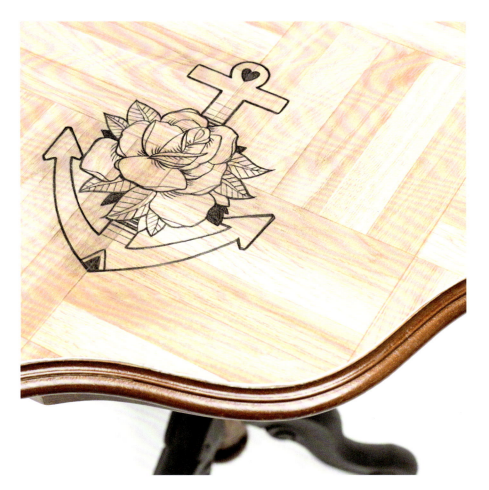

⇥ Installation "Sonnenstunde", Open Space

FROM OFFICE SPACE TO SPACE FOR THOUGHT

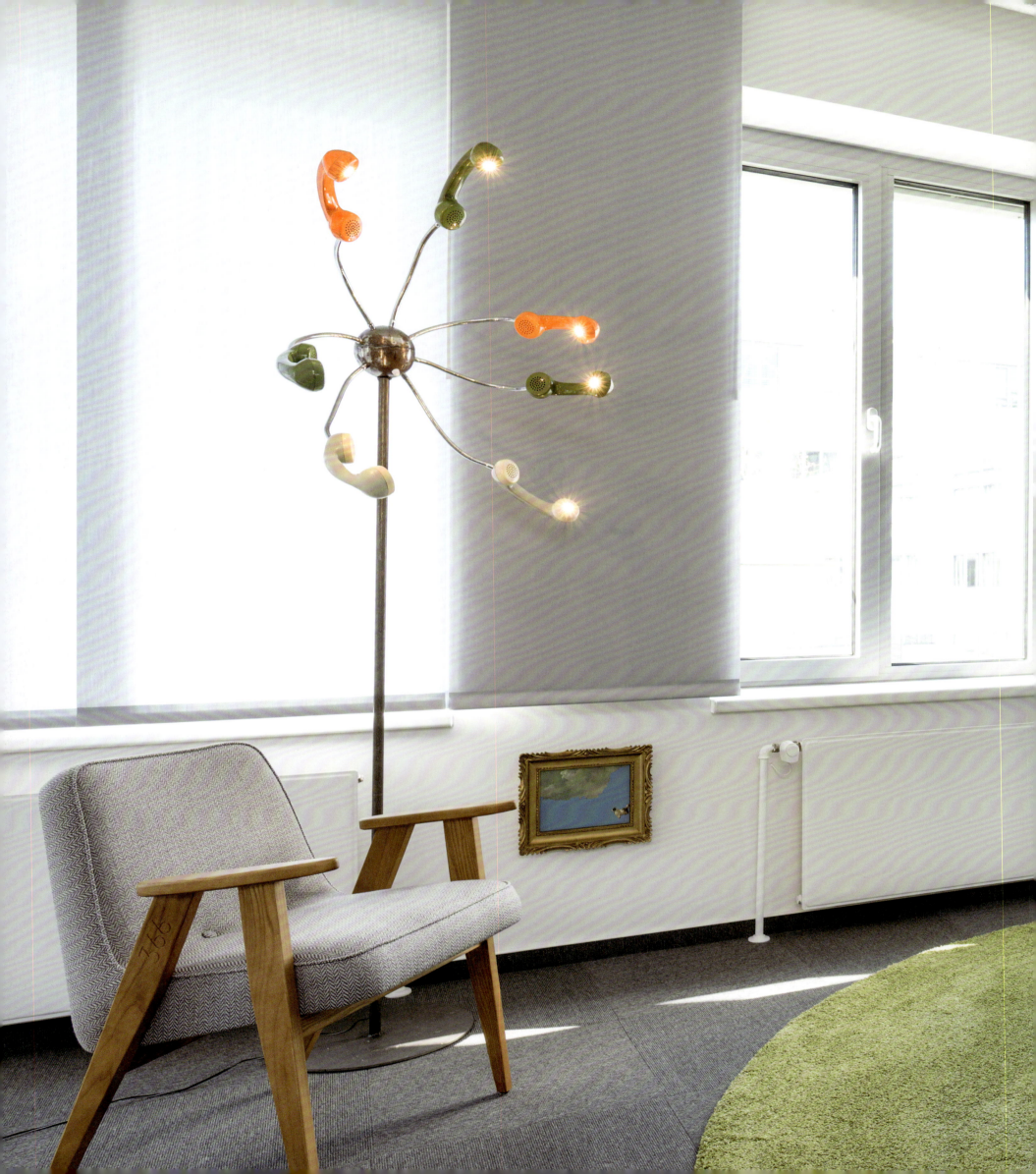

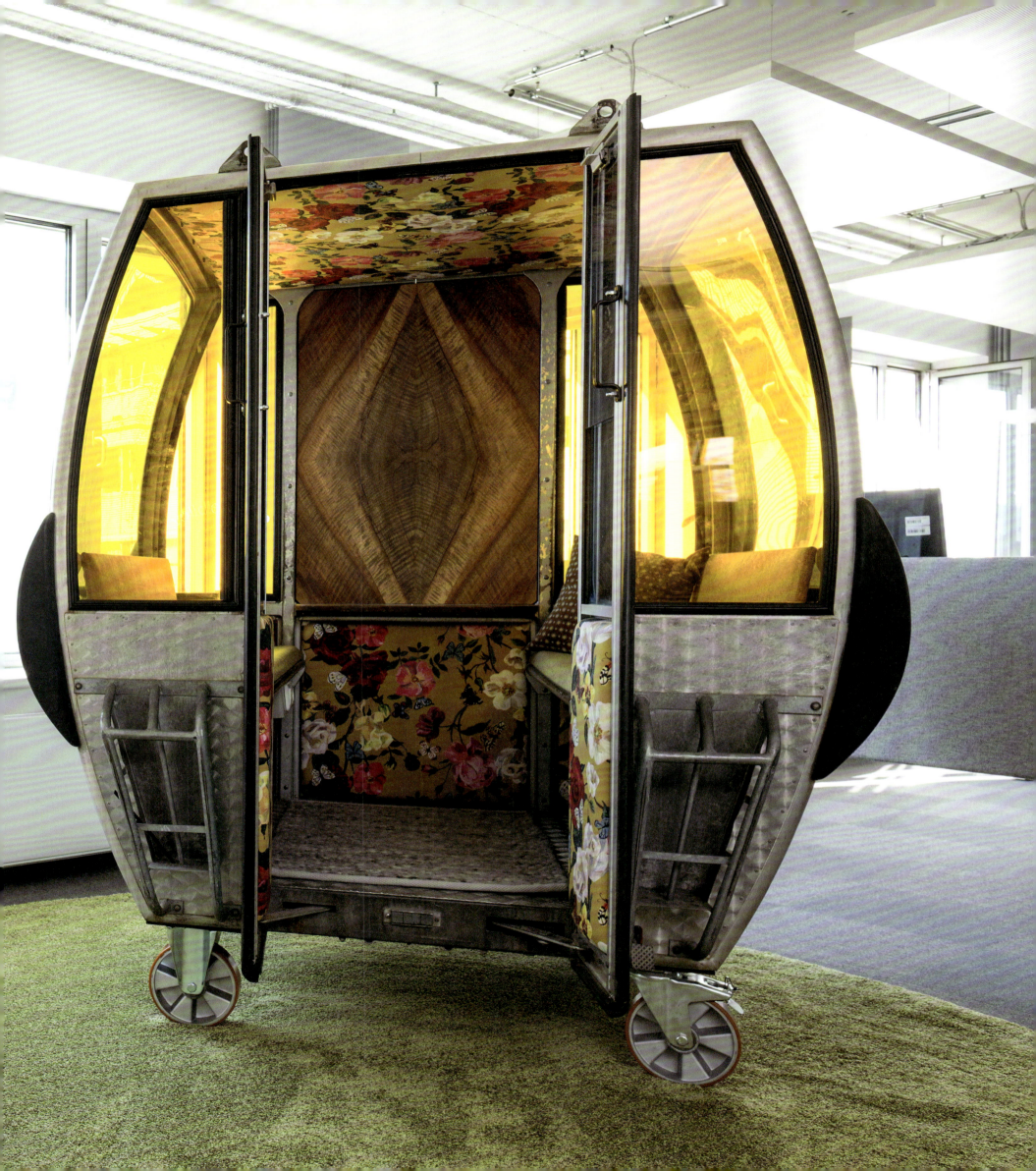

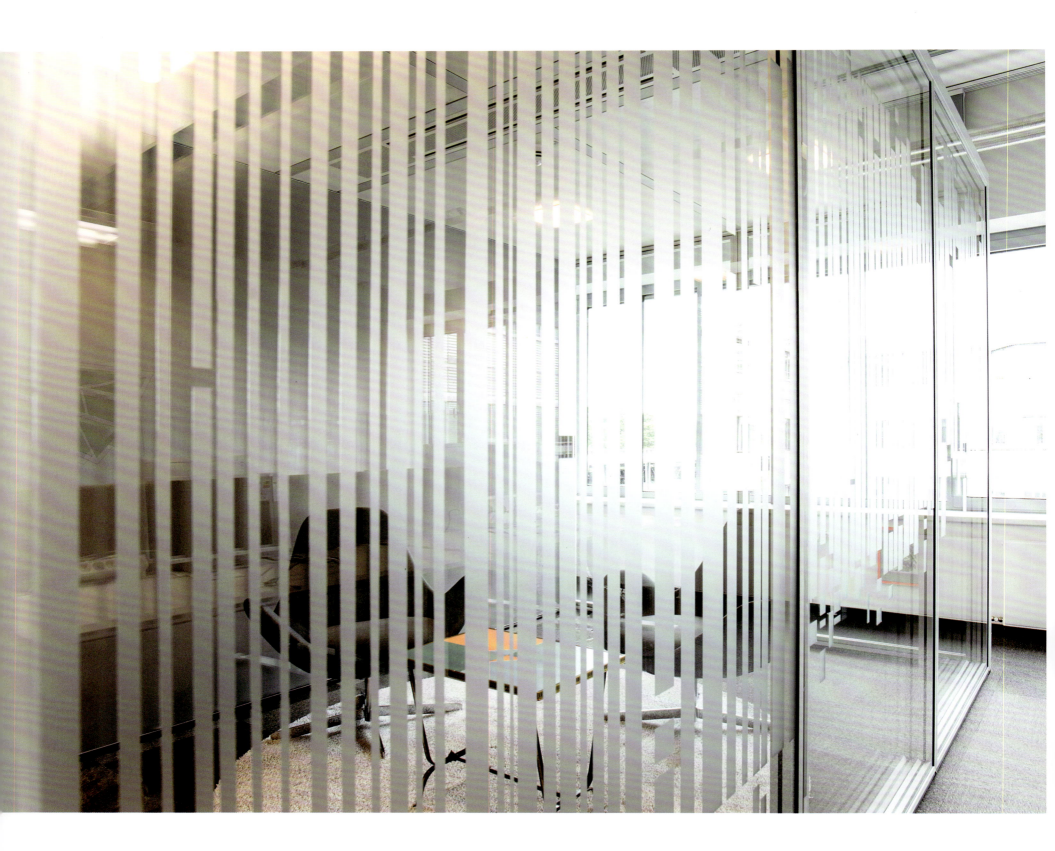

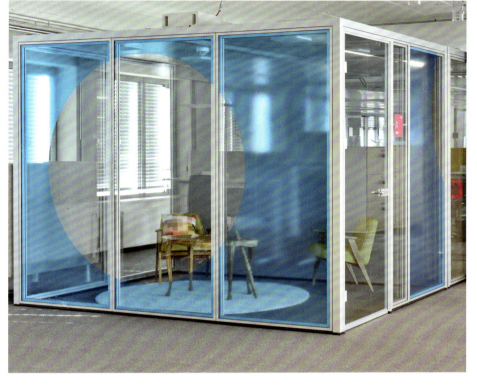
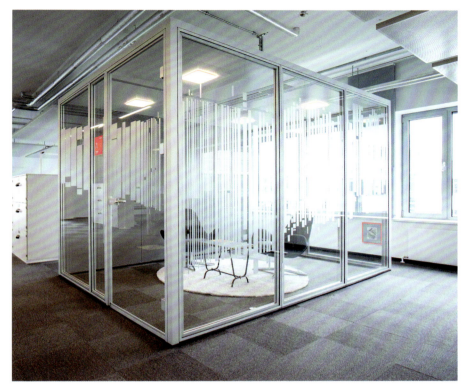
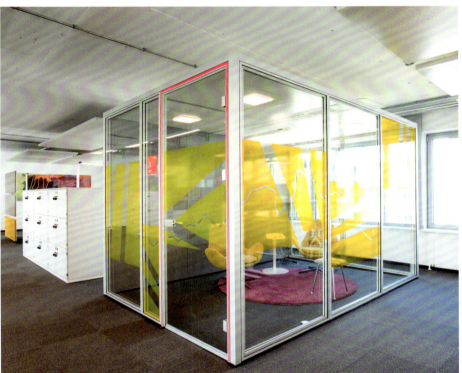
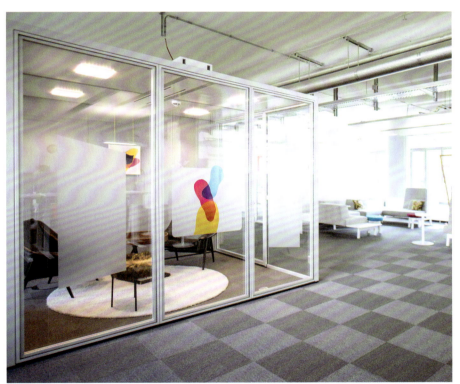

Thinktank variations

FROM OFFICE SPACE TO SPACE FOR THOUGHT

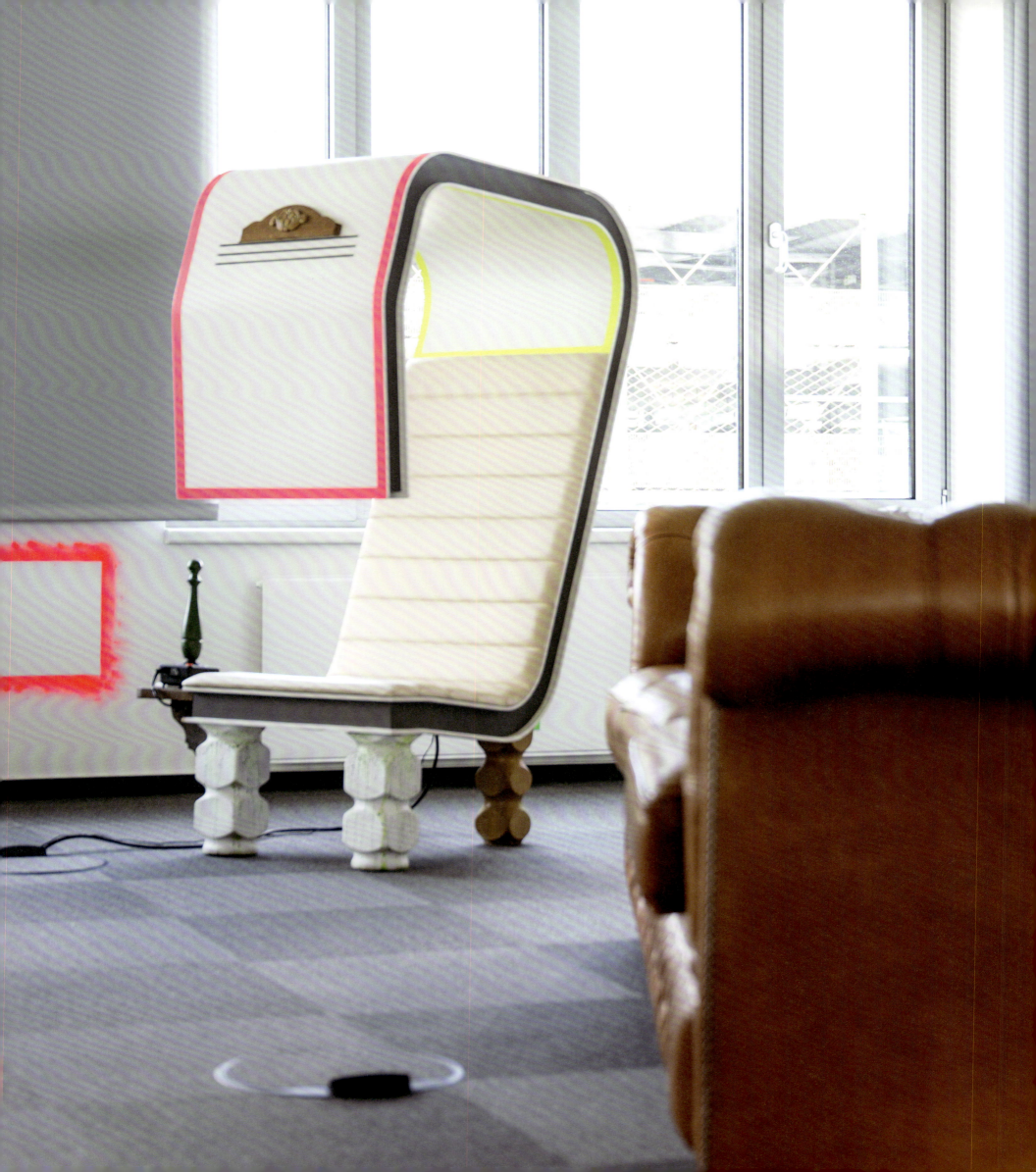

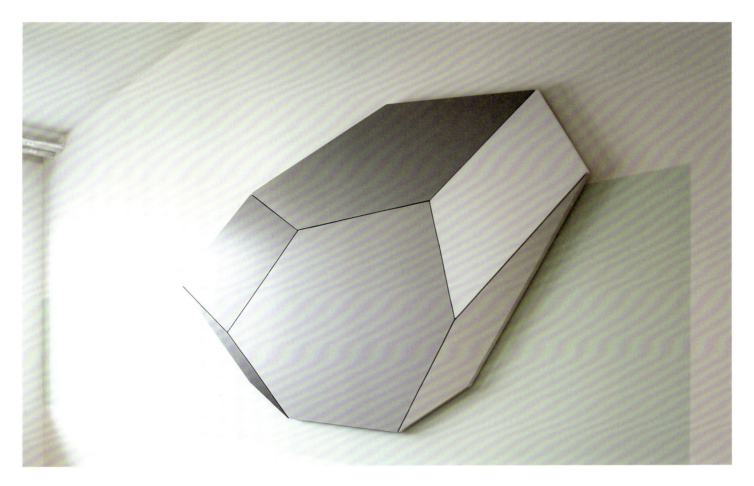

← "ATARI chair"   Wall installation / *Wandinstallation* "Tangram", Open Space

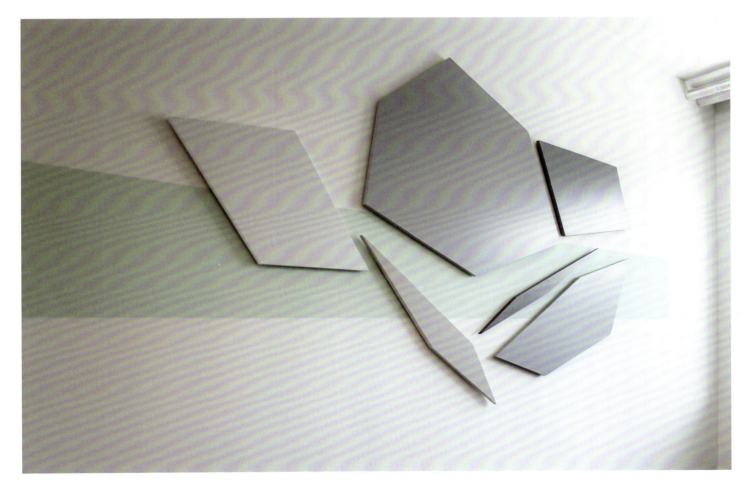

Innovation through Disruption

As already mentioned, international competitive pressure increases the requirements on the innovative culture of a company. Planning principles alone are no longer sufficient to be economically successful in the future. Up to now a largely deductively defined target-setting and budgeting process, based on the financial figures of the preceding year, allowed for reliable corporate management. This entrepreneurial rear-view perspective was to be complemented by a permanent unobstructed look ahead if you wanted to keep up innovatively. A fresh look at the unknown is important, especially if you do not always like what you see.

In a globally networked economy suddenly new things surface that were plainly out of view, but nevertheless need to be adapted to quickly. The very fashionable term "disruption" represents the fact that previous conduct, services and products are rendered ineffective or even obsolete very quickly. The sudden "stripping away" of familiar things is a circumstance that particularly affects those who have concentrated strongly. Who have focused their entire performance on a certain goal with particularly sophisticated resources. This type of perfection and, in particular, the incremental approach to optimize a certain thing continuously until it is perfect, happens on every corporate level and is present especially in the German economy, which is tuned to quality and reliability. But the aspiration to perfection, focusing in a certain direction, creates vulnerability when the basis of a perfect solution changes. To adapt and integrate disruption as a virtually normal part of our day-to-day routine in entrepreneurial control units (such as headquarters) is what it will, first and foremost, be all about. What is needed is not only a systematic planning approach, but also the shaping of the awareness of each and every member of staff. This is not an easy task, because quality standards are still to be held high in their minds, but on the other hand, what should develop is the courage to take a risk for as yet unknown further developments.

In many cases, an unhealthy conflict situation arises, where supposedly clear quality standards are accompanied by quite hierarchical structures, which undermine, or even punish proactivity and unconventional behavior. In such a context, any tool should be welcomed that helps make clear that effective quality cannot be replaced by creative chaos, but that innovation and quality can be synergetic. This balanced operating principle is referred to as ambidexterity and described more and more frequently of late. But the question is just how exactly it is achieved. You quickly think of different HR-management tools that are directly applied to members of staff and notably managers. Meanwhile, the basis for ambidexterity is present in almost all corporate organizational changes and business units.

A corporate room and its design may also be viewed as such a tool. Ultimately, corporate culture including all its habits is concretized in such rooms. To prevent habits degenerating into mere conveniences it makes sense to already establish a kind of mental agility training track by the design of corporate rooms. A frequently used option of this perception training is the confrontation of members of staff with art. This approach often fails because, just as pretty decoration, it simply does not develop the necessary force or it is positioned over the heads of the workforce, and its elitist manner does not generate any real energy.

By a more "open" approach towards decorating with art and design you can test in a number of ways how to tune the respective instruments. Disruptive moments may also be integrated occasionally to avoid being blinded by routine. In doing so one can provide tangible proof that disruption is not just the dreaded result of inadequate planning. As an instrument for thought it is also a major source of inspiration. Everyone who travelled to another country knows just how inspiring strange and unfamiliar things can be. Creating corporate sources of motivation immediately impacts on the innovative culture in the company because inspiration, apart from inquisi-

Innovation durch Disruption

Wie bereits erwähnt, erhöht der internationale Wettbewerbsdruck auch die Anforderungen an die jeweilige Innovationskultur in Unternehmen. Die bisherigen Planungsprinzipien allein reichen hier nicht mehr, um in Zukunft wirtschaftlich Erfolg zu haben. In der Vergangenheit konnte ein weitgehend deduktiv bestimmter Zielfindungs- und Budgetprozess entlang der letztjährigen Geschäftszahlen eine verlässliche Unternehmenssteuerung gewährleisten. Dieser unternehmerische Blick in den Rückspiegel sollte durch einen permanenten Blick nach vorn durch die unverstellte Windschutzscheibe ergänzt werden, wenn man nicht ins innovative Hintertreffen geraten will. Der frische Blick ins Unbekannte ist wichtig, gerade auch dann, wenn einem nicht immer gefällt, was man da sieht.

In einer global vernetzten Wirtschaft tauchen plötzlich neue Ereignisse auf, die vorher schlicht nicht im Sichtfeld waren und auf die man sich dennoch schnell einstellen muss. Der sehr in Mode gekommene Begriff der Disruption steht dafür, dass bisherige Handlungsweisen, Dienstleistungen und Produkte innerhalb kürzester Zeit ineffektiv oder schlicht obsolet werden können. Der plötzliche „Abriss" von Gewohntem ist jedoch ein Umstand, der gerade diejenigen besonders trifft, die sich effektiv konzentriert haben. Und ihr gesamtes Handeln auf ein bestimmtes Ziel mit besonders ausgereiften Mitteln fokussiert haben. Diese Art der Perfektion und insbesondere der inkrementelle Ansatz, eine bestimmte Sache immer weiter zu optimieren, bis sie perfekt ist, findet auf jeder Unternehmensebene statt und ist gerade in der auf Qualität und Verlässlichkeit getrimmten deutschen Wirtschaft fast durchgängig anzutreffen.

Gerade die in eine ganz bestimmte Richtung fokussierten Perfektionsbestrebungen schaffen aber eine gewisse Systemanfälligkeit, wenn sich die Grundlagen einer perfekten Lösung ändern. Sich darauf neu einzustellen und Disruption praktisch als normalen Bestandteil in unseren betrieblichen Alltag zu integrieren, darum wird es gerade in unternehmerischen Steuerungseinheiten wie beispielsweise in Hauptverwaltungen gehen. Dabei handelt es sich nicht nur um einen systemischen Planungsansatz, sondern gerade auch darum, das Bewusstsein jedes einzelnen Mitarbeiters zu prägen. Das ist keine leichte Aufgabe, weil natürlich Qualitätsansprüche in den Köpfen weiter hochgehalten werden sollen, auf der anderen Seite aber Mut zum Risiko für unbekannte Weiterentwicklungen entstehen soll.

In vielen Fällen kommt es zu der ungesunden Gemengelage, dass vermeintlich klare Qualitätsmaßstäbe mit einer recht hierarchischen Struktur einhergehen, die Eigeninitiative und unkonforme Handlungsweisen erschwert oder sogar bestraft. In einem solchen Kontext sollte jedes Werkzeug willkommen geheißen werden, das klarmacht, dass effektive Qualität nicht durch kreatives Chaos ersetzt werden soll, sondern Innovationen und Qualität synergetisch koexistieren können. Unter dem Stichwort Ambidextrie wird dieses ausbalancierte Wirkprinzip in jüngster Zeit immer häufiger beschrieben. Die Frage ist aber: Wie genau erreiche ich das? Man denkt hier sehr schnell an verschiedene HR-Steuerungstools, die direkt beim Mitarbeiter und insbesondere bei den sog. Führungskräften ansetzen. Inzwischen finden sich Grundlagen für Ambidextrie in fast allen organisatorischen Umstellungen im Unternehmen und in seinen Geschäftsbereichen.

Als ein solches Werkzeug kann aber auch betrieblicher Raum und dessen Gestaltung angesehen werden. Letztlich konkretisiert sich in Betriebsräumen die Unternehmenskultur mit all ihren Gewohnheiten. Um also zu verhindern, dass Gewohnheiten zu reinen Bequemlichkeiten verkommen, bietet es sich an, bereits durch die Gestaltung der betrieblichen Räume eine Art Trainingspfad geistiger Beweglichkeit zu etablieren. Eine vielfach verwendete Variante dieser Wahrnehmungs- und Sehschule ist die Konfrontation von Mitarbeitern mit Kunst. Oft scheitert ein solcher Ansatz aber daran, dass er entweder als schöne Dekoration schlichtweg nicht die nötige Durchschlagskraft entfaltet oder aber über den Köpfen der Mitarbeiter positioniert ist und auf recht elitäre Art keine wirkliche Energie erzeugt.

tiveness, imagination, communication and cooperation, is the cornerstone of all innovation. The inspirational power of corporate rooms is hardly ever part of this equation. A journey through the many meeting points and open office environments in the context of Refresh FEA invites us to be inspired and is illustrated on the next pages.

The implementation of the design concept shows how, through many artistic interventions, disruption may be turned into an inspirational source. "Less is more" – this often-quoted pun may serve as a relevant example. If one takes it as a work order and follows it to the letter by cutting the actual word "more" out of a discarded standard table, an interesting and unique variation is created, thereby illustrating how to get added emotional value from the mathematical subtraction concept by the use of art. Behind this little prank hides a logical breakthrough because two cycles of logic, the verbal and the haptic one, are brought together. And when the brain recognizes the contradiction it kind of pauses and room for new thought is created.

Possible surprises may also be produced by fiction brought to life literally, thereby making things real that, being purely imaginary, would have no chance in daily operational routine. This happened for Refresh FEA by having a caravan of camels carry furniture through the Kottenforst forest and this furniture was then put in one of the meeting points bodily or, by way of citation, as wallpaper. A prominent quote says: "He who has visions should consult a doctor." But innovation is inconceivable without abstraction and fiction. Especially by verbalizing and creating things, completely unknown and run through only in one's mind, is something new created. Actually, a very simple insight. But sometimes it does not harm if disruption reminds one of it.

We are often snared by functional traps and don't realize that a function may only be successfully completed on an interpersonal level if emotional elements are added. Strictly speaking, an emergency phone featuring a comic character is not functional of course, but it may be a charming joke. Cushions may functionally render sitting more comfortabl but become truly desirable only when speaking to the user through irritating embroidery. Chairs are made for sitting, but which chair invites me to do so and makes me laugh? Magenta also has a function. Besides cyan, yellow and black it is part of the standard printer setup. If taken out, the color disruption occurring makes it clear that Magenta is the true color of life at the time of digitalization! In an economic context, disruption makes you weep. But in a creative sense, it will make you smile, and sometimes this moment is enough to capture a completely new thought. These objects, sometimes provocative, fragile and deliberately put at the margins of functionality, cause us to be curious about what will happen: future. The design of the new rooms is therefore not an end but always part of a continuous transformation process.

Durch einen „durchlässigeren" Umgang bei der Gestaltung mit Kunst und Design kann man auf vielfältige Art erproben, wie die jeweiligen Instrumente zu stimmen sind. Auf diese Weise lassen sich bisweilen auch disruptive Momente einbauen, um nicht betriebsblind zu werden. So kann man erfahrbar machen, dass Disruption nicht nur gefürchtetes Resultat mangelhafter Planung ist. Sie ist als Denkinstrument auch eine wesentliche Quelle von Inspiration. Jeder, der einmal in ein anderes Land gefahren ist, weiß, wie inspirierend Fremdes und Anderes sein kann. Die Schaffung von betrieblichen Inspirationsquellen wirkt sich auch unmittelbar auf die Innovationskultur im Unternehmen aus, weil neben Neugier, Phantasie, Kommunikation und Kooperation die Inspiration Grundbaustein jeglicher Innovation bildet. Viel zu selten wird die inspirative Kraft des betrieblichen Raumes in diese Gleichung einbezogen. Eine Reise durch die vielfältigen Meeting Points und OBW im Rahmen von Refresh FEA lädt ein zur Inspiration und wird auf den folgenden Bildseiten veranschaulicht.

Durch Umsetzung des Gestaltungskonzeptes wird gezeigt, wie mit vielfältigen künstlerischen Eingriffen Disruption zur Inspirationsquelle werden kann. Als Beispiel mag das oft zitierte „Less is more" als ein eingängiges Wortspiel dienen. Nimmt man den Ausspruch als Dienstanweisung und benutzt ihn, indem buchstäblich durch Ausfräsung des Wortes „mehr" aus einem ausrangierten alten Standardtisch eine interessante und einmalige Variante erzeugt wird, so zeigt sich, wie man durch Kunst vom mathematischen Subtraktionsbegriff zu einem emotionalen Mehrwert gelangen kann. Hinter diesem kleinen Streich verbirgt sich eine logische Durchbrechung, weil zwei Logikkreisläufe, der verbale und der haptische, miteinander verknüpft werden. Und in dem Moment, wo das Gehirn den Widerspruch erkennt, enstehen eine Art Innehalten und Raum für neue Gedanken.

Mögliche Überraschungen lassen sich aber auch durch Fiktionen erzeugen, die man wörtlich ins Leben holt und so Dinge realisiert, die im normalen Betriebsalltag eigentlich als pure Phantasie keine Chance auf Realisation hätten. So für Refresh FEA geschehen, indem Möbel von einer Kamelkarawane durch den Kottenforst getragen wurden, um sie später leibhaftig oder im Wege des Selbstzitats als Tapete in einen der Meeting Points zu stellen. Wer Visionen hat, solle zum Arzt gehen, sagt ein prominentes Zitat. Allerdings ist keine Innovation denkbar ohne Abstraktion und Fiktionen. Vor allem durch das Formulieren und Kreieren von Dingen, die man eben nicht kennt und erstmal nur in Gedanken durchspielt, wird Neues geschaffen. Eigentlich eine einfache Erkenntnis. Manchmal schadet es aber nicht, wenn Disruptionen einen daran erinnern.

Oft treten wir in die Funktionsfalle und verkennen, dass Funktion im zwischenmenschlichen Bereich nur dann erfolgreich erfüllt werden kann, wenn emotionale Elemente hinzutreten. Natürlich ist im engeren Sinne ein Notrufsprecher mit Comicfigur nicht funktionstüchtig. Aber als auflockernder Witz vielleicht schon. Kissen können funktional das Sitzen bequemer machen, wirklich begehrt werden sie allerdings erst, wenn sie durch eine irritierende Stickerei mit dem Nutzer zu sprechen scheinen. Auf Stühlen soll man sitzen können, aber welcher Stuhl lädt mich dazu ein und bringt mich zum Lachen? Auch Magenta hat eine Funktion. Neben Cyan, Yellow und Black gehört es in jedem Drucker zum Standardprogramm. Lässt man es weg und erzeugt eine farbliche Disruption, wird einem erst deutlich, dass Magenta in Zeiten der Digitalität die eigentliche Farbe des Lebens ist! Im wirtschaftlichen Kontext bringen einen Disruptionen eher zum Weinen. Im kreativen Sinn bringen sie einen zum Schmunzeln und manchmal reicht dieser Augenblick, um einen völlig neuen Gedanken zu fassen. Die mitunter provozierenden, fragilen und bewusst am Rande von Funktionalität stehenden Objekte und Raumeingriffe erzeugen Anregungen und machen neugierig auf das, was kommt: Zukunft. Auch die Ausgestaltung der neuen Räume ist dementsprechend kein Endpunkt, sondern immer Teil eines kontinuierlichen Veränderungsprozesses.

INNOVATION THROUGH DISRUPTION

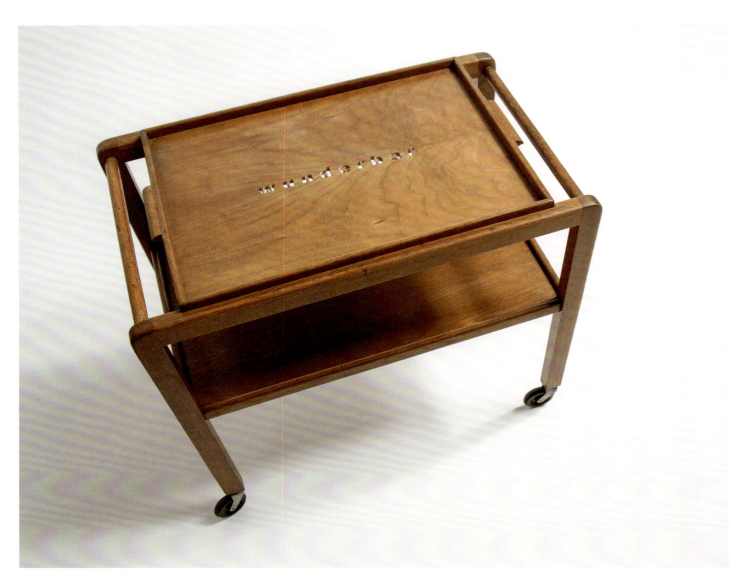

↑ Object "Wunderbar"   → Object "Honeyseed2"

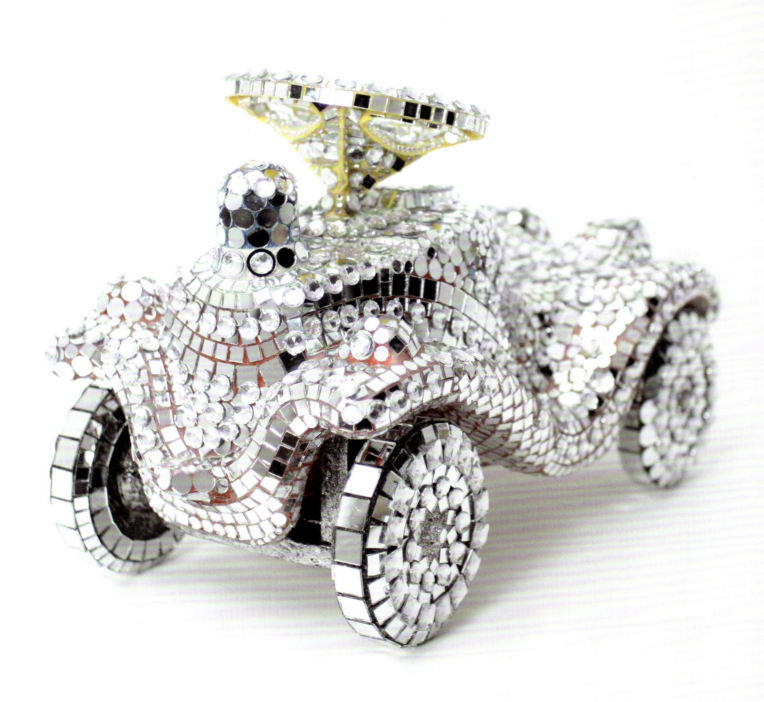

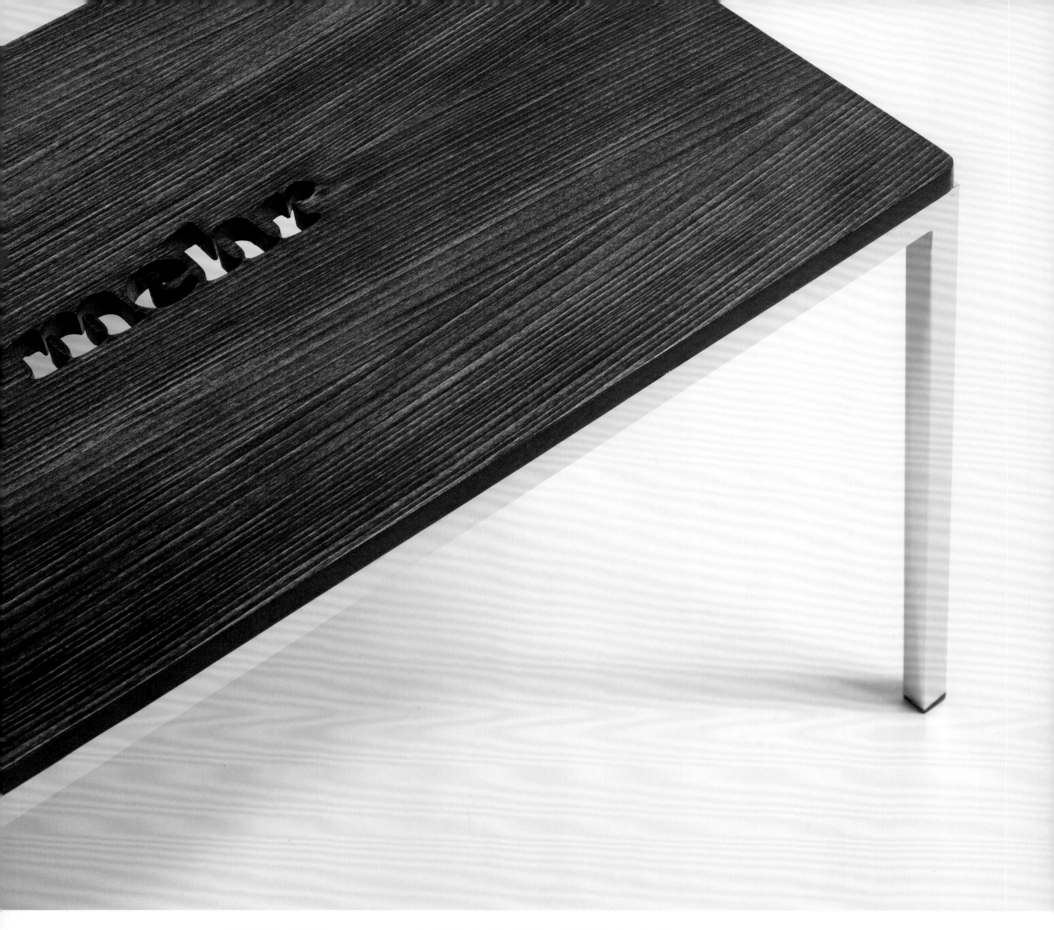

↑ Object "Durchblick" → Installation view / *Installationsansicht* "Schwebezustand"

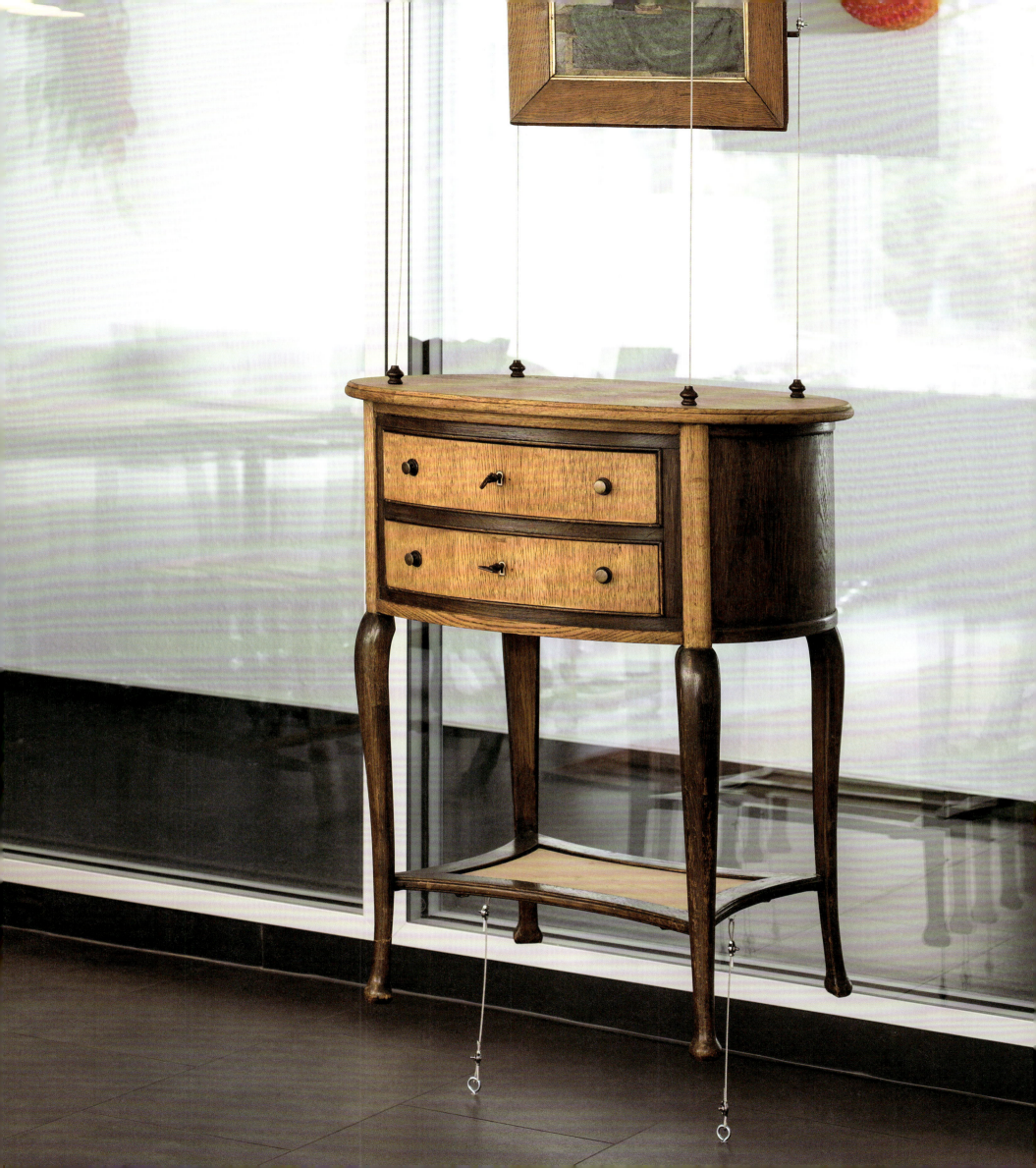

INNOVATION THROUGH DISRUPTION

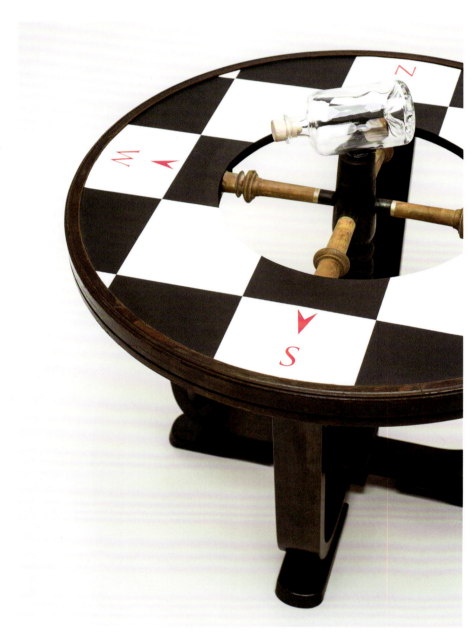

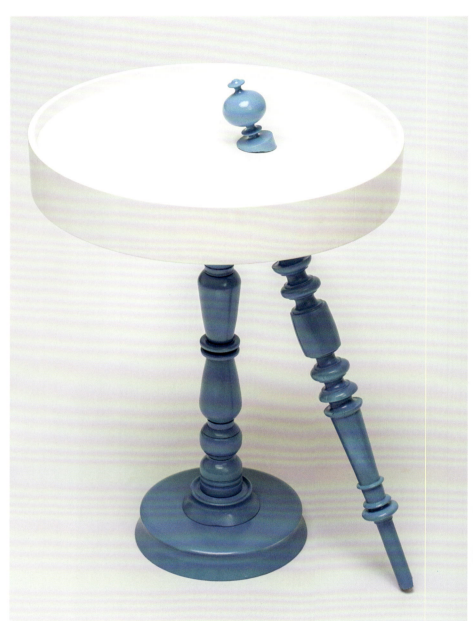

↑ "Flaschendrehtisch" ↗ "Schlagseite" → Seating ensemble / *Sitzensemble* "All-inclusive"

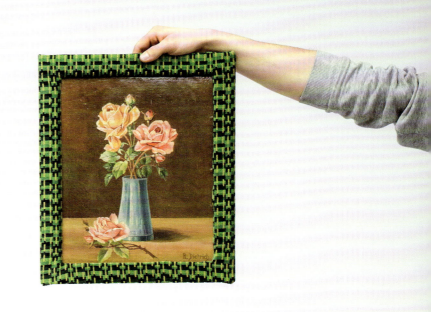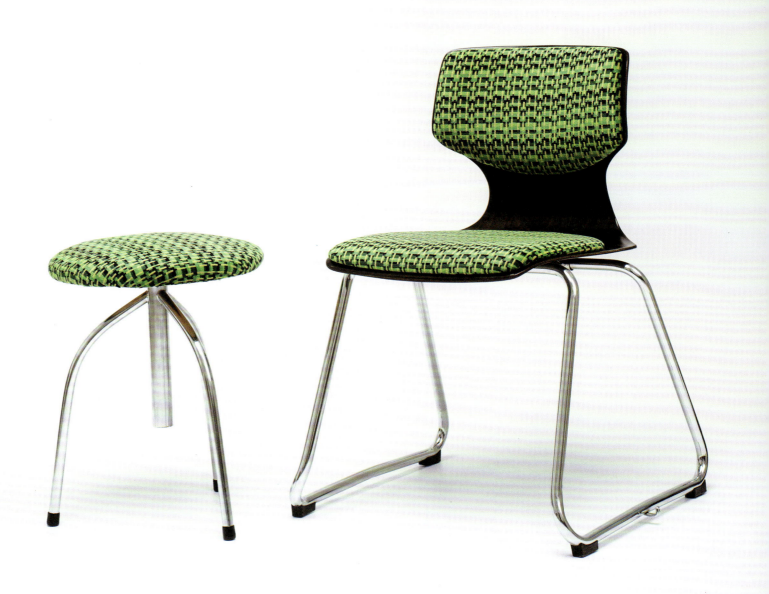

INNOVATION THROUGH DISRUPTION

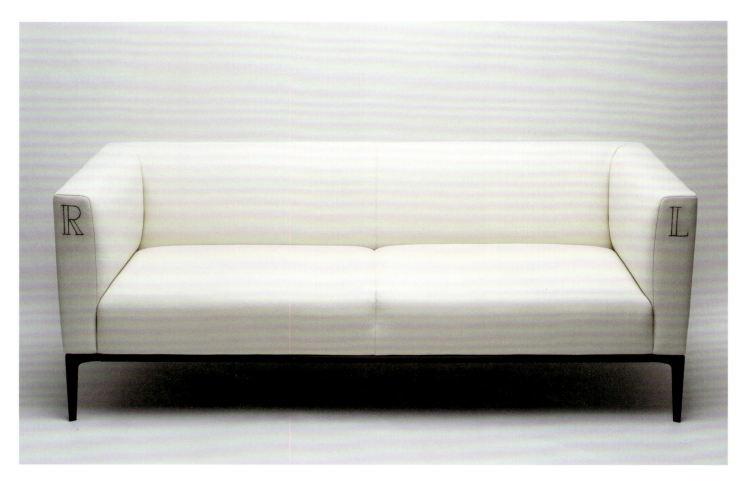

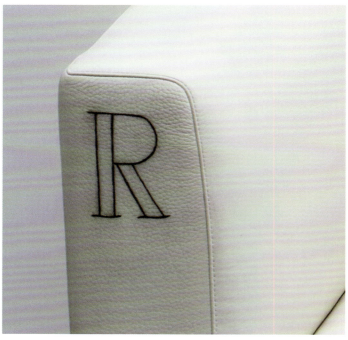
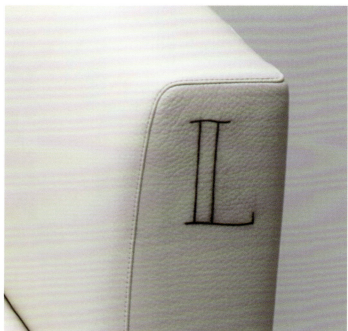

↑ "Platz nehmen"   → "Low Hanging Fruits"

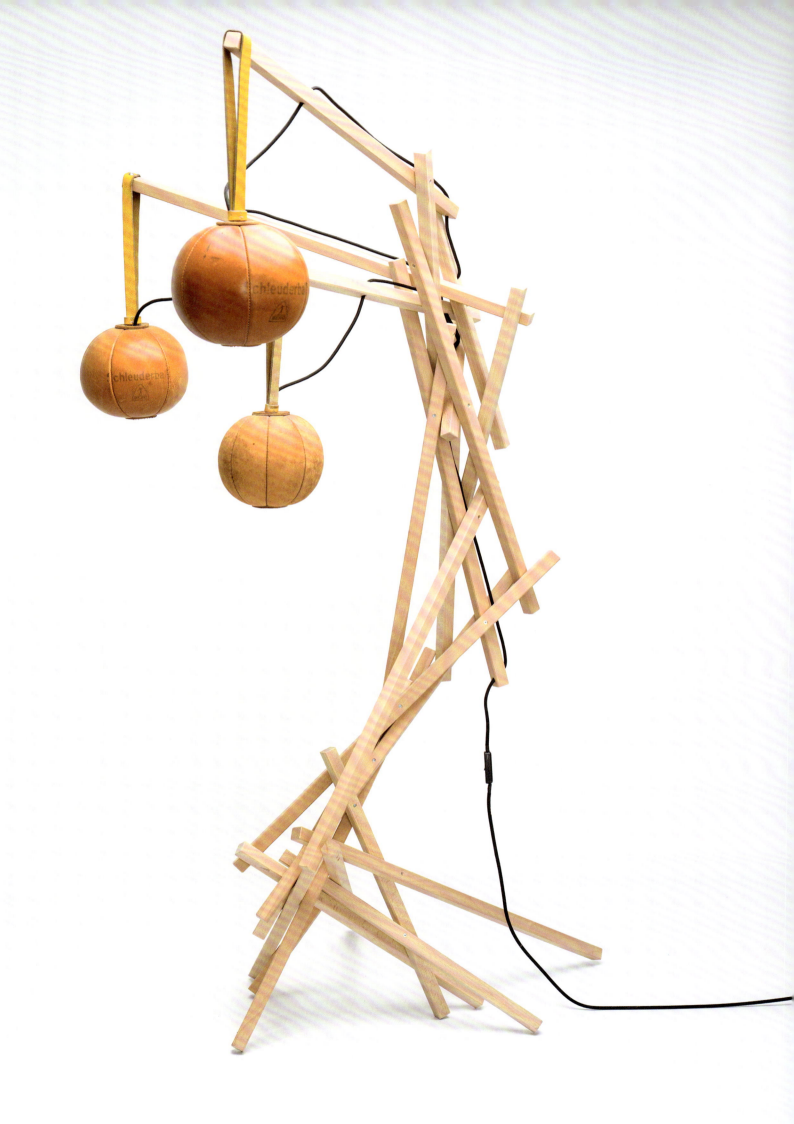

INNOVATION THROUGH DISRUPTION

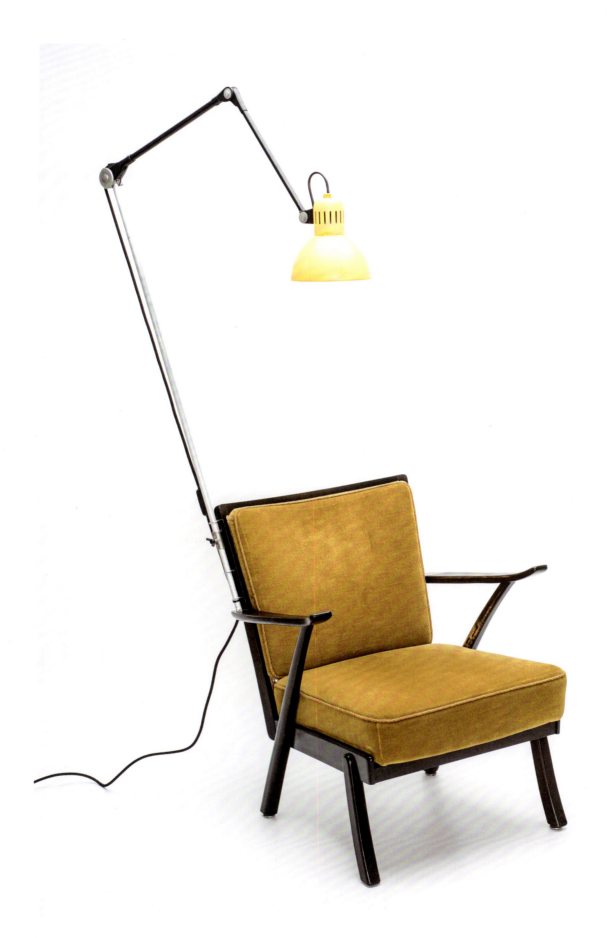

↑ "Heller Kopf"   → "Ruhepol"

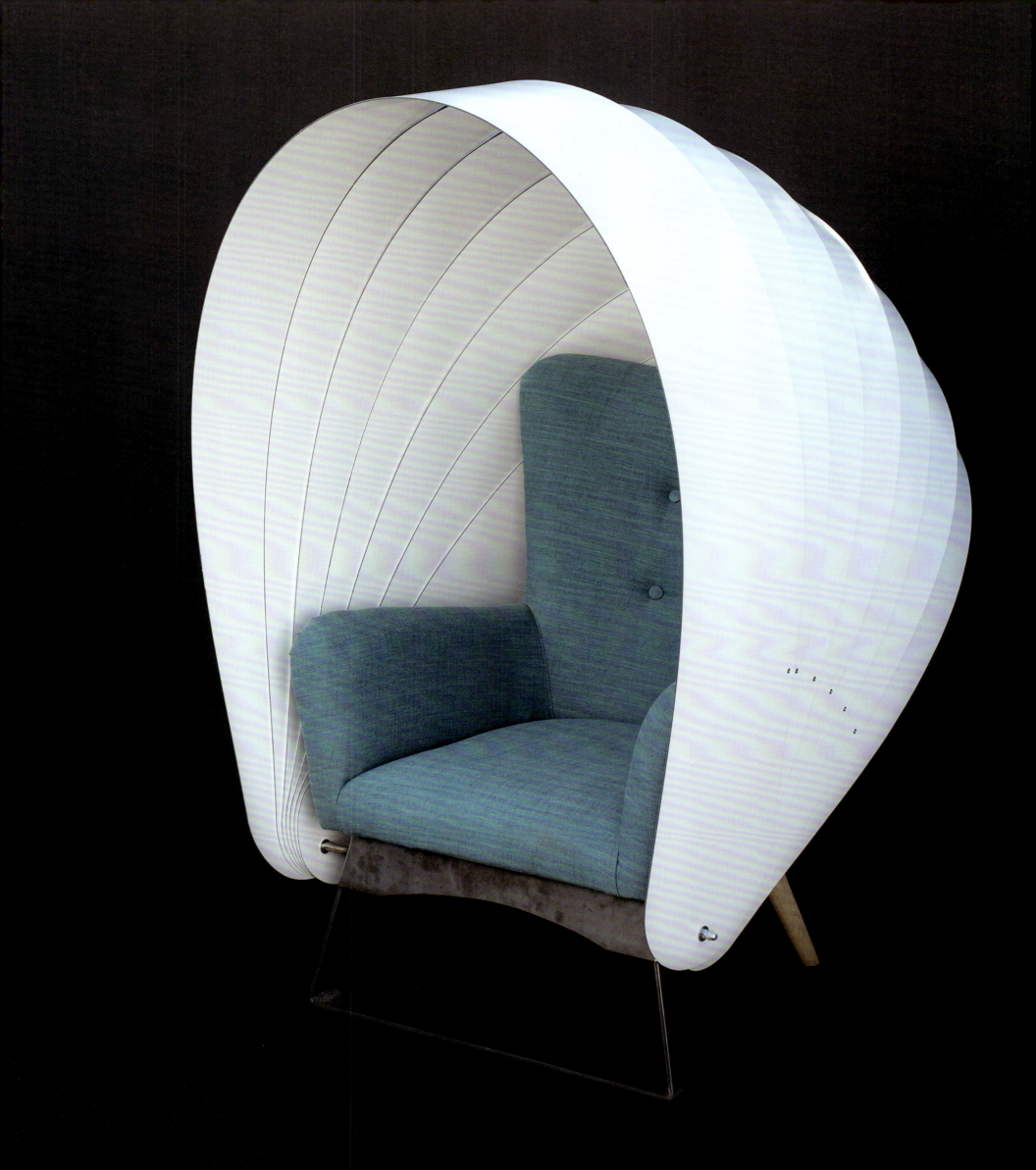

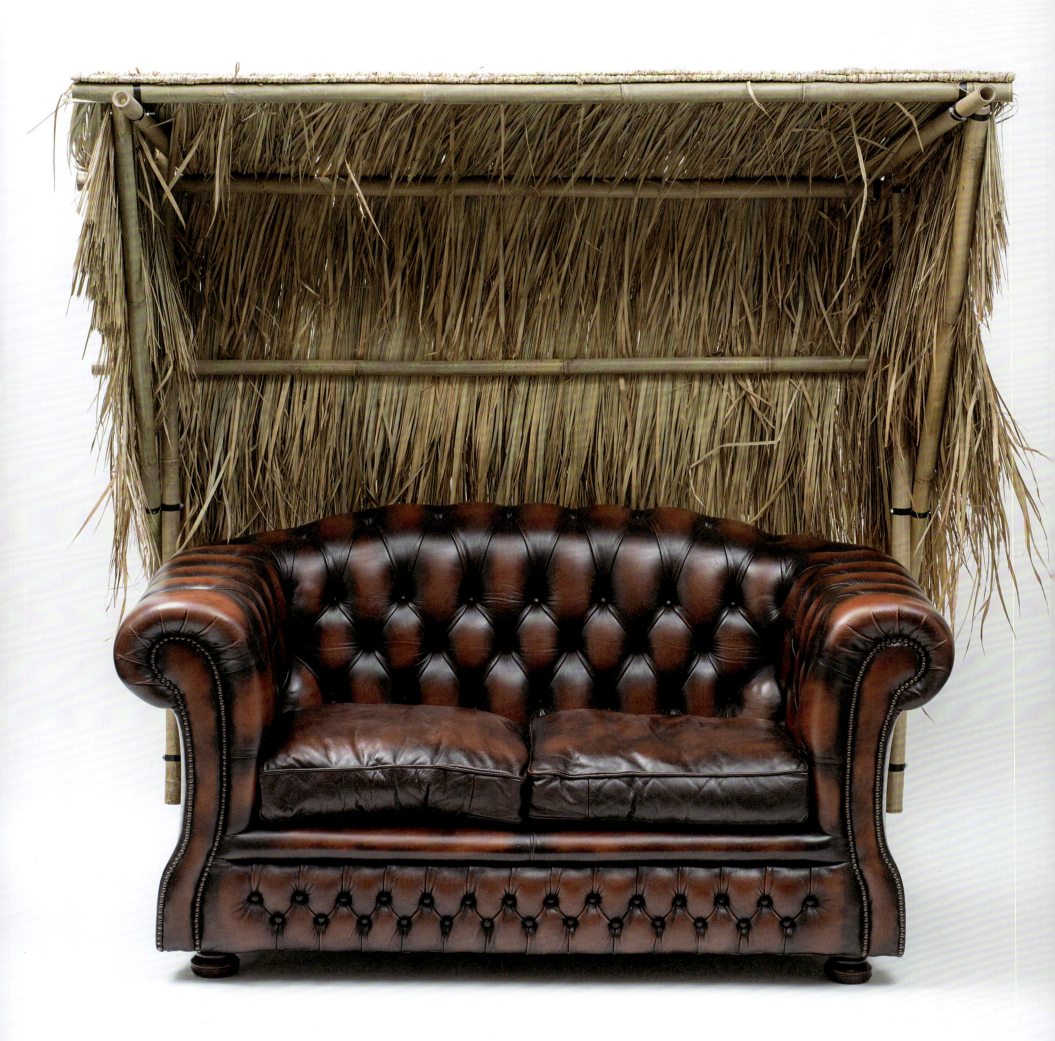

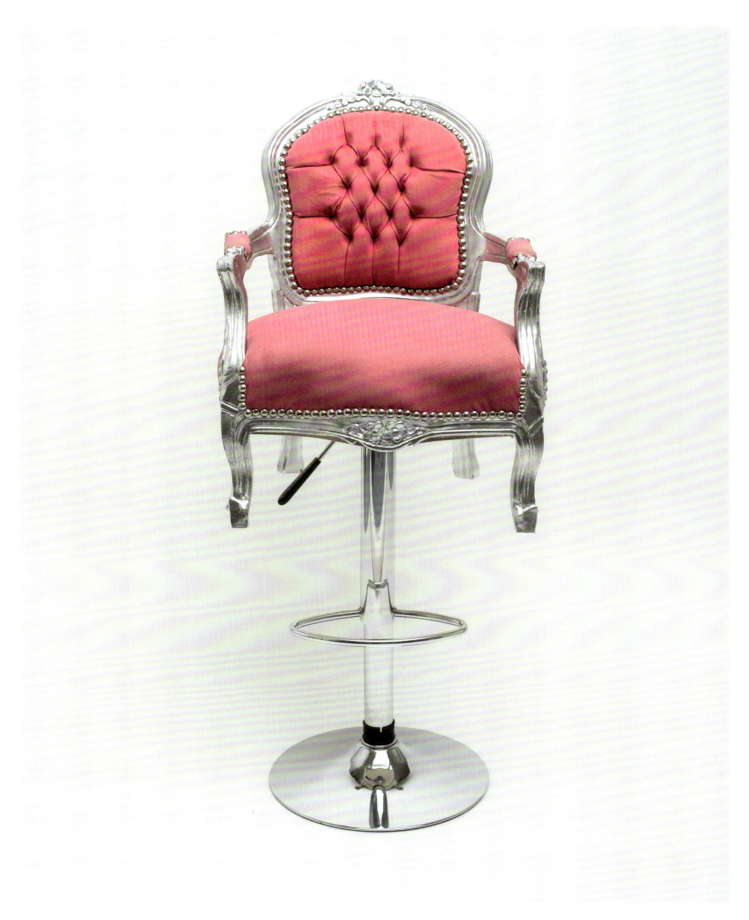

← "Strandkorb" ↑ "Miss Maggi"

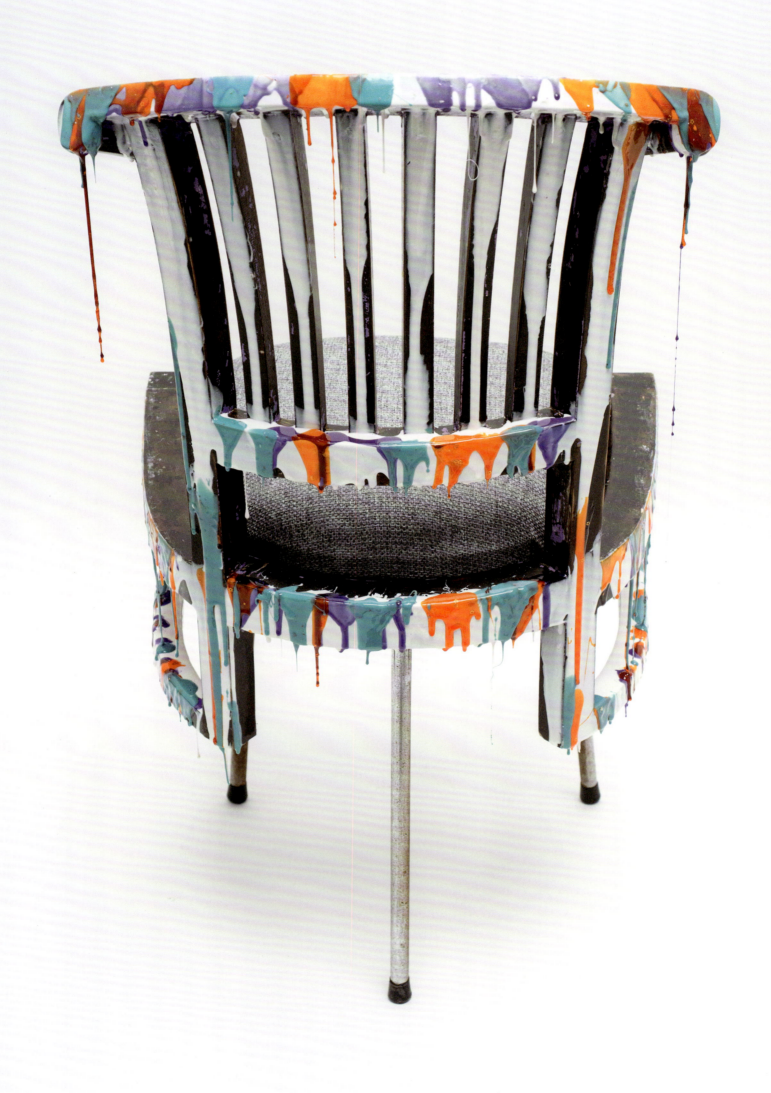

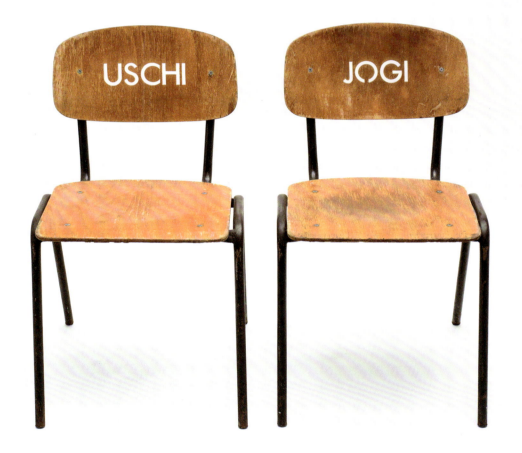

← "Farbverlauf"   ↑ "Jogi und Uschi"

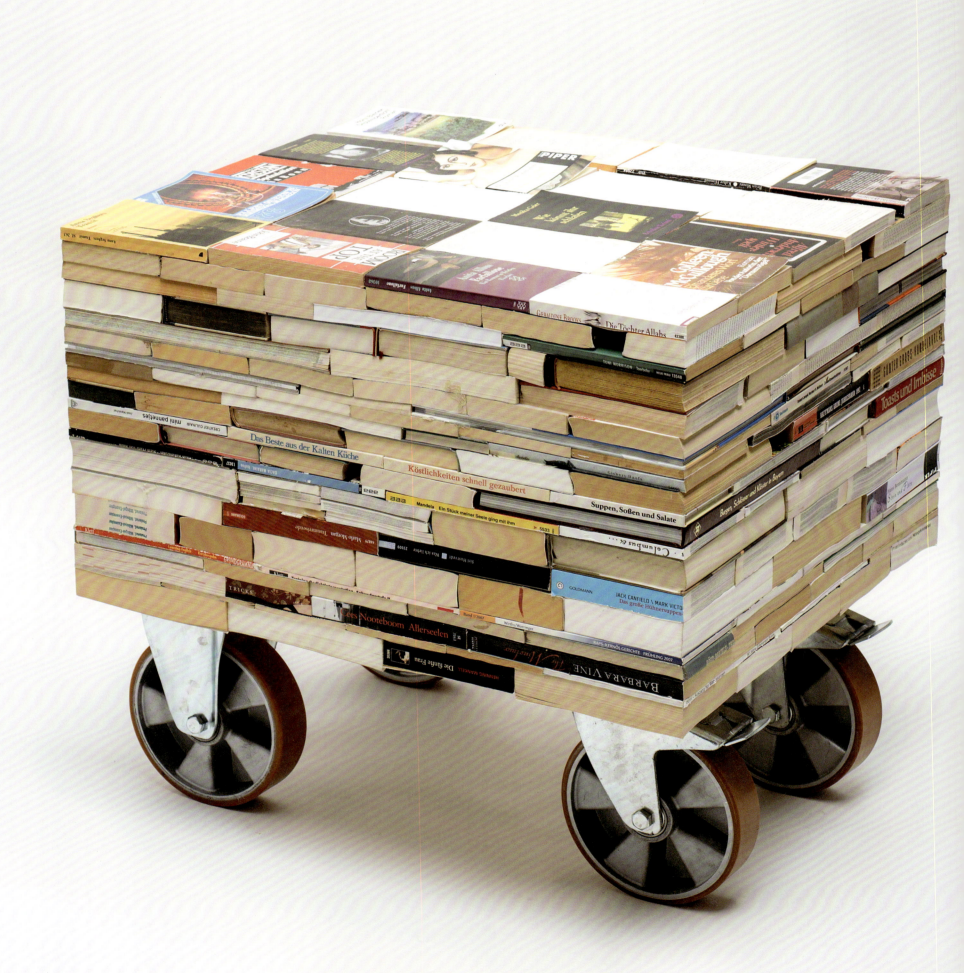

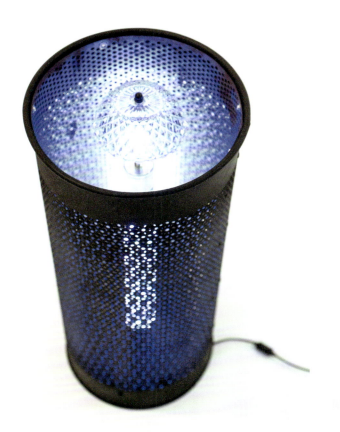
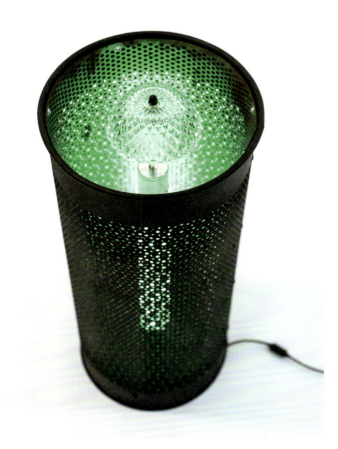
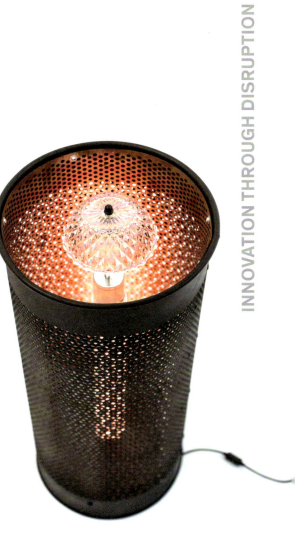

← "Wissen auf Rädern"   ↑ "Wunderlampe"

INNOVATION THROUGH DISRUPTION

113

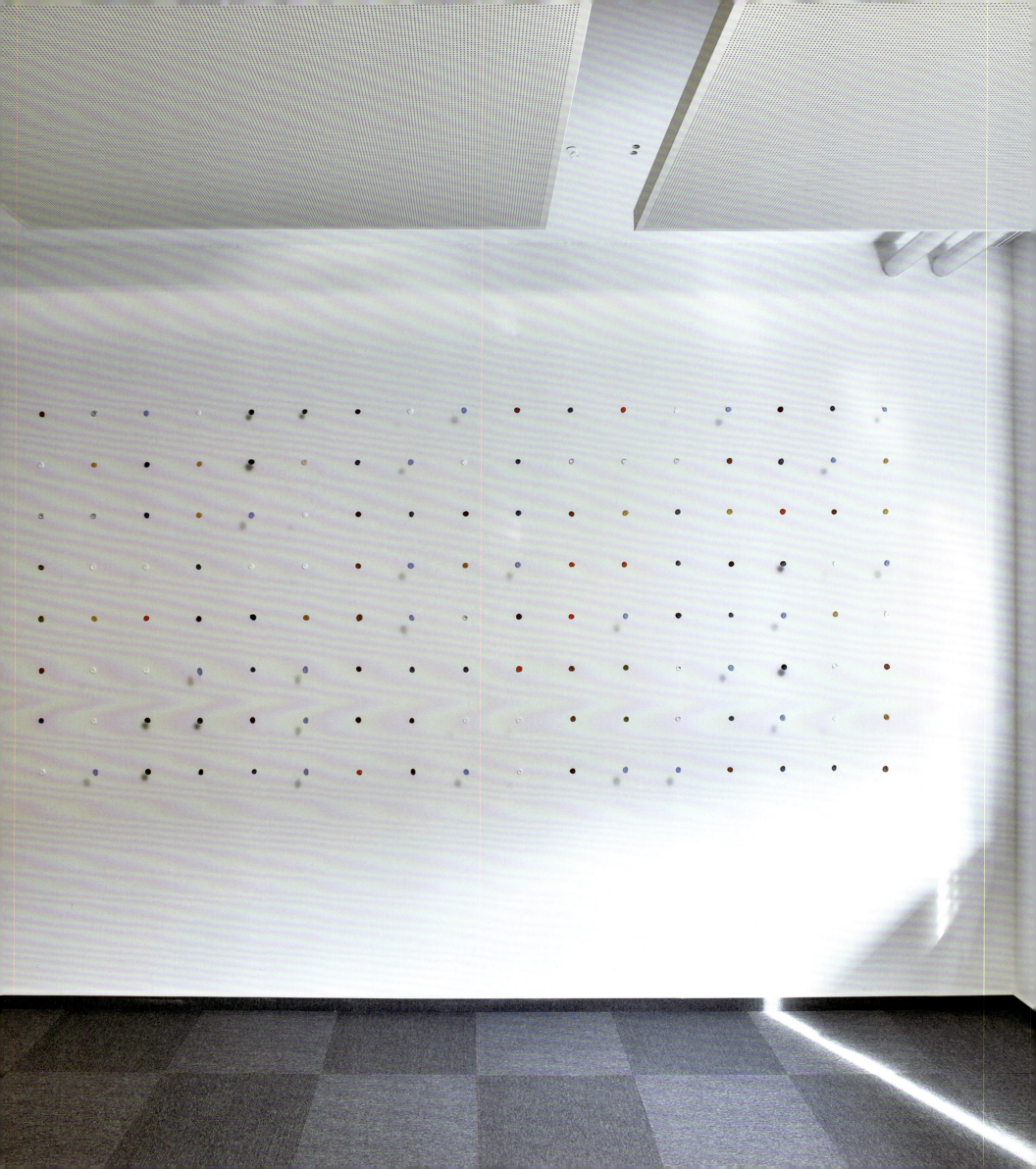

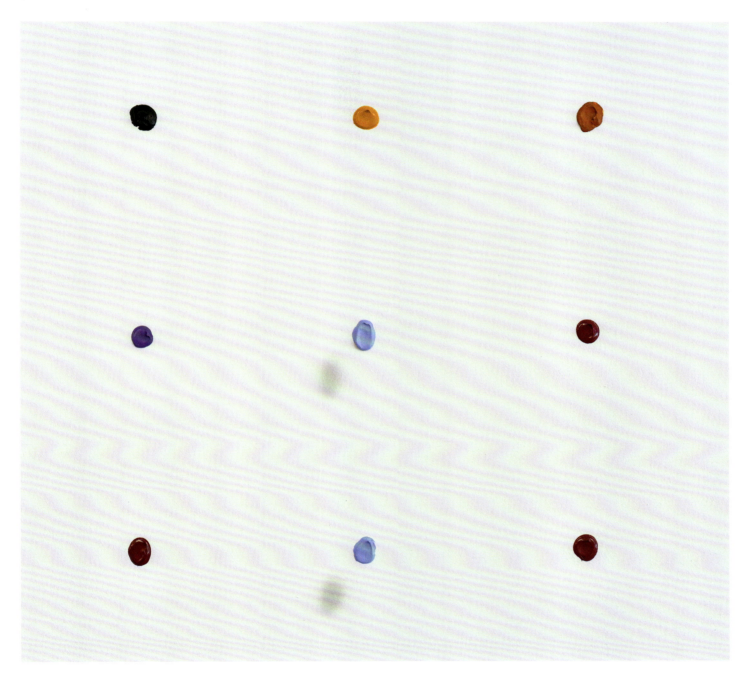

← Wall painting "Dots" ↑ Detail

INNOVATION THROUGH DISRUPTION

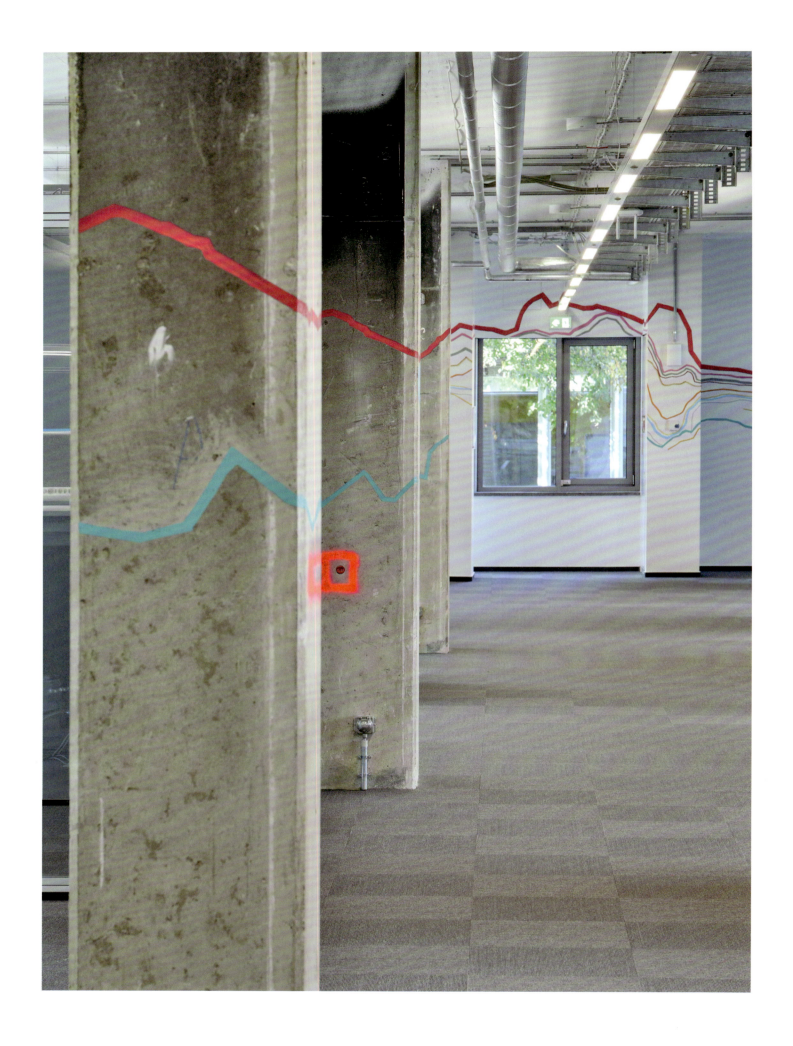

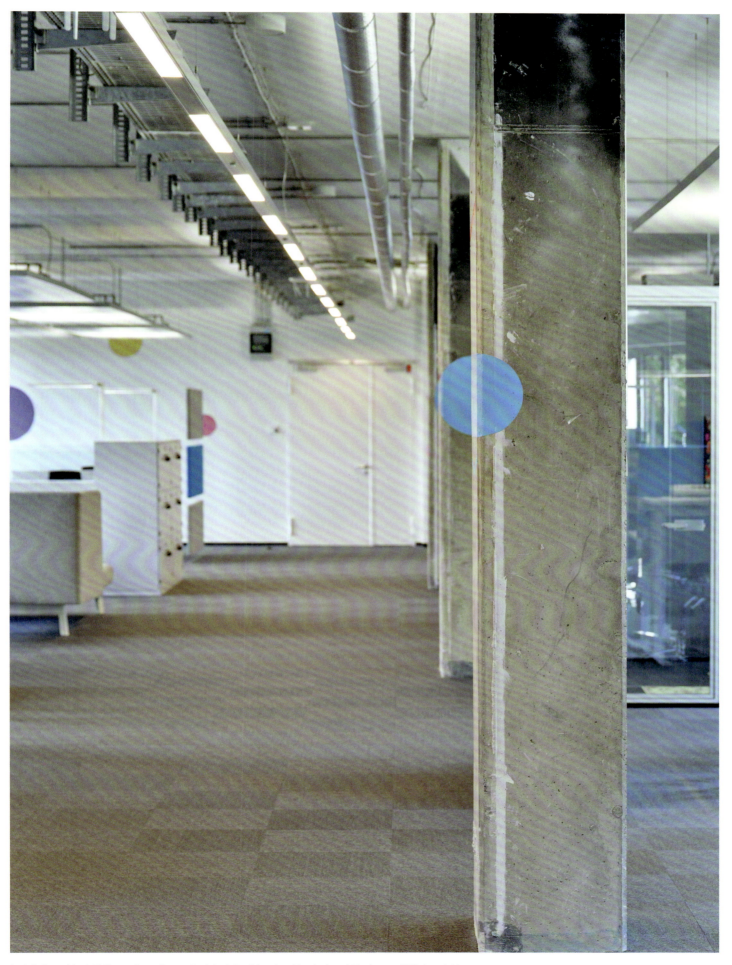

Installations / *Installationen* Open Space, "point of view," front and back view / *Vorder- und Rückansicht*

INNOVATION THROUGH DISRUPTION

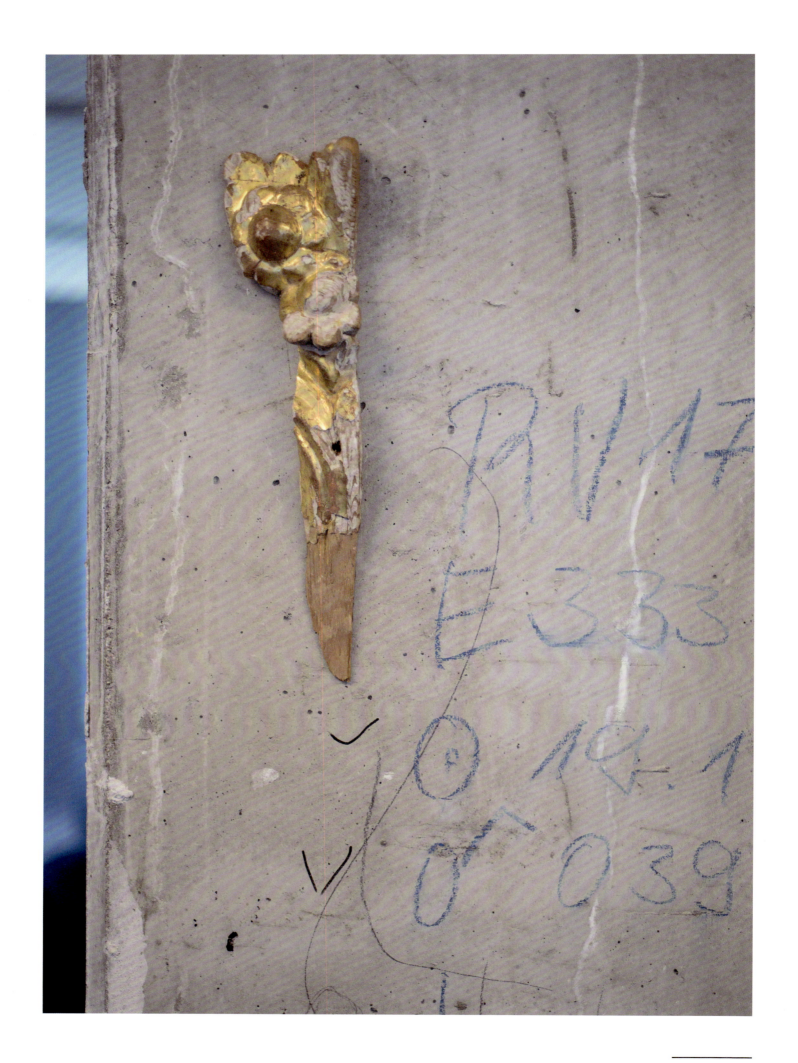

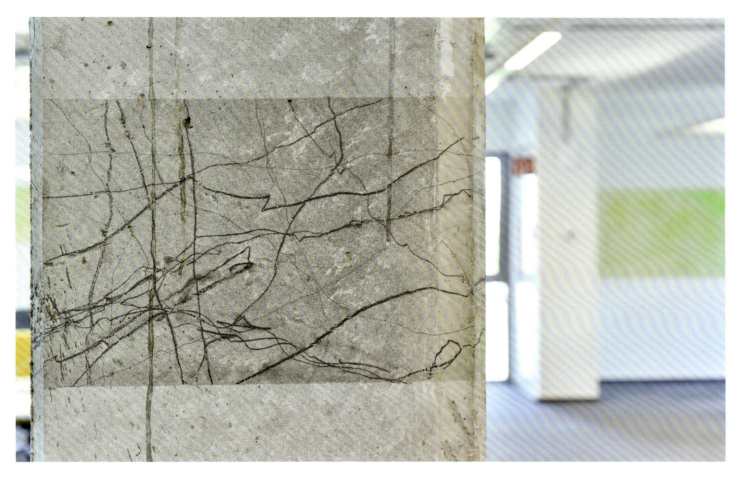

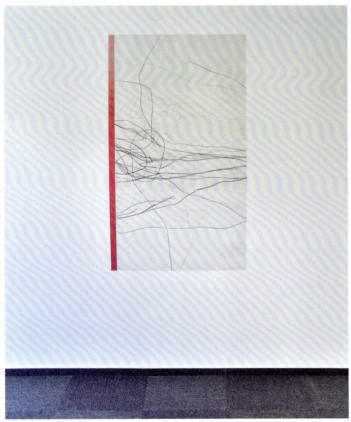

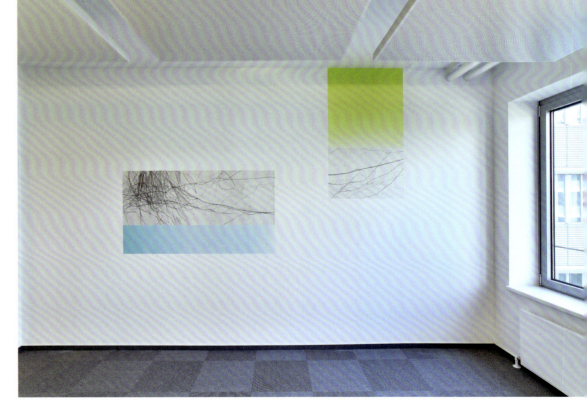

← "Fragment"   ↑ "Zeitfenster 1"   ↑ "Zeitfenster 2"   ↑ "Zeitfenster 3 & 4"

INNOVATION THROUGH DISRUPTION

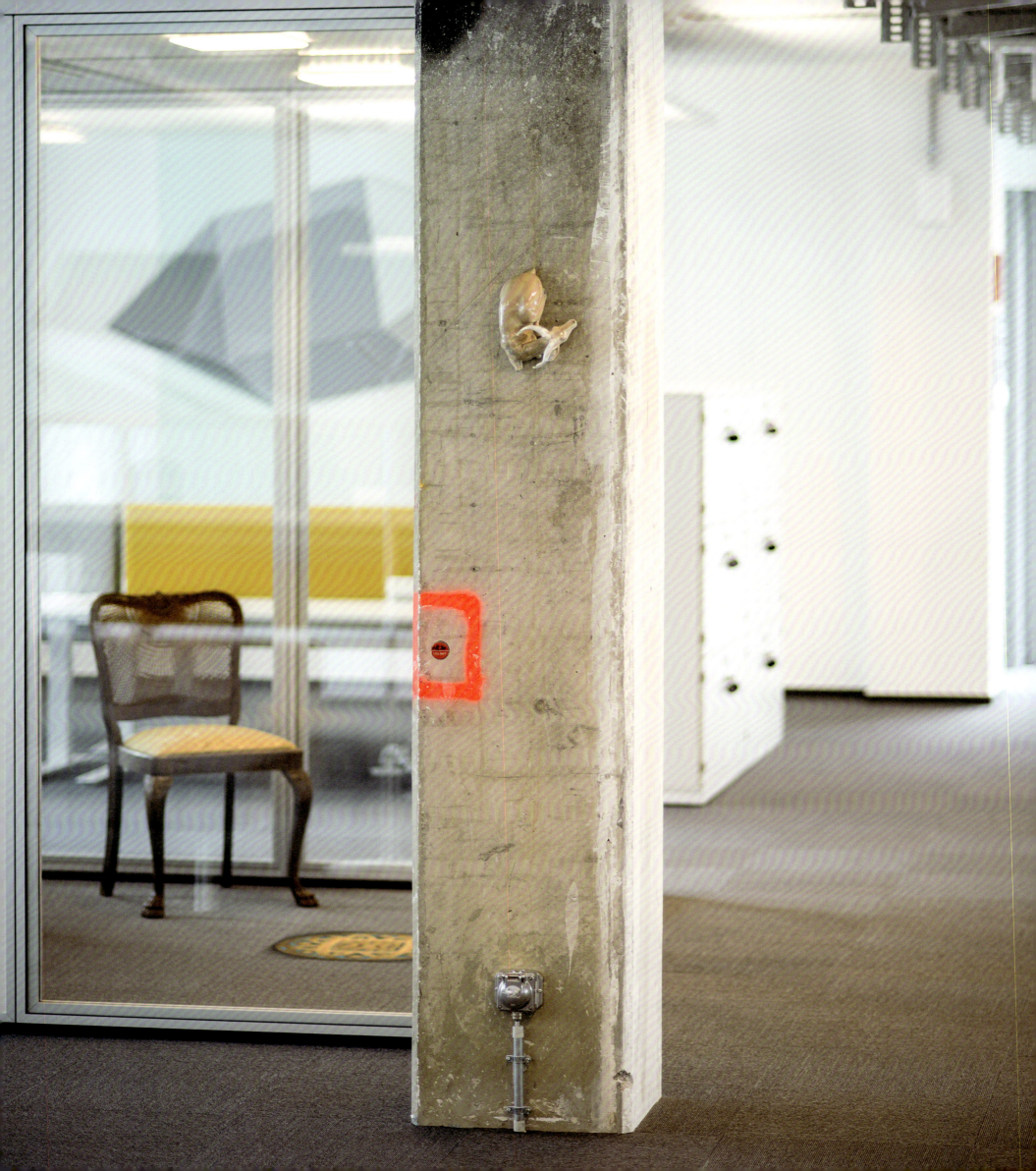

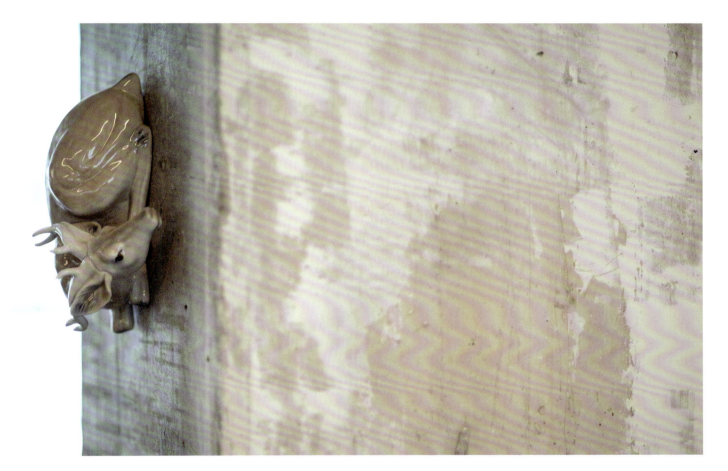

Open Space installation

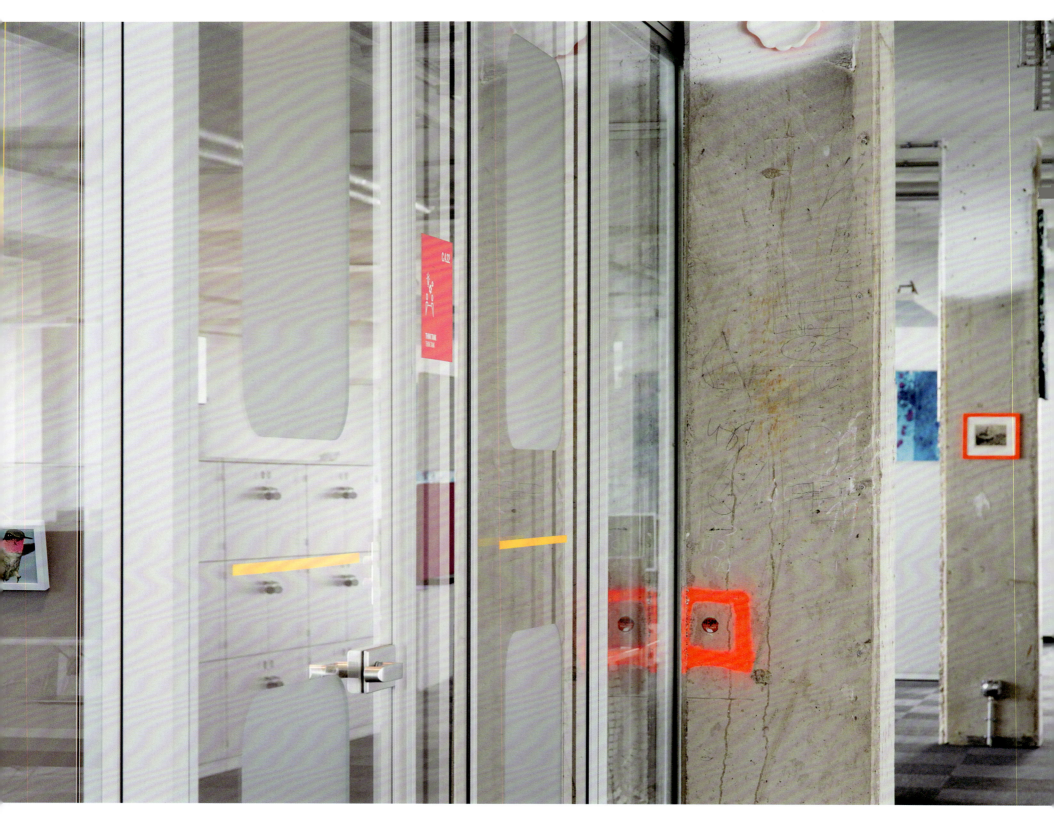

Open Space installation

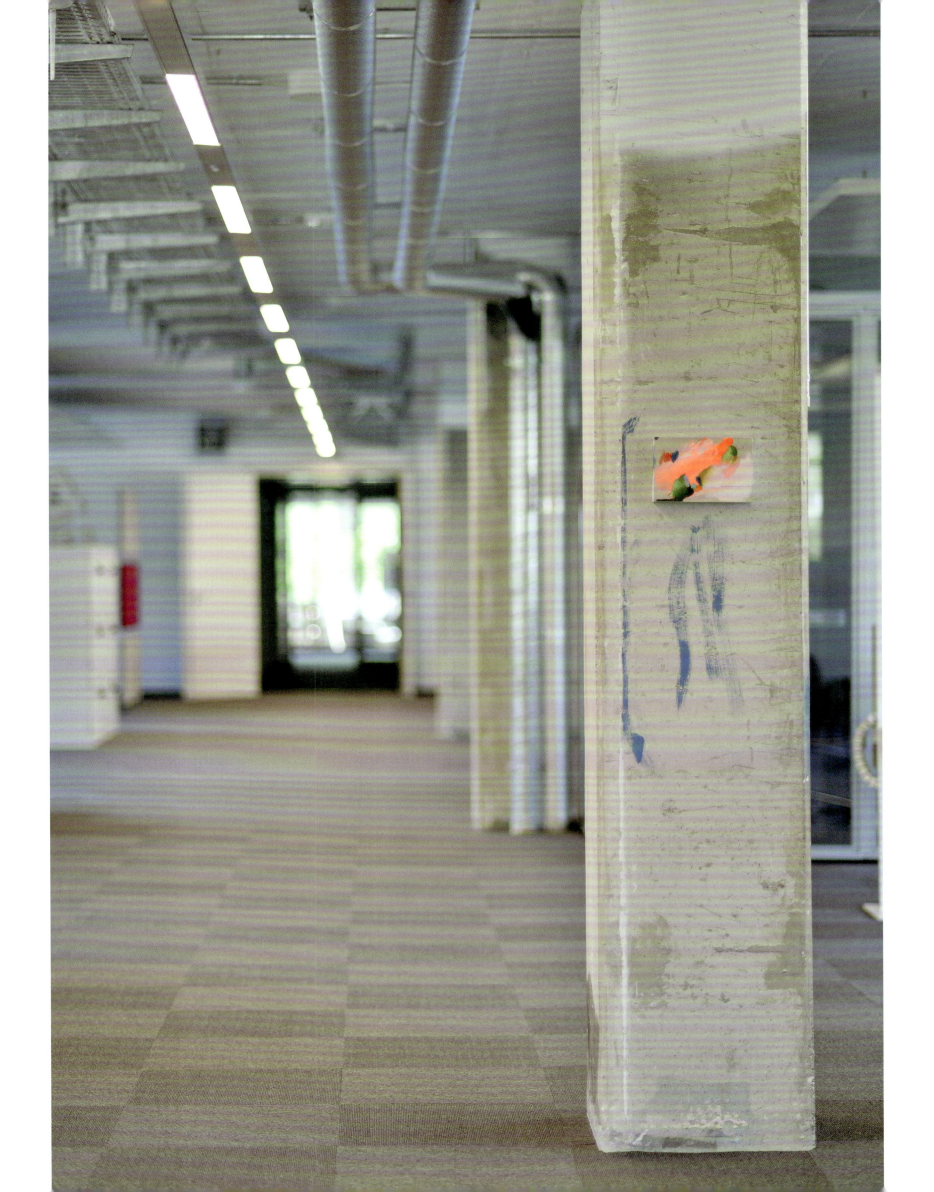

INNOVATION THROUGH DISRUPTION

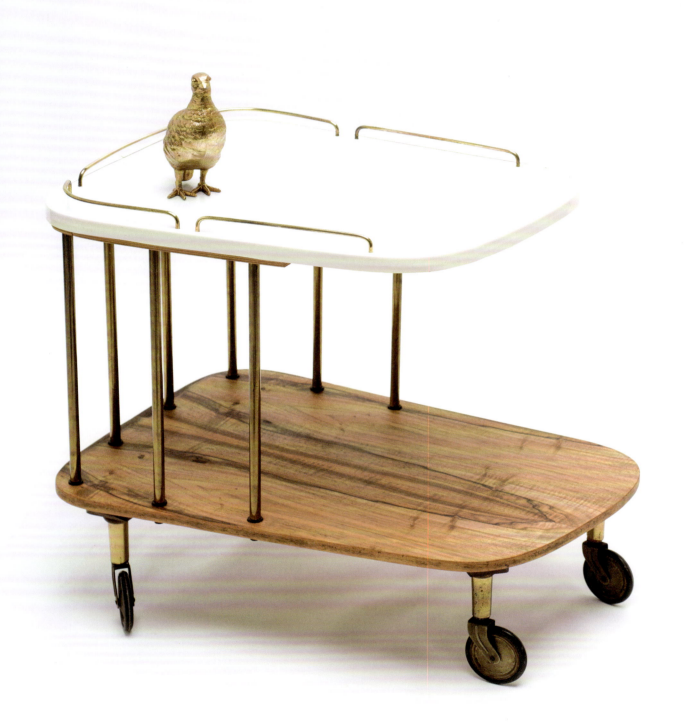

↑ "Golden goose" → "MoBib"

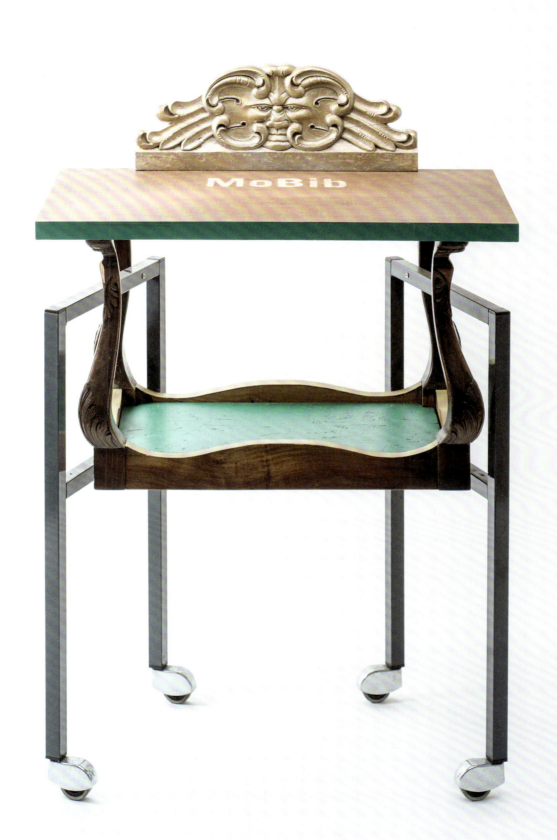

INNOVATION THROUGH DISRUPTION

INNOVATION THROUGH DISRUPTION

→ "Ladestation"

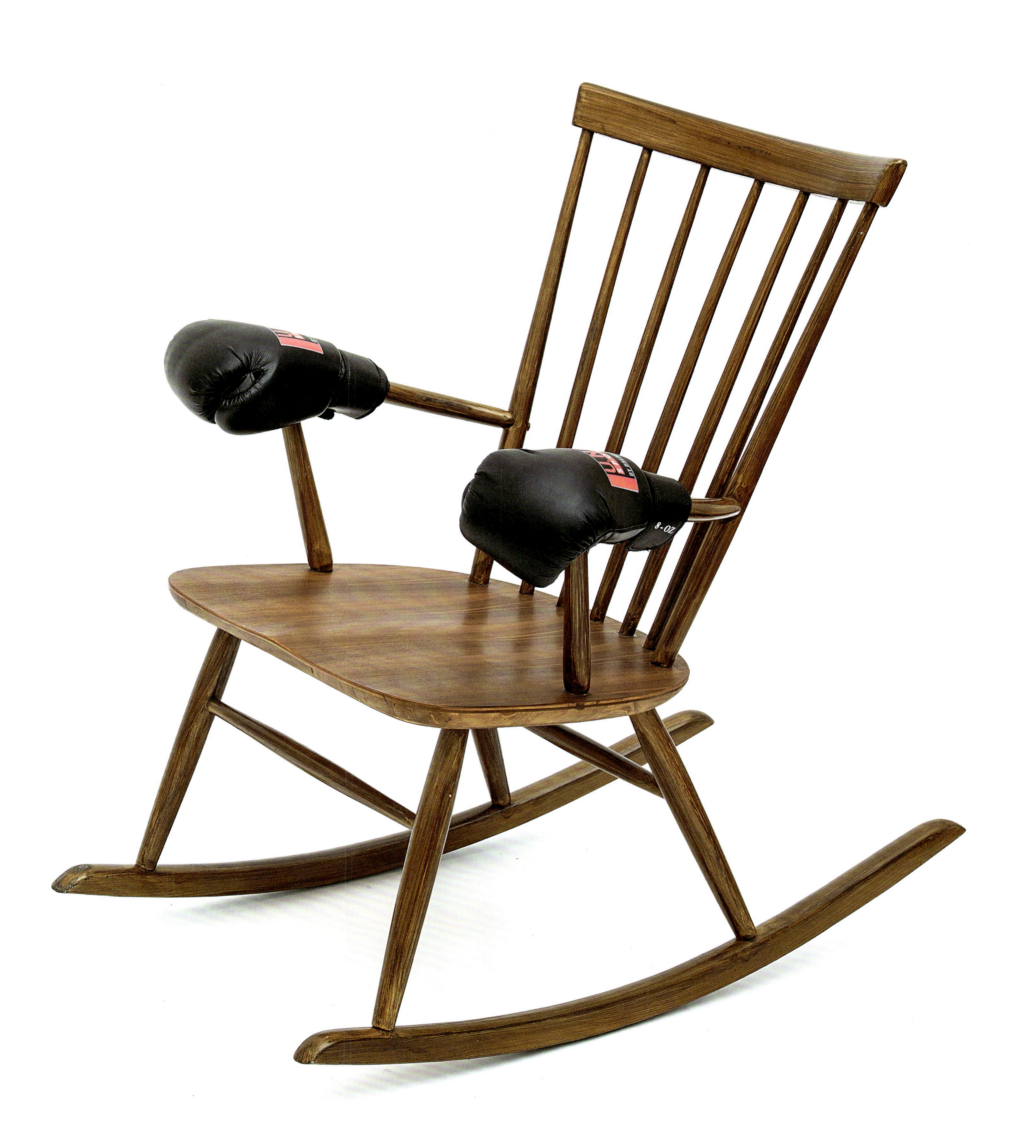

INNOVATION THROUGH DISRUPTION

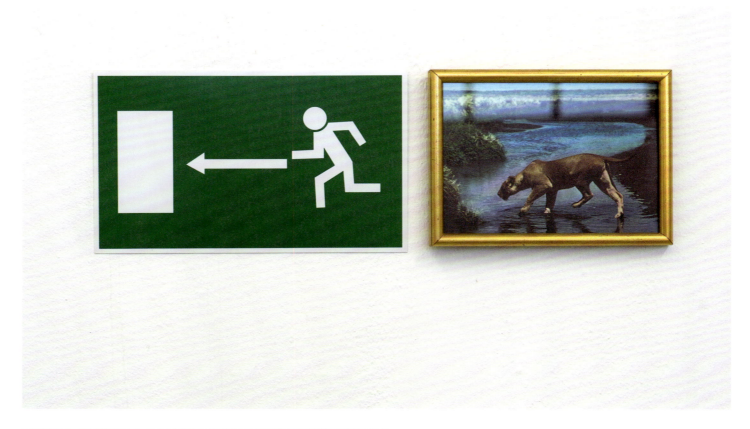

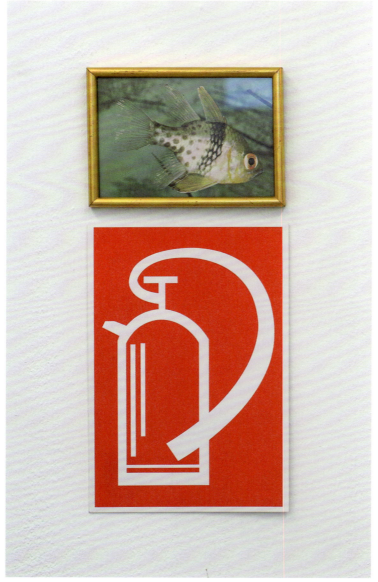

← "Watch-it"   → "Hausbar"

128

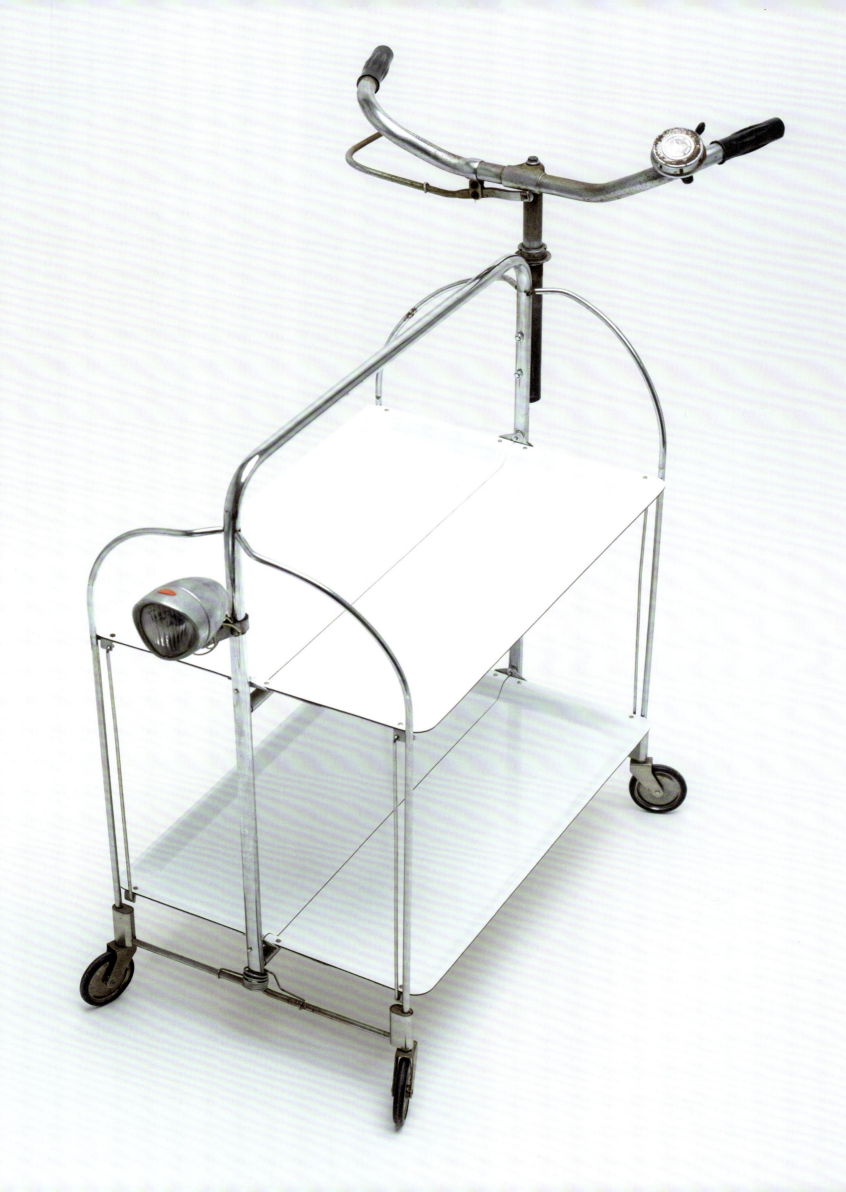

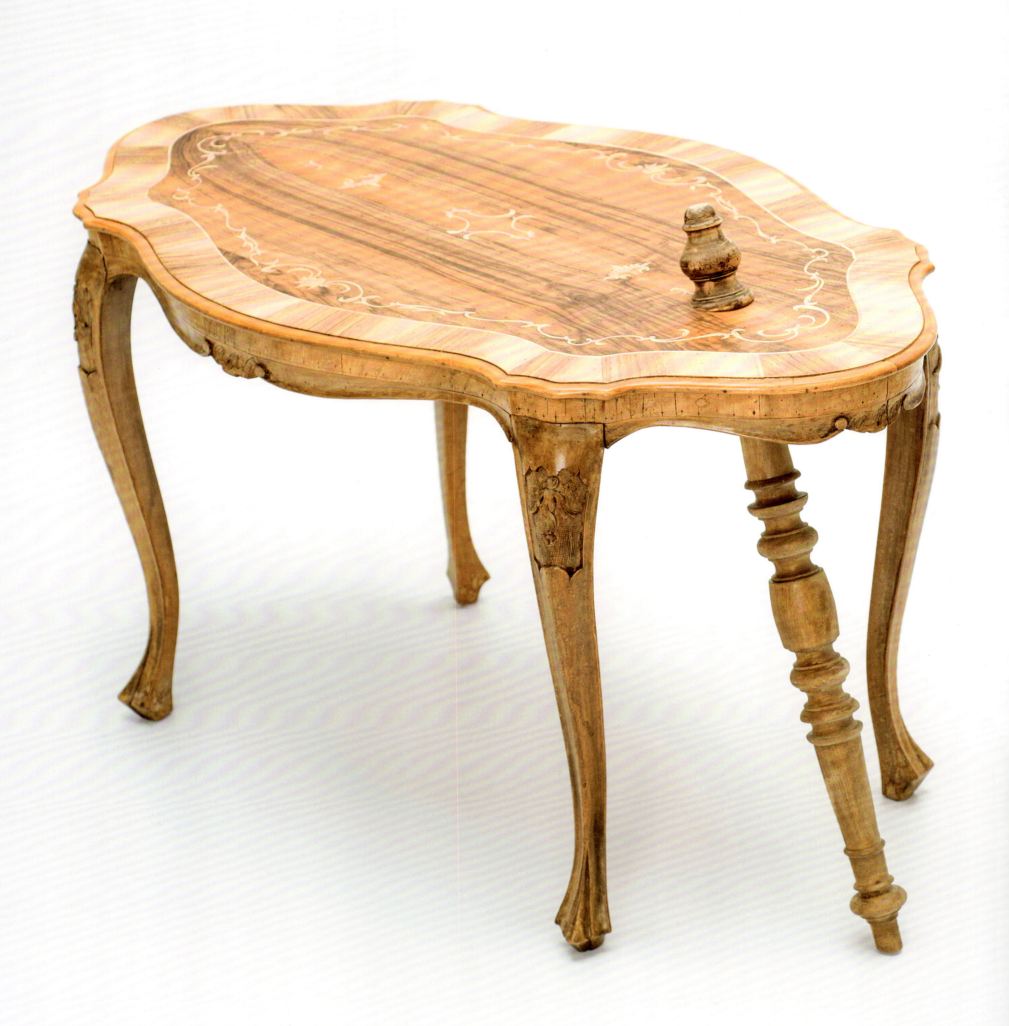

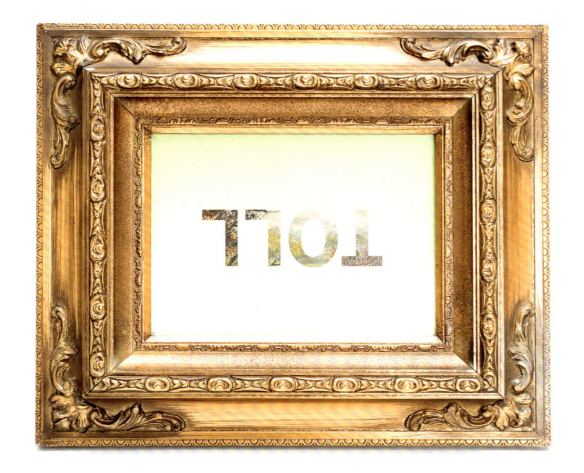

← "Steuerbar"   ↑ "Showstopp"

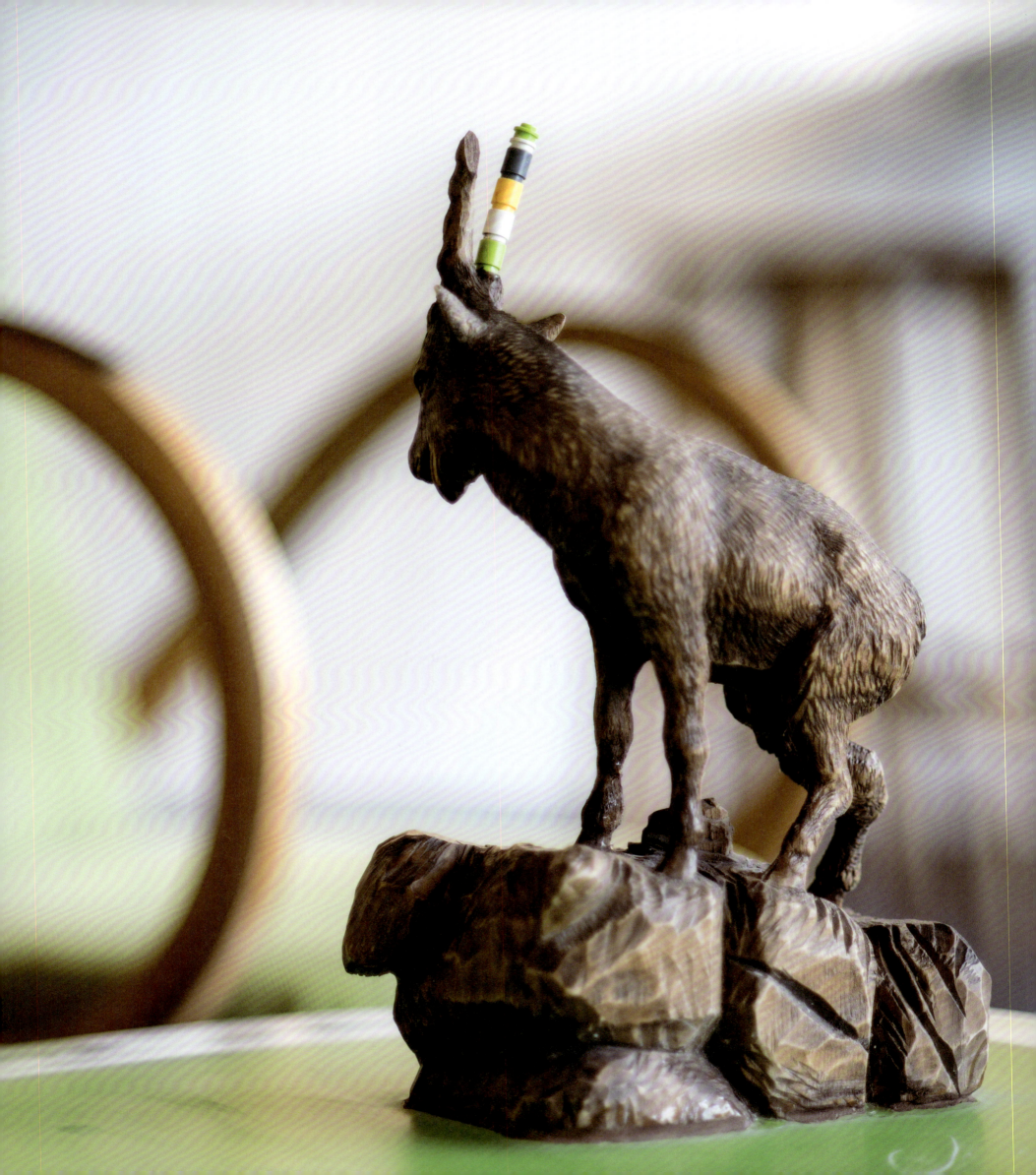

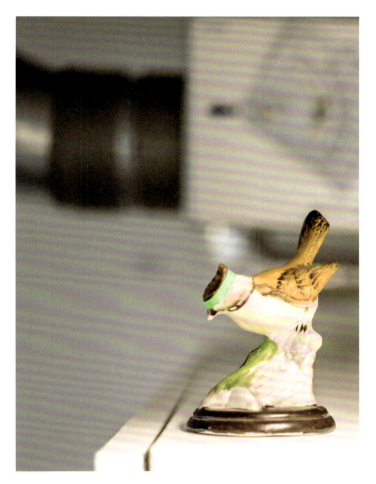
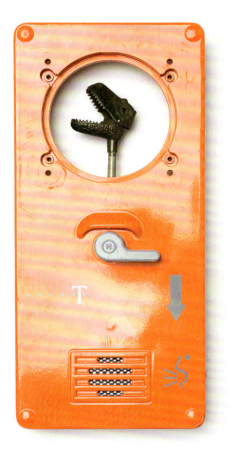
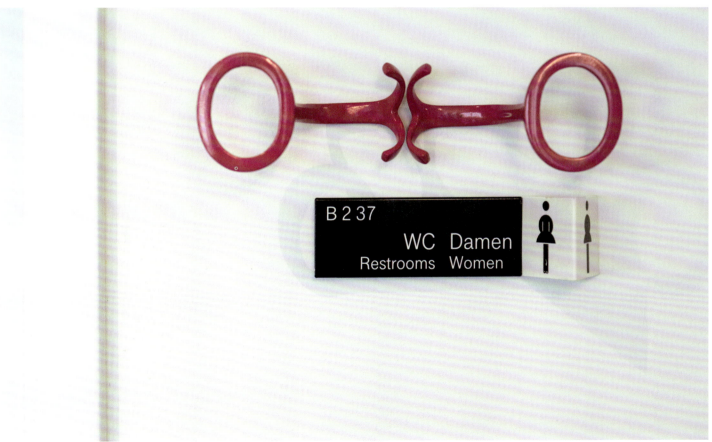

← "Legohorn" ↖ "Da Capo Elfriede" ↑ "Touchpoint" ↗ "Playtime"

INNOVATION THROUGH DISRUPTION

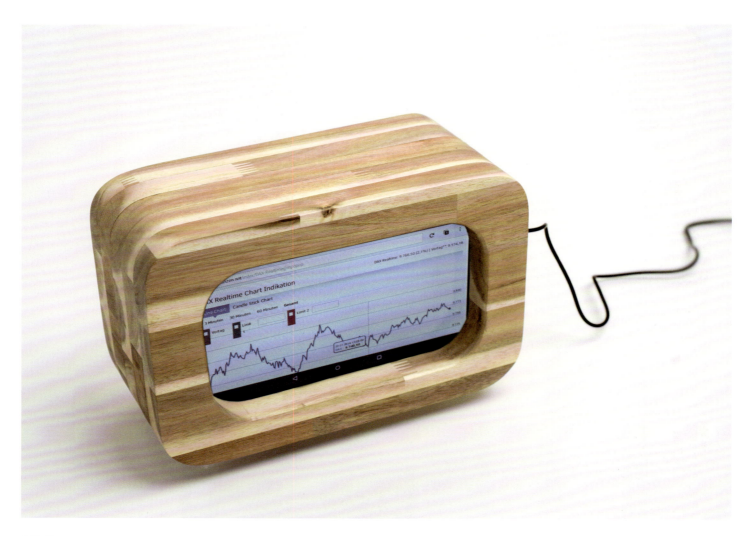

↑ "Koffercurves"   → "Geballte Ladung"

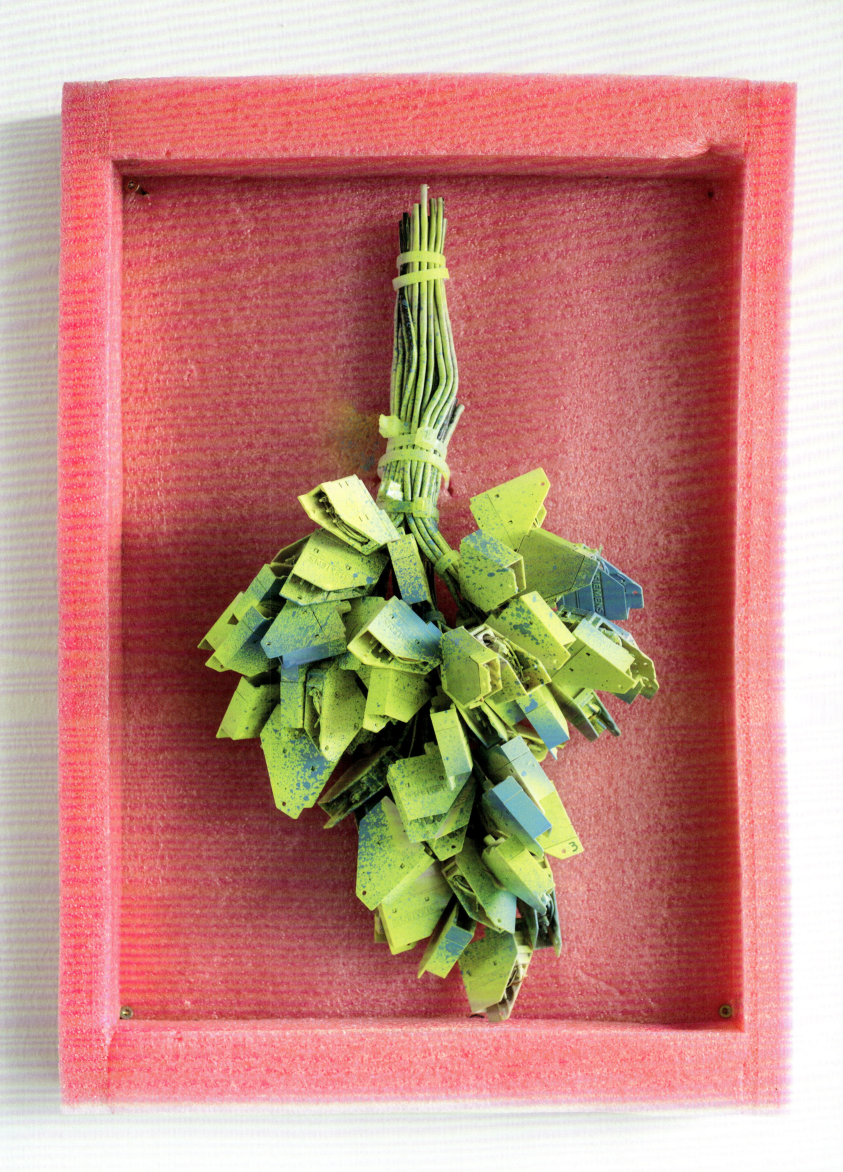

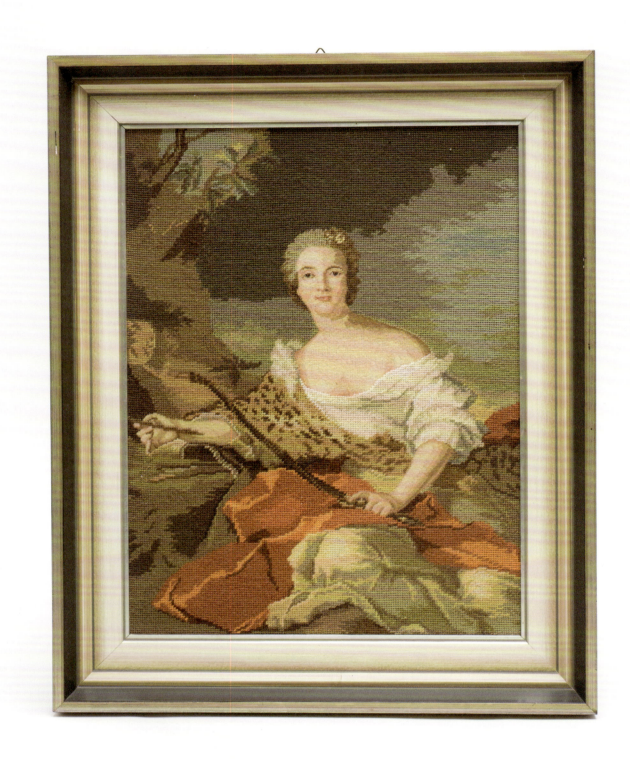

↑ Objet trouvé "Morgenröte" → Objet trouvé "Abendröte"

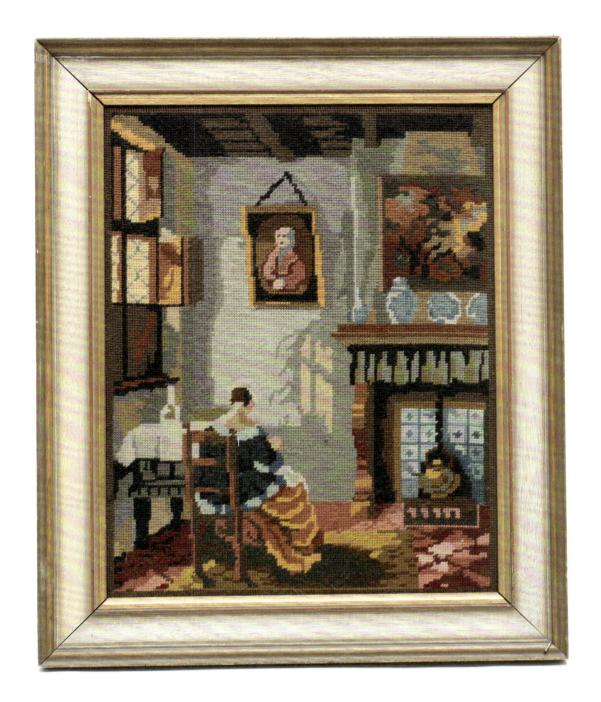

INNOVATION THROUGH DISRUPTION

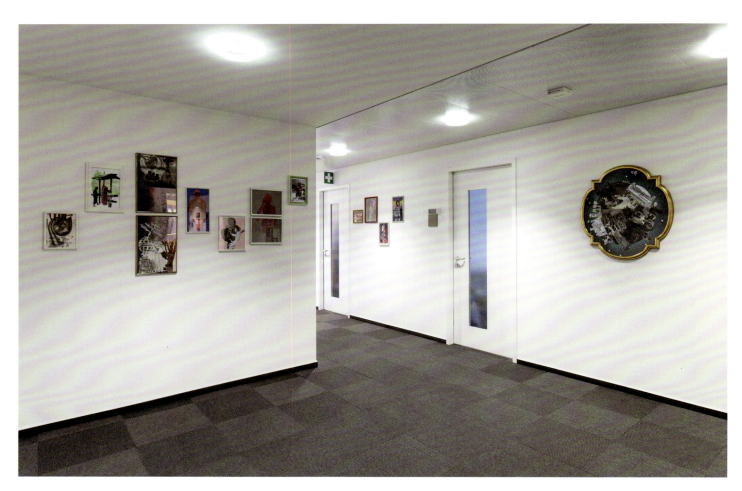

↑ Wall installation / *Wandinstallation* "Historienlabor," Open Space   → "Bewegungsscanner"

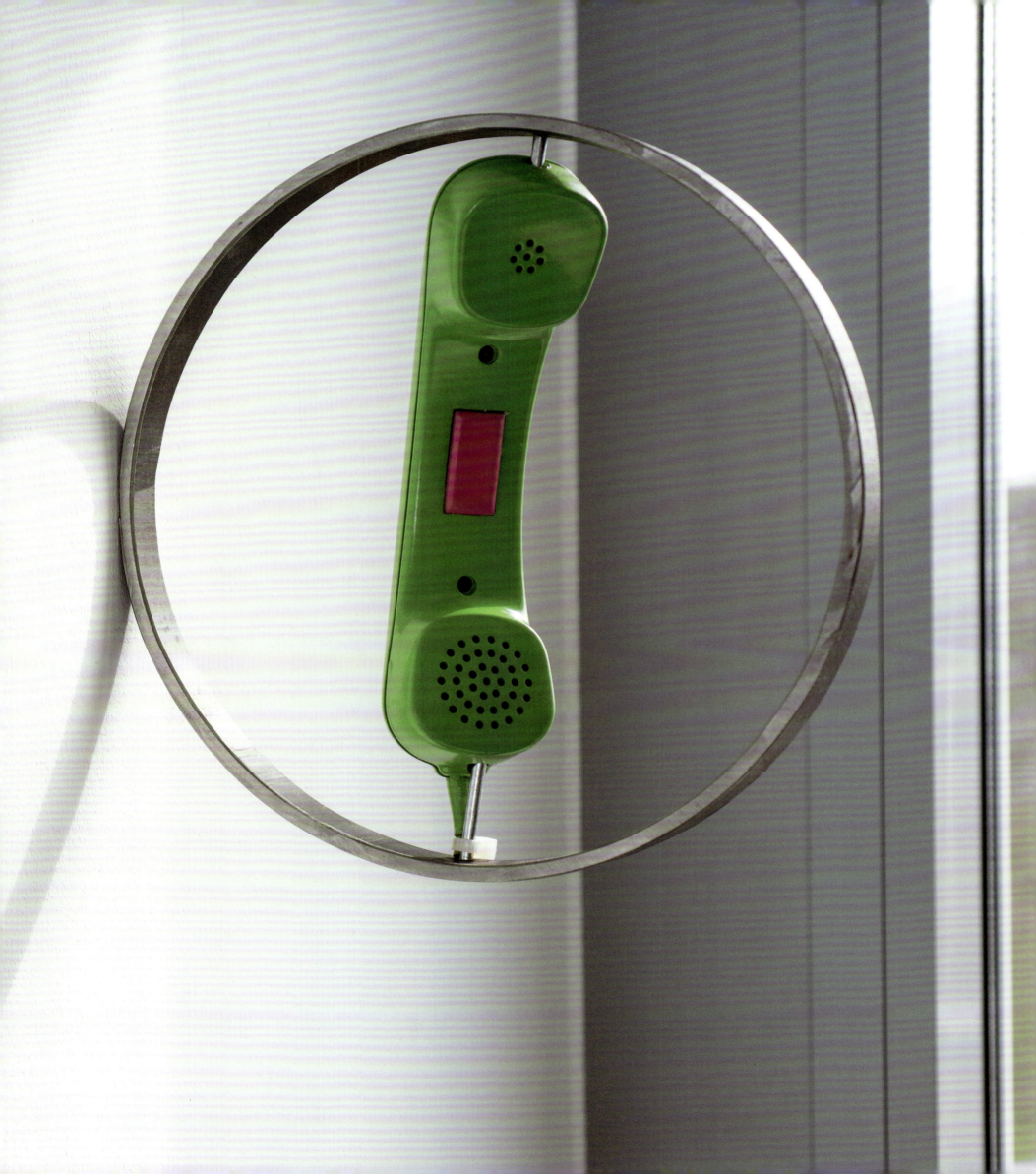

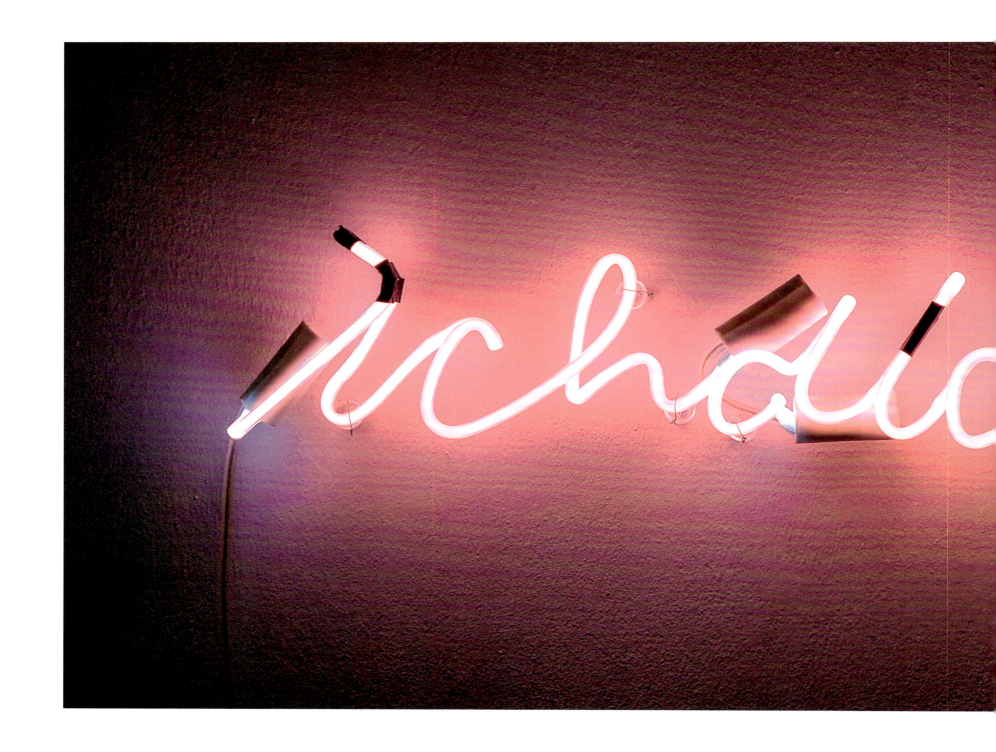

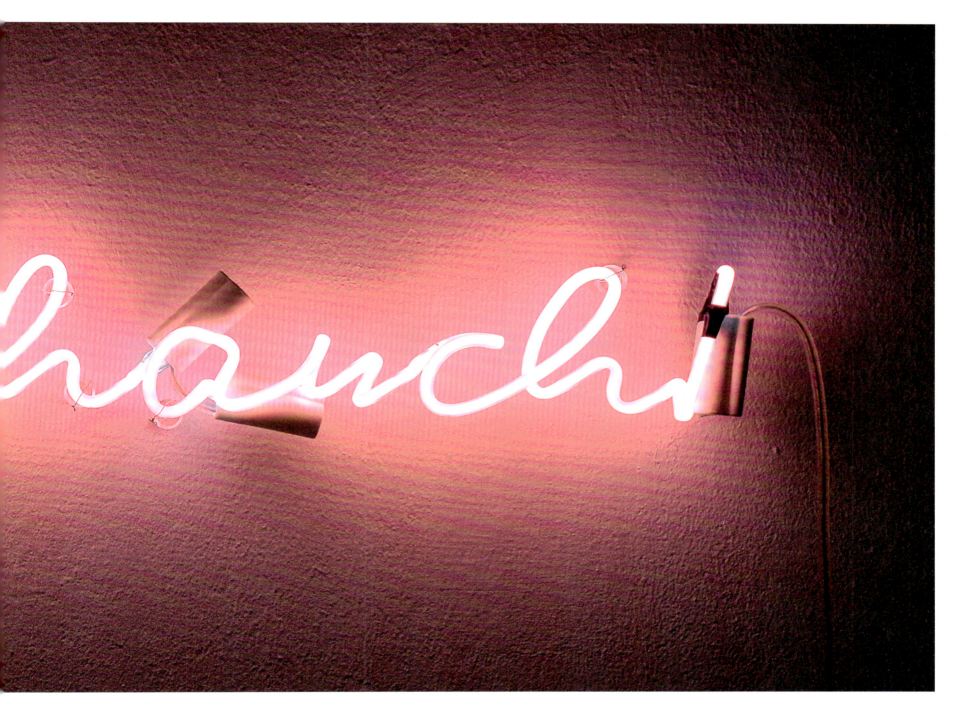

"Ichdichauchi," color laboratory

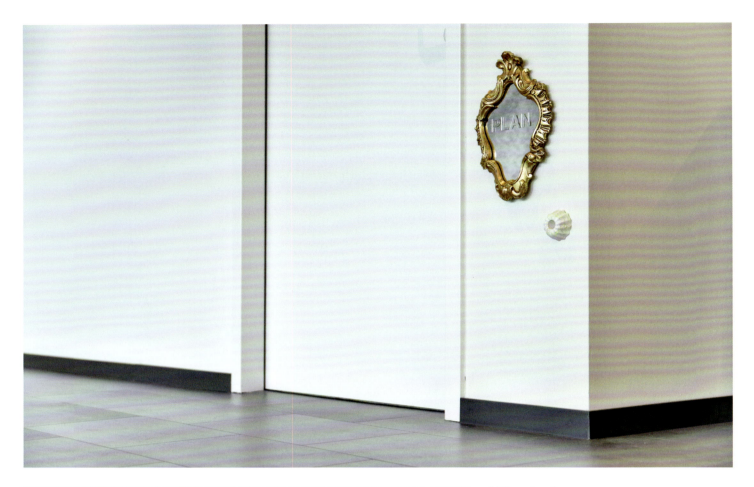

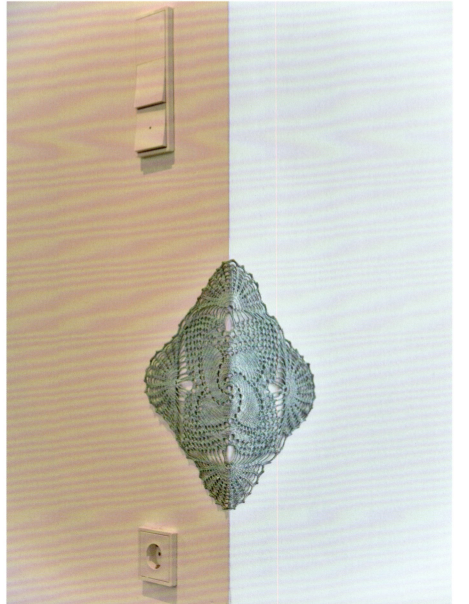

↑ "Planspiegel"

← "Eckverbindung"

↗ "Eruption"

↘ "Goldstück"

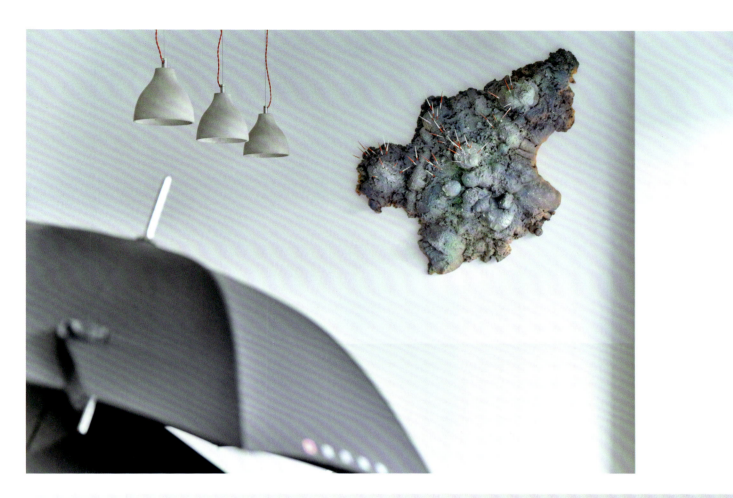

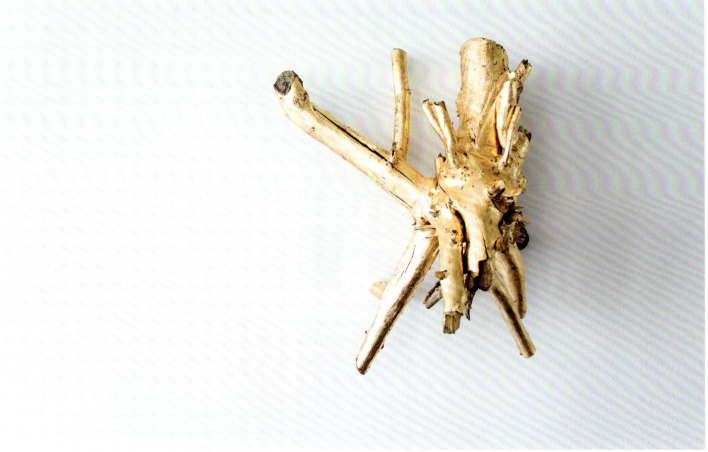

Authenticity and Identity

On the other hand, personal credibility when dealing with the past, and specifically with your own mistakes, is important for future aptitude. Only they who knows where they are come from, knows where they are going. In short: No roots, no wings! The sustainability approach of the design concept provides cause to collectively organize a treasure hunt to the seemingly most remote regions of the corporation. It is not about searching but about finding, about tracking objects and stories that cannot be planned or invented because they were simply written by life itself. Some things are easily, some readily, forgotten but some are mourned. In any case they form the emotional basis of our thinking and may become fundamental focal points of communication. For this reason, a fundamental part of the design concept was to enter the stock of Deutsche Telekom and question "objective" contemporary witnesses as to their future aptitude. "*Erleben, was verbindet.*" has been the mission statement of the corporation. Internationally that means "Life is for sharing." In this spirit, objects found were divided and linked with ideas to then distribute them to meeting points and open office environments in order to inspire active conversation.

Motivation is a key resource. Space is one of the most undervalued influences on this source of successful action. At the same time, it is so simple to recognise it as a mental dimension and retrieve potential with it. Participation, identification and authenticity are driving a new corporate identity. Functionality only functions in combination with emotionality. Space, along with emotional elements, offers the opportunity to make an appearance as a particular source of identity in times of an expected multitude of innovations and centrifugal decentralization. An authentically charged workplace is an important factor of considerable motivation, but can become a factor of unpleasant demotivation. Intuitively one understands that an evening in an empty pub will seem quite boring and no particular affection will come into being in a neutral waiting area. Of course, one can ask what a pleasant get-together and work may have in common. In the course of advancing decentral, dynamic and flexible work processes joint cooperative time is becoming increasingly rare and more important. For that reason, it should preferably be experienced as authentically as possible to quickly get to the point in a dialogue. It should also contribute to a sense of identity to boost team-building processes and a sense of belonging to the organization as a whole. The look of a table has more impact on the sincerity of a talk than many imagine. "Collective time" spent together in this era of decentral and increasingly more flexible working structures should therefore be prioritized even more. To use it for team building and freely associated cooperation effectively it requires substantial upgrading. This not only applies to joint time that is centrally organized, but also to the many informal chance encounters, which come about when working in the same organization.

That this does not necessarily require millions and room concepts à la Google designed down to the last detail, but may be achieved with courage and authenticity, is illustrated on the following inspirational pages.

Authentizität und Identität

Für die eigene Glaubwürdigkeit ist der Umgang mit Vergangenheit und gerade auch der Umgang mit den eigenen Fehlern der Vergangenheit für die Zukunftsfähigkeit wichtig. Nur wer weiß, wo er herkommt, weiß, wohin er gehen soll. Kurz: Ohne Wurzeln keine Flügel! Der Nachhaltigkeitsansatz des Gestaltungskonzeptes war dementsprechend Anlass dafür, gemeinsam eine Schatzsuche in den vermeintlich entlegensten Winkeln des Konzerns zu veranstalten. Es ging nicht um das Suchen, sondern um das Finden, um Objekte und Geschichten aufzuspüren, die man weder planen noch erfinden kann, weil sie schlicht durch das Leben geschrieben wurden. Manche dieser Dinge werden schnell vergessen, manche werden gern vergessen, manchen trauert man auch hinterher. In jedem Fall bilden sie emotionale Grundlage unseres Denkens und können wichtige Kristallisationspunkte unserer Kommunikation werden. Aus diesem Grund war es elementarer Bestandteil des Gestaltungskonzeptes, in den Fundus der Deutschen Telekom einzusteigen und „objektive" Zeitzeugen auf ihre Zukunftstauglichkeit zu befragen. „Erleben, was verbindet" ist seit Jahren Leitspruch des Unternehmens. Im nichtdeutschen Kontext heißt es „Life is for sharing". In diesem Sinne wurden Fundstücke zerteilt, geteilt und mit Ideen verbunden, um sie sodann auf die Meeting Points und OBW zu verteilen, um zu engagierten Konversationen zu motivieren.

Motivation ist Schlüsselressource. Raum ist einer der am stärksten unterschätzten Einflussfaktoren auf diese Quelle erfolgreichen Handelns. Dabei ist es so einfach, ihn als mentale Dimension anzuerkennen und mit ihm Potenzial abzurufen. Teilhabe, Identifikation und Authentizität sind Treiber einer neuen Unternehmensidentität. Funktionalität funktioniert nur mit Emotionalität. Raum bietet erhebliche Chancen, in Zeiten vielfältig erwarteter Innovation und zentrifugaler Dezentralisation mit emotionalen Elementen als besondere Identitätsquelle in Erscheinung zu treten. Der authentisch aufgeladene Arbeitsort ist ein wichtiger Faktor erheblicher Motivation. Er kann aber auch ein Faktor unangenehmer Demotivation werden. Intuitiv ist uns allen klar, dass uns ein Abend in einer leeren Kneipe recht langweilig vorkommen wird und in einem neutralen Warteraum keine besondere Zuneigung auftritt. Nun kann man sich natürlich fragen, warum gemütliches Zusammensitzen etwas mit Arbeit gemeinsam haben sollte. Im Zuge fortschreitender dezentraler, dynamischer und flexibler Arbeitsprozesse wird die gemeinsame kooperative Zeit aber immer knapper und wichtiger. Sie sollte daher zum einen möglichst authentisch erlebt werden können, um im Dialog schnell zum Punkt kommen zu können. Und sie sollte zweitens identitätsstiftend sein, um Teambuilding-Prozesse und das Zugehörigkeitsgefühl insgesamt zu stärken. Das Aussehen eines Tisches hat mehr Einfluss auf die Ehrlichkeit eines Gespräches, als viele denken. „Kollektiv-Zeit", die man im Zeitalter dezentraler und flexibler werdender Arbeitsstrukturen gemeinsam verbringt, sollte daher umso mehr in den Vordergrund gestellt werden. Um sie effektiv im Sinne von Teambuilding und frei assoziierter Kooperation zu nutzen, bedarf sie einer erheblichen Aufwertung. Das betrifft nicht nur die zentral organisierte gemeinsame Zeit, sondern auch die vielen informellen zufälligen Begegnungen aus Anlass der Arbeit für die gleiche Organisation.

Dass dies nicht unbedingt mit mehrstelligen Millionenbeträgen finanzierten und bis ins kleinste Detail „ausdesignten" Raumkonzepten à la Google geschehen muss, sondern auch mit Mut und Originalität erreicht werden kann, dafür werden die weiteren Buchseiten Anregungen geben.

AUTHENTICITY AND IDENTITY

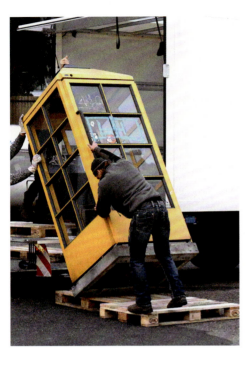
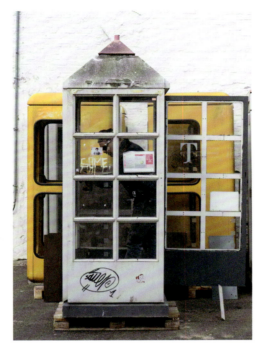
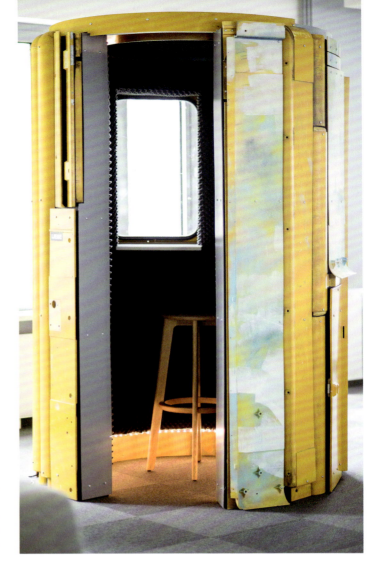

↖ Making-of
↑ Making-of
↗ "Teleporter"
↘ "Sonnenbank"
→ Meeting Point "Wandel" with "Teleshuttle"

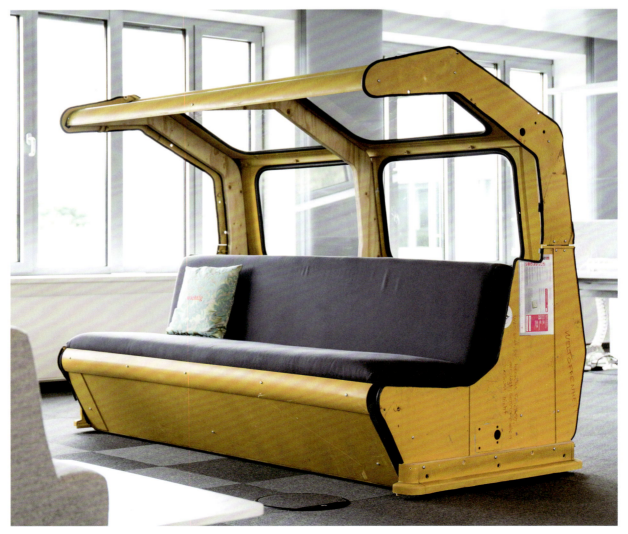

146

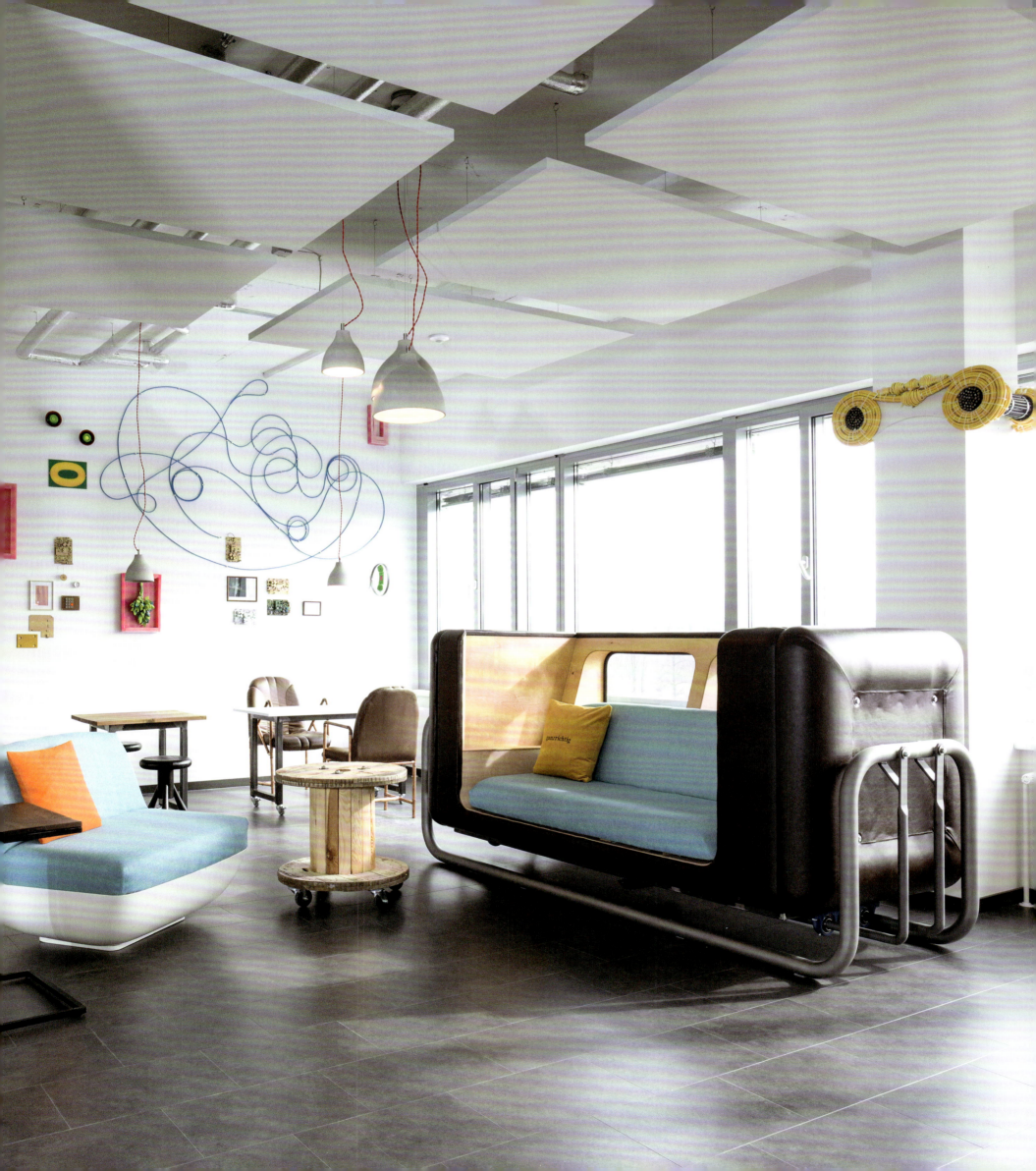

AUTHENTICITY AND IDENTITY

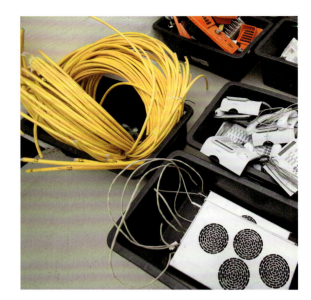

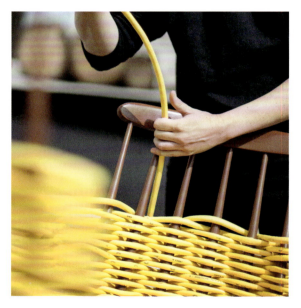

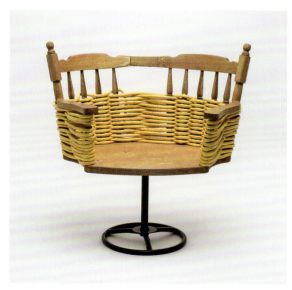

↑ Making-of
↕ "Kabelstuhl"
→ "Vernetzt"

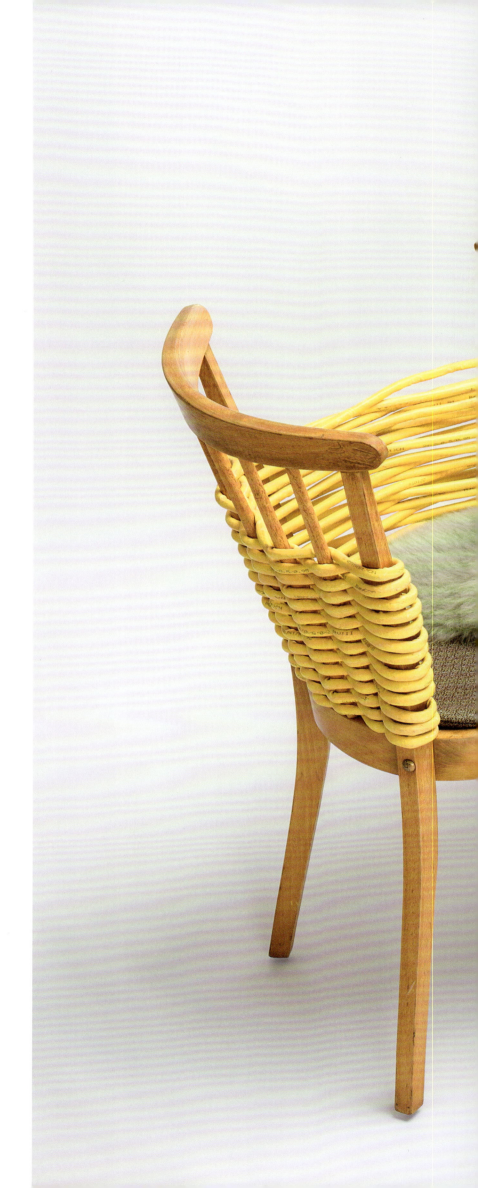

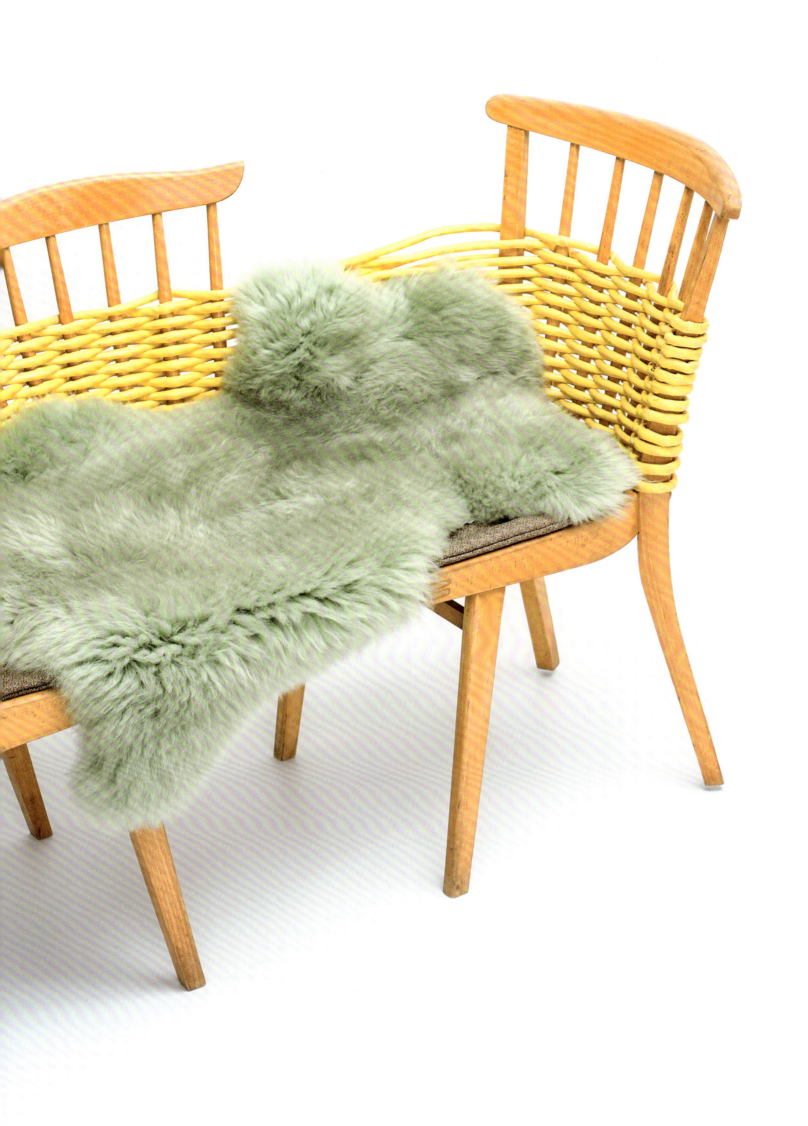

→ Making-of
↓ Meeting Point "Rheinland"

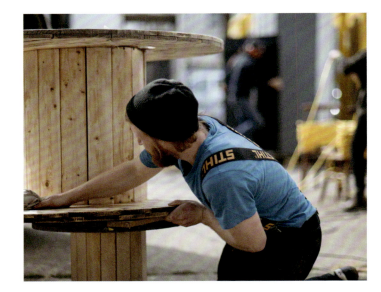
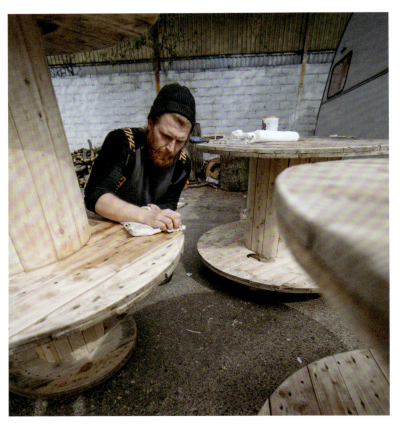
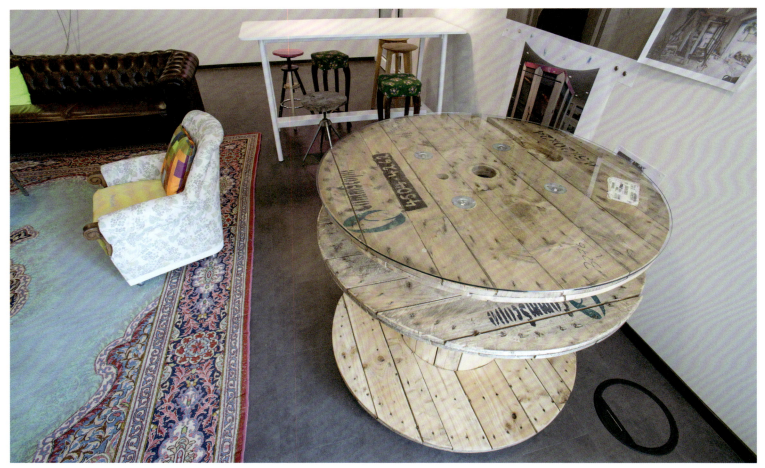

→ "Corning," details

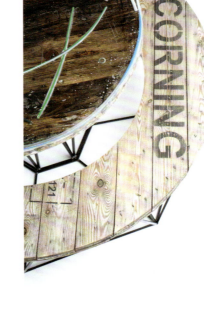
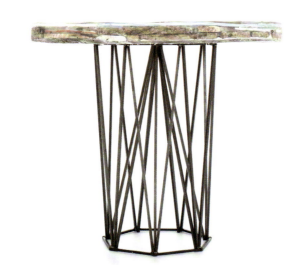
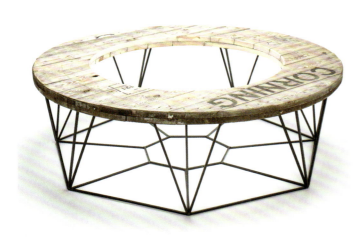
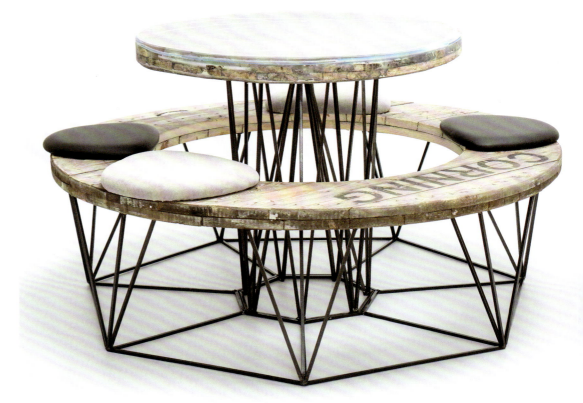

AUTHENTICITY AND IDENTITY

AUTHENTICITY AND IDENTITY

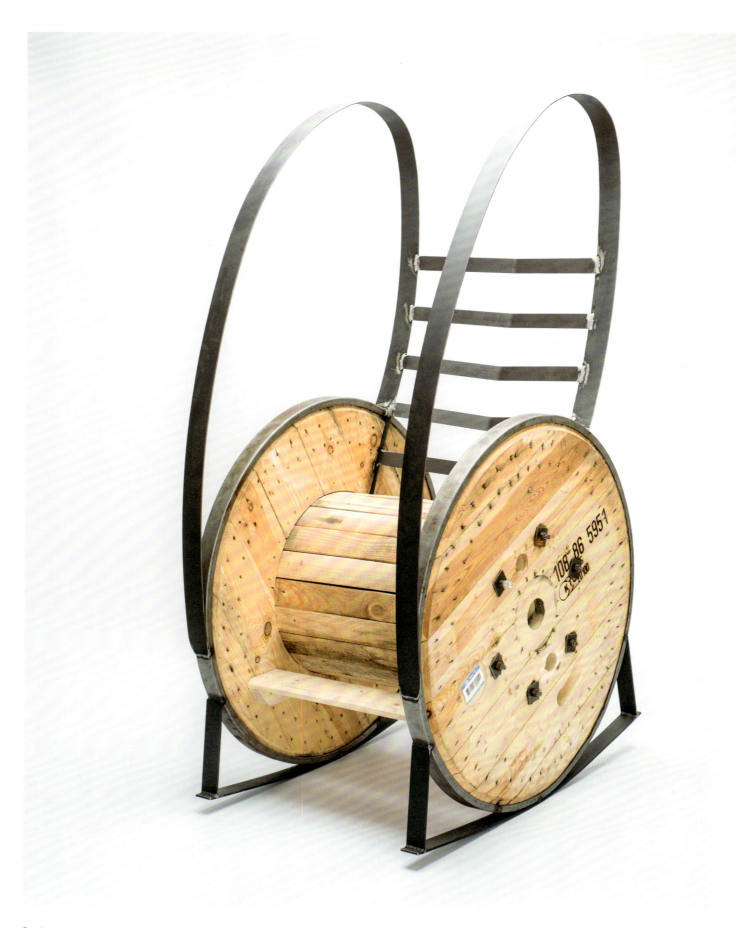

Seating group installation / *Sitzgruppeninstallation* Open Space

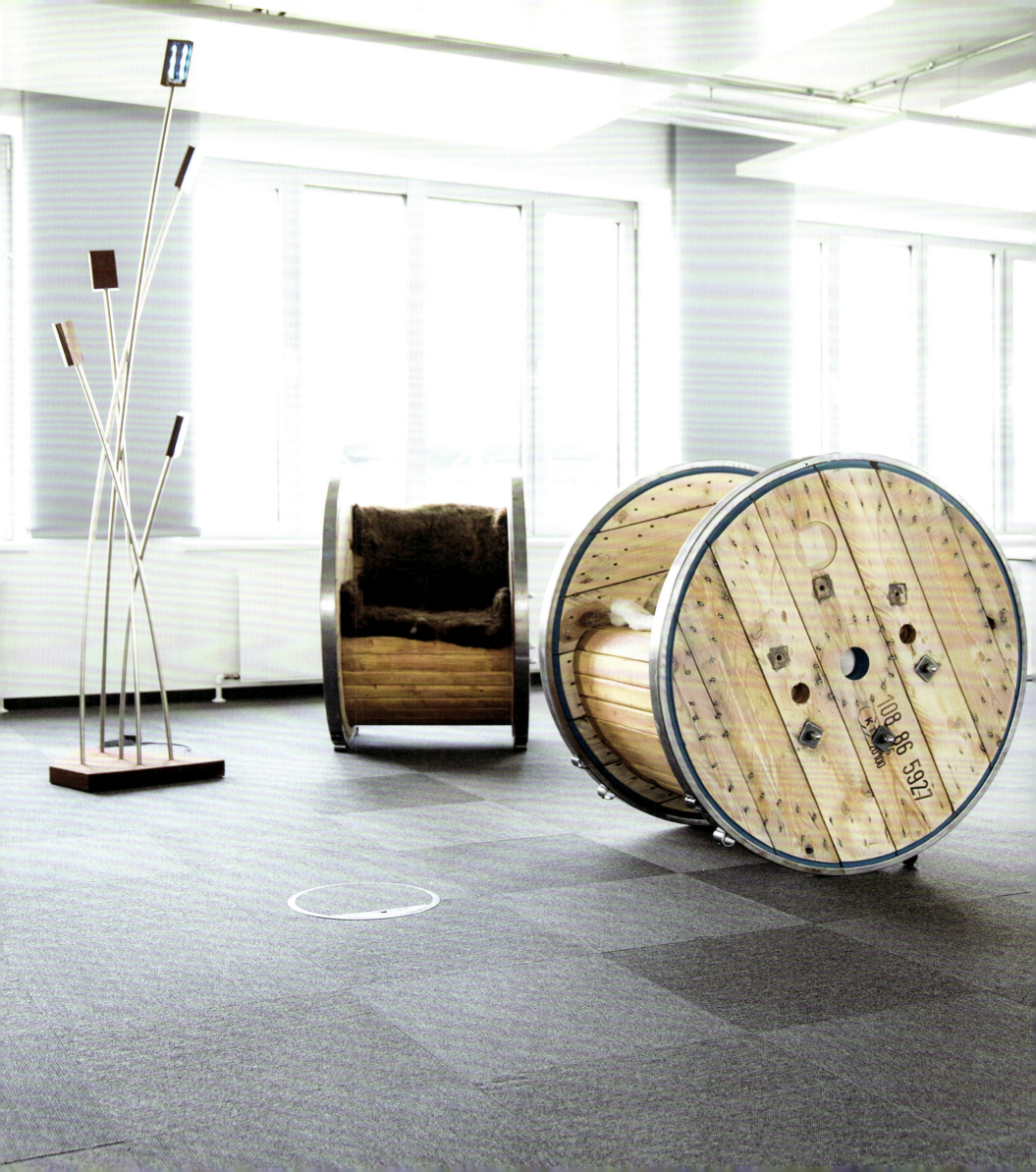

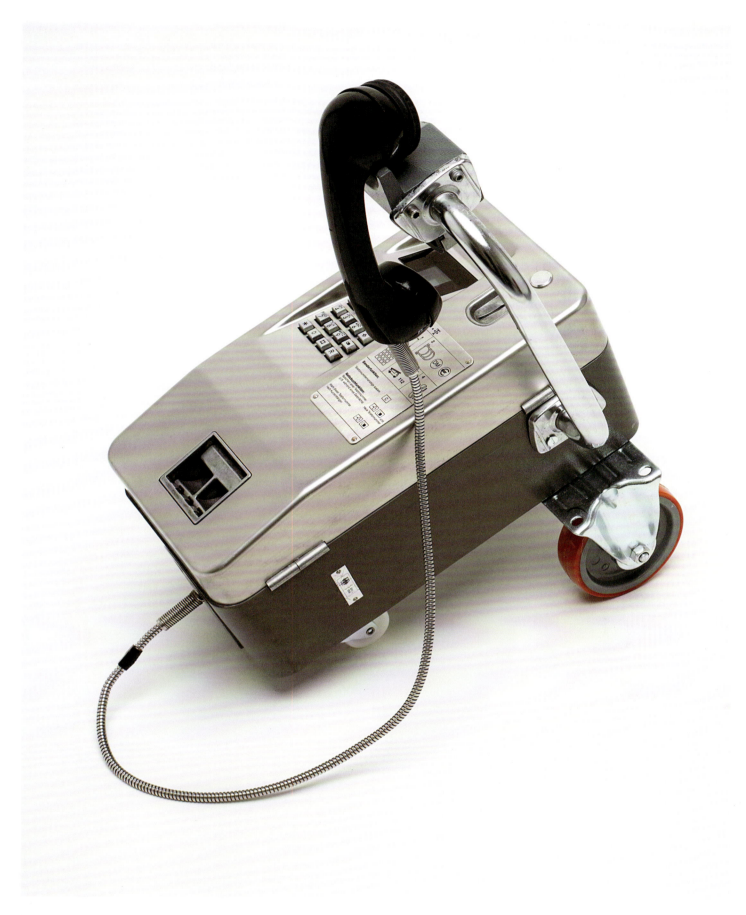

↑ "R2poetry-seeker"   → "Telelight"

AUTHENTICITY AND IDENTITY

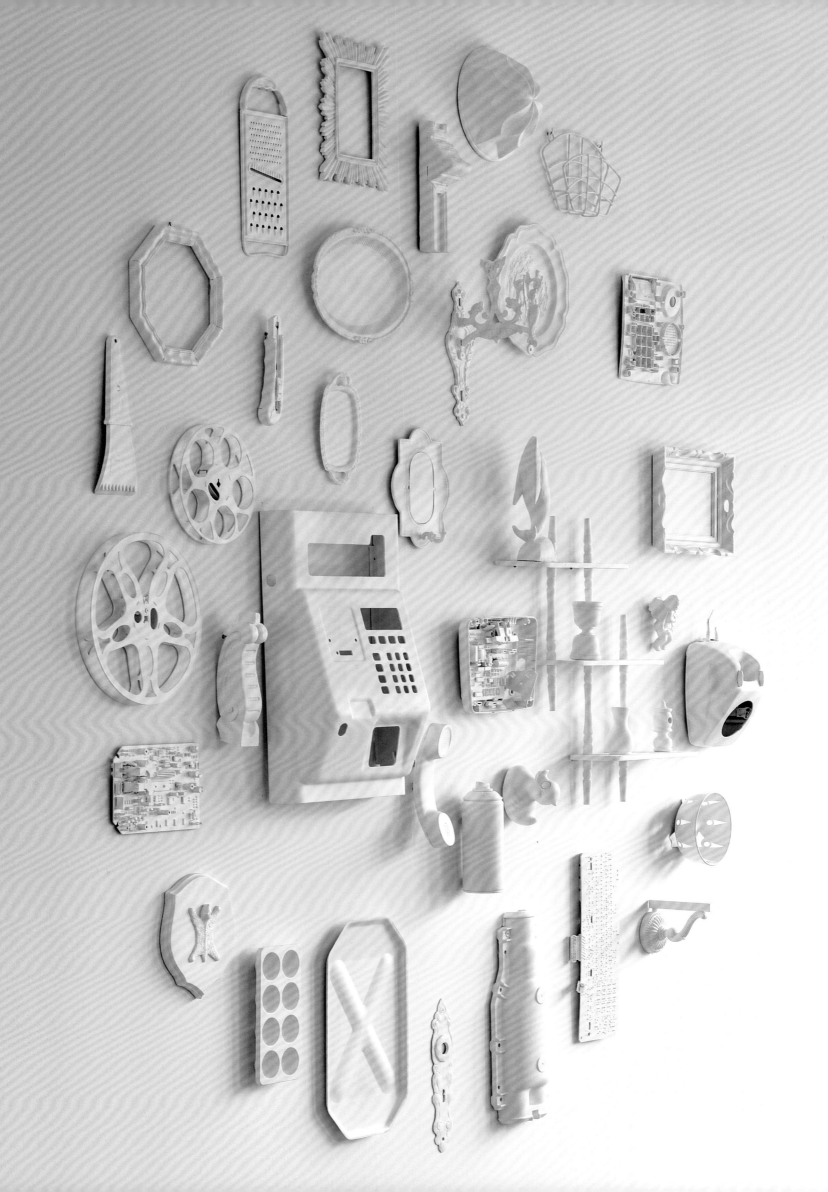

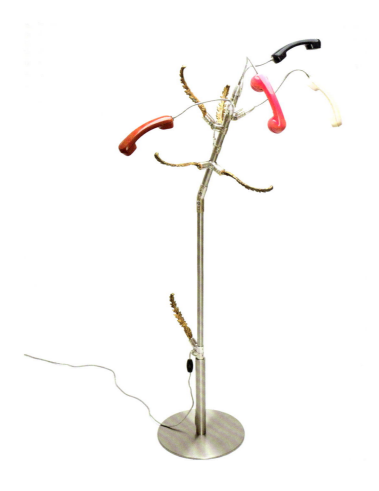
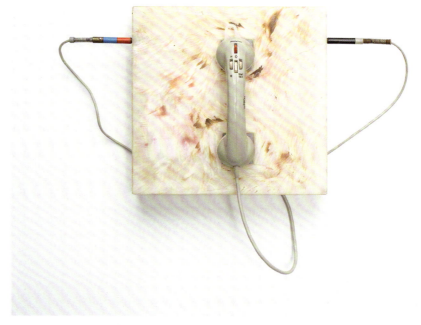
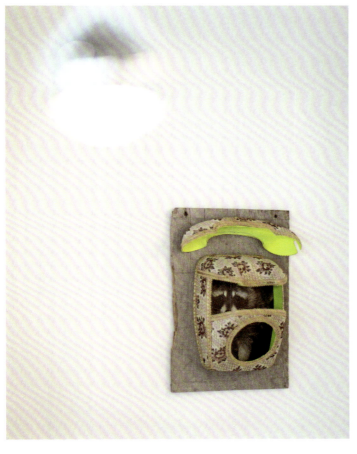
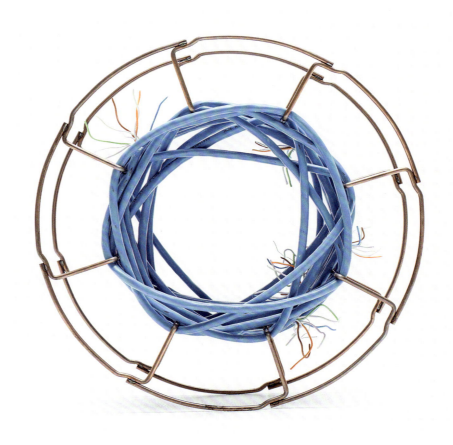

← "Formlabor" ↑ "Hörbaum" ↖ "Überraschung" ↑ "Balance" ↑ "Rückkoppelung"

AUTHENTICITY AND IDENTITY

AUTHENTICITY AND IDENTITY

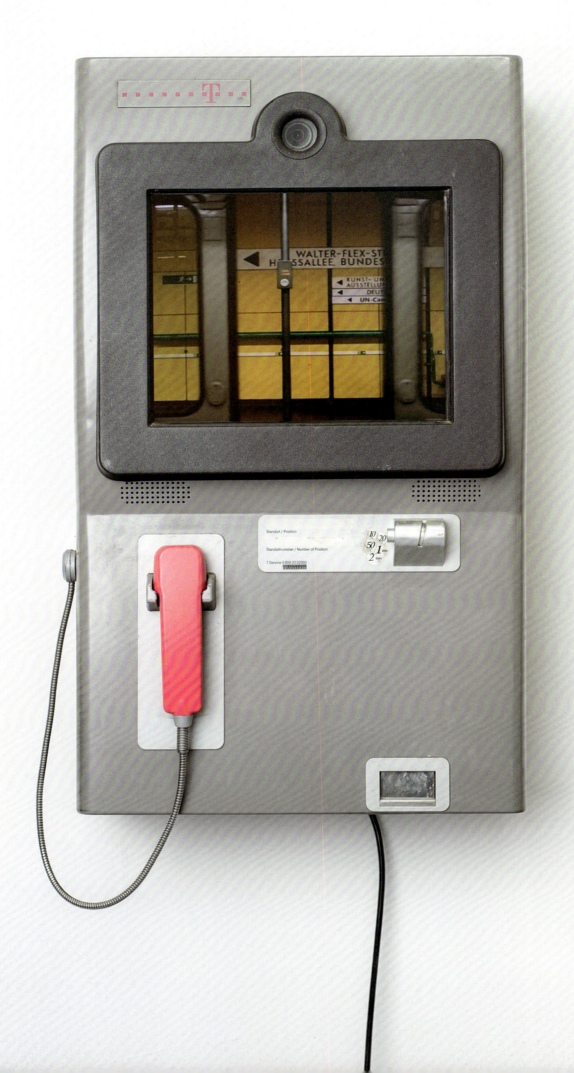

← "Linie 16," video installation

→ "Ice-eyes," video installation

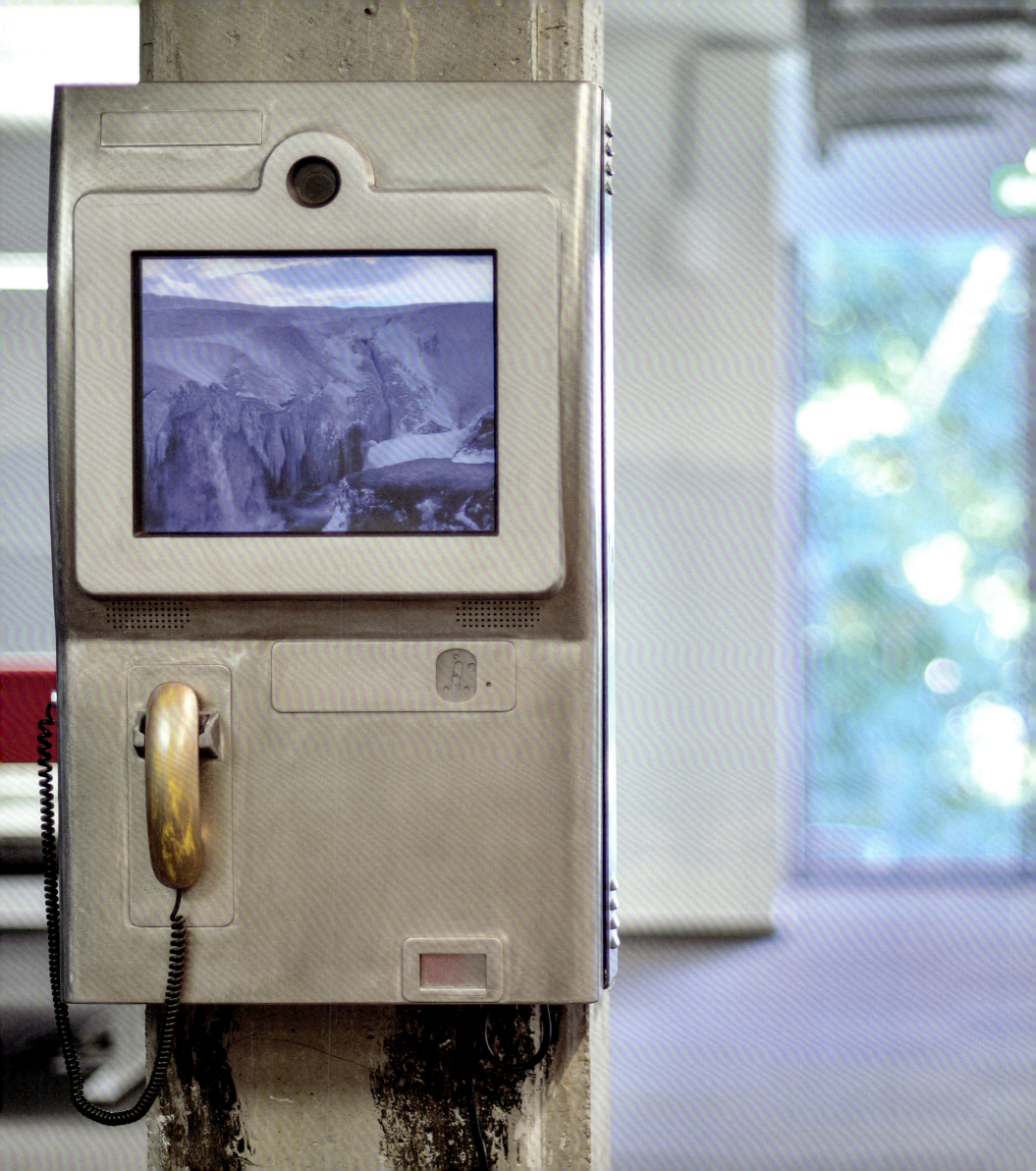

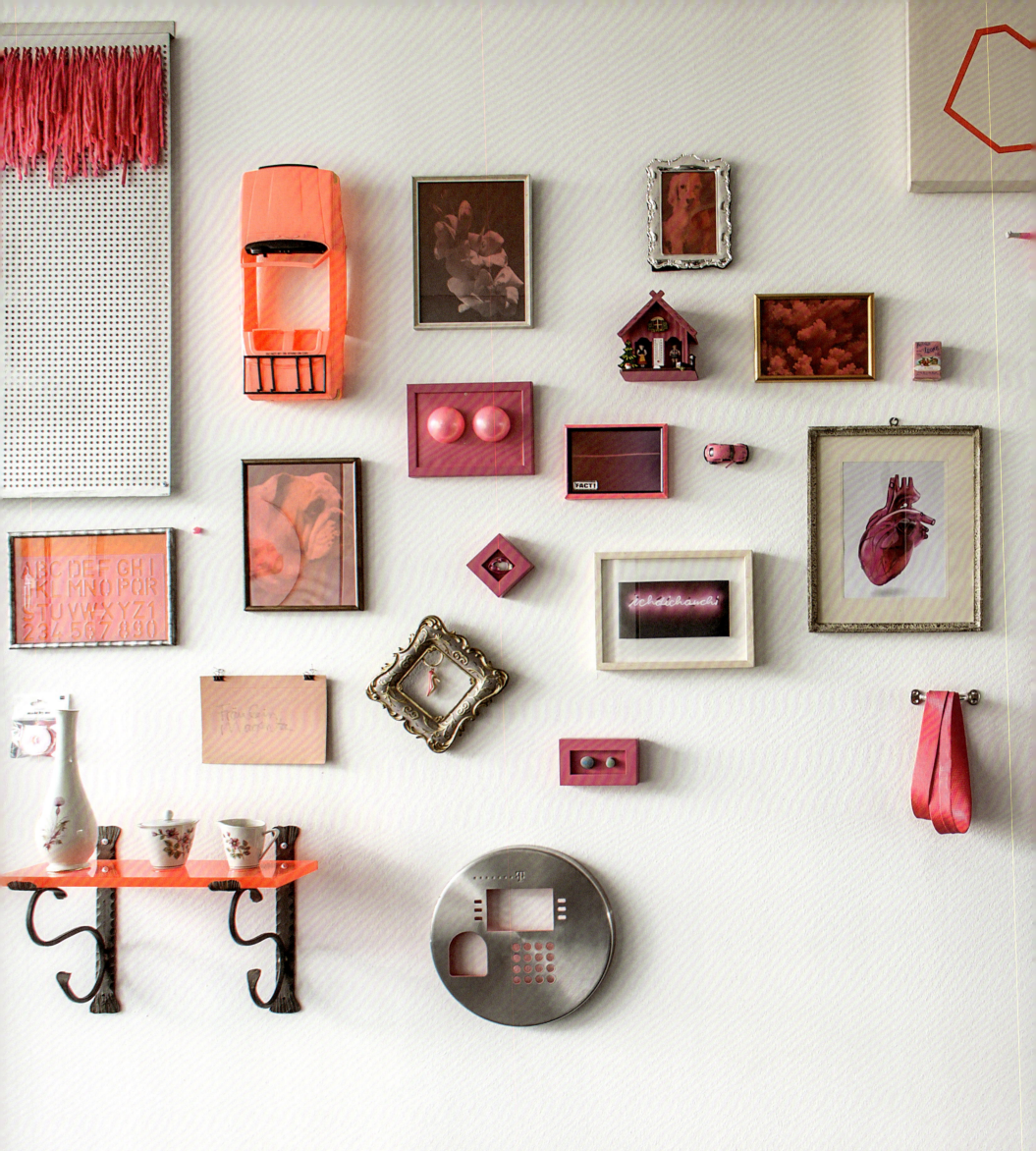

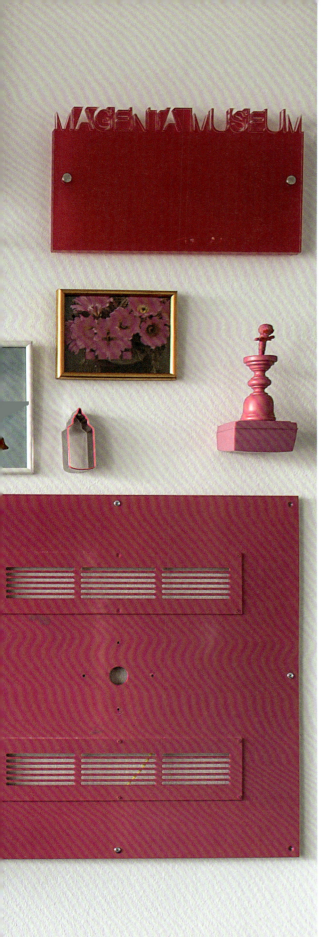
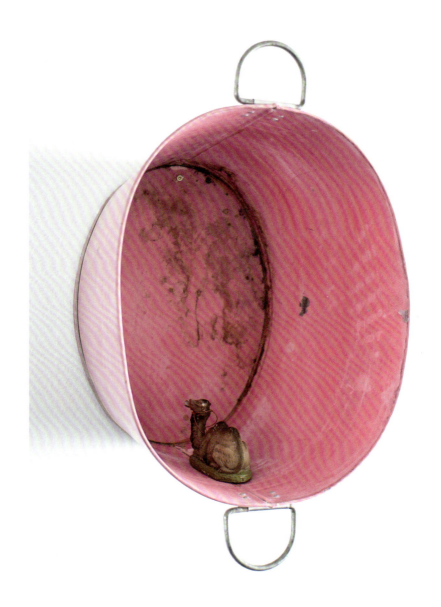
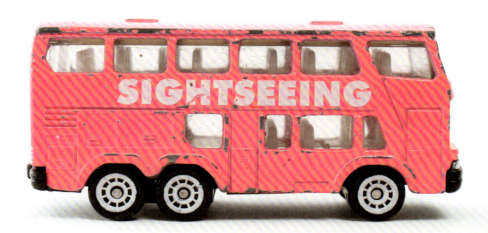

← "Farblabor"   ↑ "Coloscape"   ↑ "Farblabor," detail

AUTHENTICITY AND IDENTITY

AUTHENTICITY AND IDENTITY

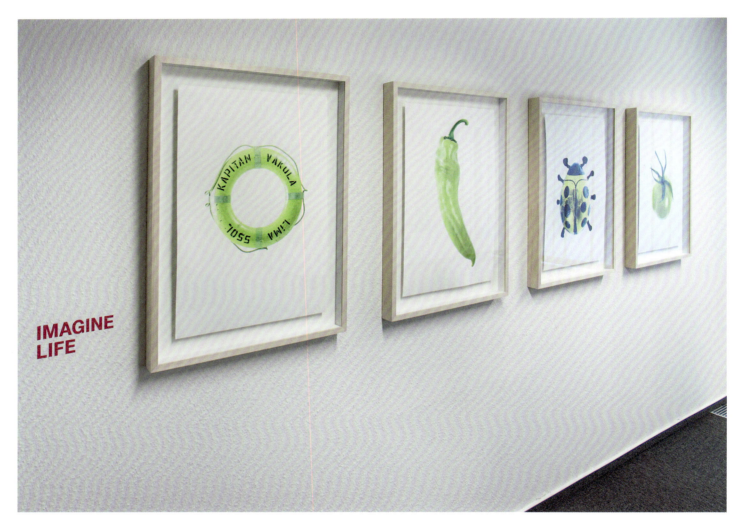

IMAGINE LIFE

↑ Installation view / *Installationsansicht* → "Farblabor," detail

162

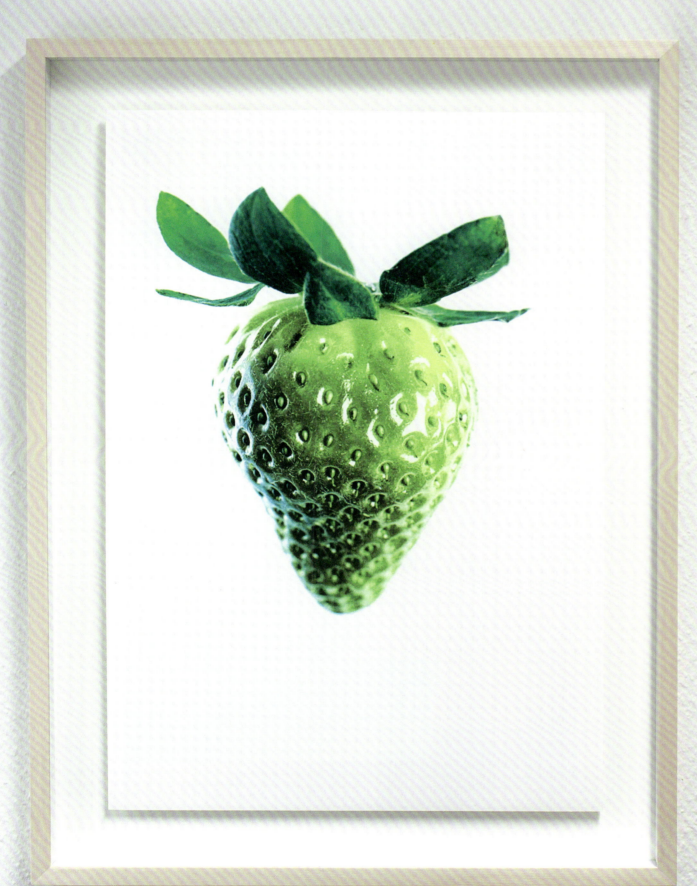

WITHOUT MAGENTA

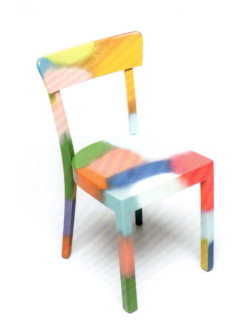
"Cloud Chair"

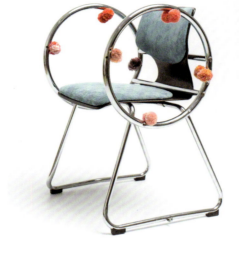
"Wheelchair"

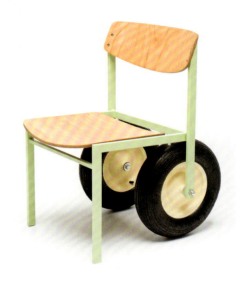
"Sitcart"

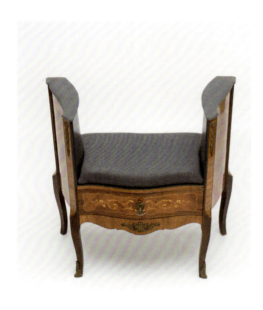
"Rockoko"

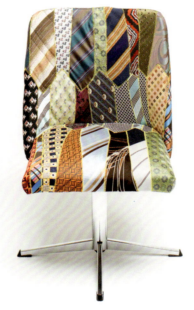
"Schlipsträger"

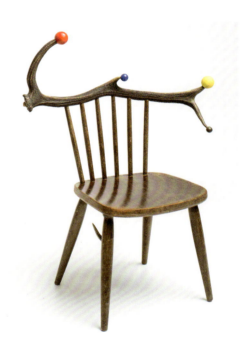
"Slapstick"

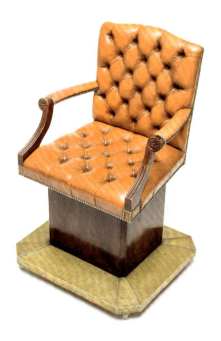
"Bitte Platz nehmen"

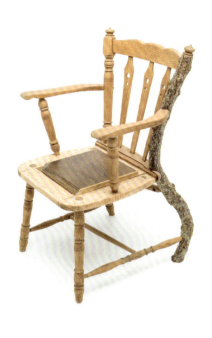
"Suit Eater"

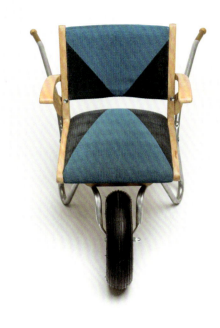
"Heavy Weight"

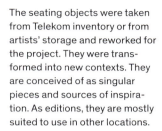

The seating objects were taken from Telekom inventory or from artists' storage and reworked for the project. They were transformed into new contexts. They are conceived of as singular pieces and sources of inspiration. As editions, they are mostly suited to use in other locations.

Die Stuhlobjekte wurden aus Telekom-Beständen oder aus Künstlerlagern entnommen und für das Projekt aufgearbeitet. Sie wurden in neue Sinnzusammenhänge transformiert. Sie sind als Einzelstücke und Inspirationsquelle konzipiert. Als Editionen eignen sie sich größtenteils auch für den Einsatz an anderen Standorten.

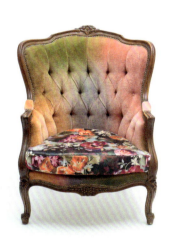
"Kingsize"

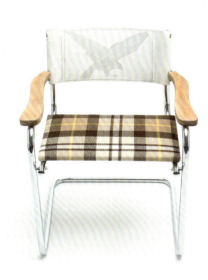
"Eagle Tartan"

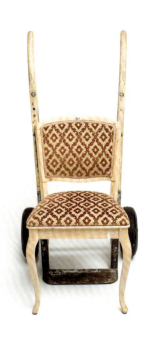
"Chair To Go"

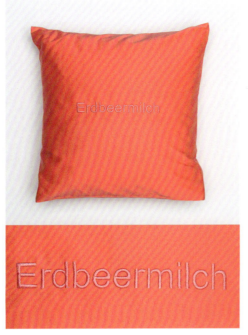
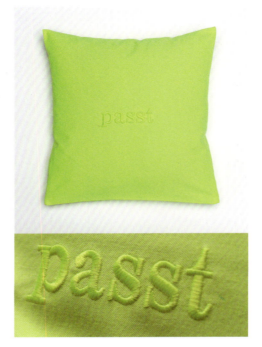
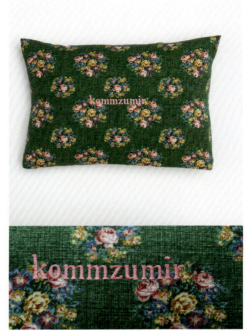

"Erdbeermilch"   "passt"   "kommzumir"

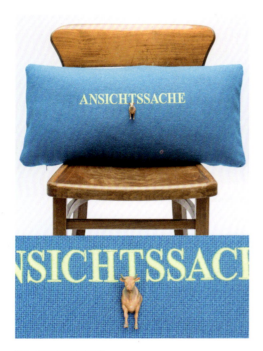
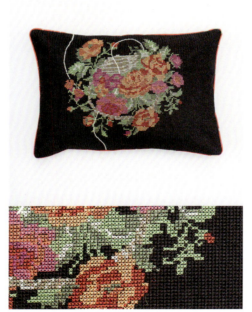
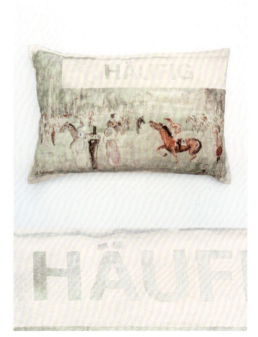

"ANSICHTSSACHE"   "Linienspiel"   "HÄUFIG"

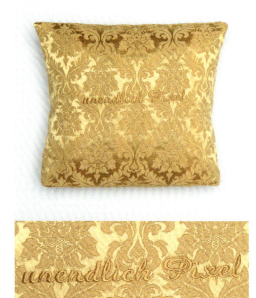
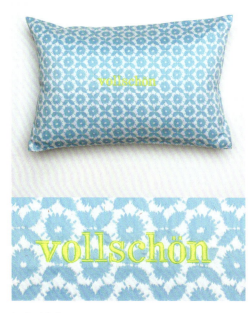
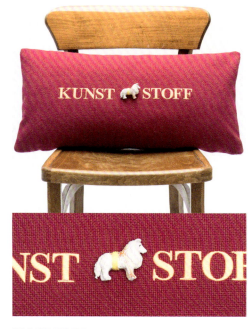

A total of 1,000 multiples were developed and implemented for the project. The row of pillows serves as an alternative communication form to create dialogue between objects and users.

Insgesamt wurden im Projekt über 1.000 Multiples entwickelt und eingesetzt. Die Kissenreihe dient als variable Kommunikationsform, um einen Dialog zwischen Objekten und Nutzern zu erzeugen.

"unendlich Pixel"

"vollschön"

"KUNST STOFF"

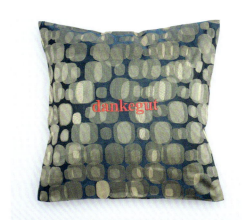
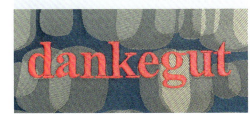
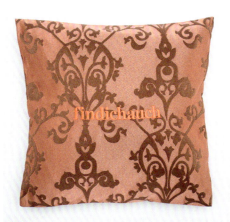
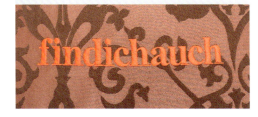
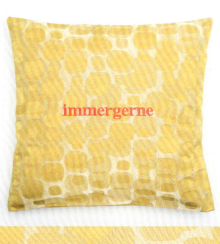
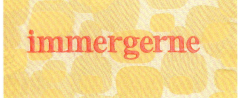

"dankegut"

"findichauch"

"immergerne"

PART 03
REFRESH – INTERVIEW

Refresh HQ FEA – A Dialogue between Art and Architecture
in conversation with Dagmar Ecken and Amely Spötzl

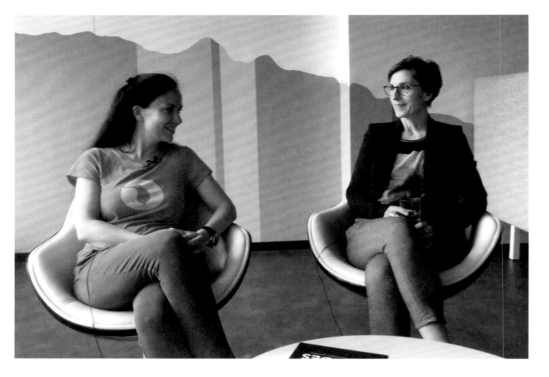

Amely Spötzl (l.) studied sculpture and art. Her works are exhibited nationally and internationally in renowned galleries and museums.

Amely Spötzl studierte Bildhauerei und freie Kunst. Ihre Arbeiten werden national und international in renommierten Galerien und Museen ausgestellt.

Dagmar Ecken has overall responsibility for projects such as FEA and Group buildings at the Group Supply Services of Deutsche Telekom (GSUS). She is a graduate engineer for architecture and an industrial engineer.

Dagmar Ecken hat die Gesamtverantwortung für Projekte wie FEA und Konzernhäuser bei der Group Supply Services der Deutschen Telekom (GSUS). Sie ist Diplom-Ingenieurin für Architektur und Wirtschaftsingenieurin.

How would you describe your feelings when the Refresh FEA project began? What went through your head? Nervousness, excitement, stress? How do you feel today after the conversion is almost finished?

Dagmar Ecken: I had a lot of very different thoughts, such as: "What a great and responsible task. Can we meet the framework parameters, i.e., construction time, budget and quality, etc.? Will the conversion be really good, and will the layout and design concept be accepted by the board, as well as the staff?"

Today, after the third and final construction stage has been completed and the last 700 employees are moving back, I am much, much more relaxed about the whole enterprise. My team and I are proud that we have not only successfully completed the project, but also have a feeling like "WOW, it's done and something great has been created."

What were the biggest challenges at the beginning and during the project?

Dagmar Ecken: Of course there were a lot of challenges with a project of this scale (laughs). But the biggest challenge was probably to get all the players on board and inspire them. In addition, there were obviously a lot of topics regarding the planning and execution that had to be defined and solved. There was a discussion about the design of the ceiling – whether we would build an acoustic ceiling or expose the bare ceiling to create a completely different look. In addition, there was an intensive debate about implementing our basic idea to make the open offices free and flexible in a usable way so that future basic changes to the floor plans can be made in a cost-neutral fashion. That included, for example, the type of basic lighting – using floor lamps as workplace lighting – and the construction of the think tanks for the open space areas. On the one hand, they should be soundproof, but at the same time capable of being set up and dismantled quickly and flexibly. And we had to reconcile functionality with appearance.

To rebuild everything while full operations were continuing certainly required a lot of patience from everyone involved. Was it clear from the outset that this was more about a renovation, or were there also quite different considerations?

Dagmar Ecken: Yes, in the beginning we considered the implementation of three variations: a new building, adding another storey and a refresh. We opted for the most economical solution – the

Refresh HQ FEA – ein Dialog zwischen Architektur und Kunst
Im Gespräch mit Dagmar Ecken und Amely Spötzl

<u>Wie würden Sie Ihre Gefühlslage beschreiben, als das Projekt „Refresh FEA" in Angriff genommen wurde? Was ging Ihnen da durch den Kopf? Nervosität, Aufregung, Stress? Wie empfinden Sie es heute, nachdem der Umbau fast abgeschlossen ist?</u>
Dagmar Ecken: Ich hatte die unterschiedlichsten Gedanken wie: „Was für eine tolle und verantwortungsvolle Aufgabe. Schaffen wir es, die gesetzten Rahmenparameter, d. h. Bauzeit, Budget, Qualität etc., einzuhalten? Wird der Umbau auch wirklich gut und findet das Layout- und Gestaltungskonzept Akzeptanz und Gefallen beim Vorstand sowie bei den Mitarbeitern?" Heute, nachdem der dritte und letzte Bauabschnitt fertiggestellt ist und die letzten 700 Mitarbeiter wieder zurückziehen, sehe ich das Ganze natürlich deutlich entspannter. Mein Team und ich sind stolz, dass wir das Projekt nicht nur erfolgreich zum Abschluss gebracht haben, sondern es kommt ein Gefühl auf wie: „WOW, es ist geschafft und es ist etwas Großartiges entstanden."

<u>Was waren die größten Herausforderungen am Anfang und im Laufe des Projektes?</u>
Dagmar Ecken: Natürlich gab es jede Menge Herausforderungen bei einem Projekt dieser Größenordnung (lacht). Aber die wahrscheinlich größte Herausforderung war es, alle Player im Gesamtspiel abzuholen und für die Sache zu begeistern. Daneben gab es selbstverständlich sehr viele Planungs- und Ausführungsthemen, die festgelegt und gelöst werden mussten. Es gab eine Diskussion über die Ausführungsart der Decke, bauen wir eine Akustikdecke oder zeigen wir die Rohdecke und erzeugen somit einen ganz anderen Look? Weiter gab es eine intensive Auseinandersetzung zur Umsetzung unseres Grundgedankens, die offenen Bürowelten frei und flexibel nutzbar zu machen, um zukünftige Grundrissanpassungen kostenneutral realisieren zu können. Das betraf beispielsweise die Art der Grundbeleuchtung – Stehleuchten als Arbeitsplatzbeleuchtung – und die Konstruktion der Think Tanks für die Open-Space-Bereiche. Diese sollten zum einen schalldicht sein, gleichzeitig aber auch schnell und flexibel auf- und abbaubar bleiben. Es galt Funktionalität und Optik in Einklang zu bringen.

<u>Im Bestand umzubauen, und das bei vollem Betrieb, verlangt jedem Beteiligten sicherlich viel Geduld ab. War es von vornherein klar, dass es hier eher um eine Sanierung geht, oder gab es auch noch ganz andere Überlegungen?</u>
Dagmar Ecken: Ja, am Anfang standen die Realisierungsvarianten Neubau, Aufstockung und Refresh zur Diskussion. Die Entscheidung ist für die wirtschaftlichste Lösung, den Refresh, gefallen. Somit war auch allen an der Entscheidung beteiligten Personen klar, dass dies keine leichte Aufgabe sein würde, da wir die Risiken vor der Entscheidung aufgezeigt haben.

<u>Der Rhythmus des Gebäudes aus dem Jahr 1995 wurde durch wahnsinnig lange und verhältnismäßig dunkle Flure bestimmt. Wie ist die Idee entstanden, diesen Rhythmus hier im Gebäude neu zu definieren?</u>
Dagmar Ecken: Die Bestandssituation war schon eine große Restriktion. Bereits aus Brandschutz- und Kostengründen war es gar nicht möglich, die ganze Struktur aufzulösen. Deshalb musste die übergeordnete Gebäudestruktur mit einem Hauptverbindungsflur und den davon abgehenden Gebäudeteilen, den sog. „Fingern", und „Ankerräumen" (Toiletten, Serverräume etc.) bestehen bleiben. Uns ist es aber gelungen, diese „Finger" in ca. 400 m² große Open-Space-Bereiche umzuwandeln. Damit wurde ein großer Teil der dunklen Flure aufgelöst. Die neuen Meeting Points in den Kreuzungspunkten wurden zum neuen, verbindenden Element, das nicht nur Flur und Zugang zu den Open-Space-Bereichen verbindet, sondern auch auf der kommunikativen Ebene Mitarbeiter miteinander verbindet. Einen weiteren Eingriff bildet die Öffnung der Flurachsen gegenüber den Aufzugsfluren. Da, wo vorher zum Teil eher dunkle Enge herrschte, konnten wir durch verglaste Konferenzräume mehr Weite und Transparenz erzeugen.

<u>Dabei galt es sicherlich auch, über wichtige Fragen im Detail zu entscheiden. Sie erwähnten eben die Decken als solch ein wichtiges Detail mit massiver Raumwirkung. Wie haben Sie sich diesem</u>

refresh. So it was clear to everyone involved in the decision that this would be no easy task since we had indicated the risks before the decision was taken.

Since 1995, the building's rhythm had been determined by insanely long and relatively dark corridors. How did the idea of redefining the rhythm here arise?
Dagmar Ecken: The existing situation already imposed a big limitation. Due to fire protection and cost considerations alone, it was not possible to break up the entire structure. So the primary building with the main connection hall and the building parts that ran off it, the so-called "fingers" and the "anchor rooms" (toilets and server rooms, etc.) had to remain. However, we have succeeded in converting these "fingers" into open space areas of approximately 400 sq m, which broke up a large proportion of the dark corridors. The new meeting points at the intersections became a new, connecting element, which not only links the hallway and the access to the open space areas, but also brings people together on a communicative level. A further intervention is the opening of the corridor axles opposite the lift corridors. We were able to create more space and transparency through glazed conference rooms where it used to be rather dark and narrow.

At the same time, you undoubtedly had to take detailed decisions on important issues. You've just mentioned the ceilings as one such important detail with a massive spatial effect. How did you approach this question, and how did you try to position it with your colleagues?
Dagmar Ecken: We made a conscious decision to build a model. In these sample areas we were able to test the ground plan with the main modules of the reconstruction project in real conditions. In other words, we experimented with building an Open Office World (OOW), two meeting points and a glazed conference room so that the different options could be seen, felt and tested. We implemented the variants for the OOW ceilings in the model, for example. When we saw the result, it quickly became clear to us that the ceilings had to be opened in any event. There were of course discussions – especially on the subject of acoustics – but we were able to find good solutions.

This open pilot area that you've just described sounds like a form of the rapid prototyping, which is now quoted so often. Was this an idea that arose from scratch for this project, or had you ever gained any previous experience with it?
Dagmar Ecken: The dimension was new and was also an express wish of our board members. It was important to us that the pilot area was also retained as the nucleus during the entire implementation, and only a few technical functions were retrofitted.

So much for the extensions. Could you possibly tell us about the practical requirements? I mean, in the course of one and a half years, more than 2,000 employees had to travel through the building.
Dagmar Ecken: Different scenarios for the implementing of the refresh were discussed before we started. One option was a complete move from Friedrich-Ebert-Allee to a container village. It was then decided that implementation would be in three construction phases. The 700 employees were not distributed through-

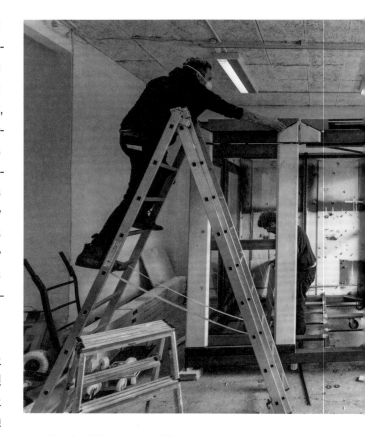

out the building, but withdrawn completely. Organizing the conversion when business was still in full flow was certainly a special challenge of this project. So construction work proceeded as one section after another was emptied. Of course, this was not just a question of simple relocation management, but also of pulling out the employees and managers. Once again, the model case also gave us a considerable communicative advantage here. At an early stage we were able to roll out a layout for the ground plan with established standards and modules, which we developed over the entire Friedrich-Ebert-Allee and which were supported by all parties. That was a really big plus. We didn't have to discuss exceptions with every user – apart from some stubborn cases (laughs). We were able to focus on the needs analysis within the framework we had set. But basically the setting was quite clear.

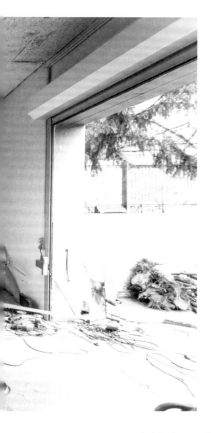

Thema angenähert und wie haben Sie versucht, die Frage bei Ihren Kollegen zu positionieren?

Dagmar Ecken: Wir haben uns bewusst dafür entschieden, einen Muster-Case zu bauen. In diesen Musterbereichen konnten wir das Grundrisskonzept mit den Hauptmodulen des Umbauprojektes unter realen Bedingungen austesten. Sprich, wir haben probeweise eine offene Bürowelt (OBW), zwei Meeting Points und einen verglasten Besprechungsraum errichtet, so dass die verschiedenen Varianten sicht- und fühlbar waren und angetestet werden konnten. In der Muster-OBW haben wir z. B. auch die Varianten der Decken realisiert. Als wir das Ergebnis gesehen haben, war für uns schnell klar, dass die Decken auf jeden Fall geöffnet werden müssen. Es gab natürlich Diskussionen, vor allem zum Thema Akustik – die konnten wir aber gut lösen.

Diese ergebnisoffene Pilotfläche, wie Sie sie gerade beschrieben haben, hört sich an wie eine Form des jetzt so oft zitierten Rapid Prototyping. War das eine Idee, die ganz neu für dieses Projekt etabliert worden ist, oder haben Sie vorher auch schon mal Erfahrungen damit gesammelt?

Dagmar Ecken: Die Dimension war neu und auch ein ausdrücklicher Wunsch unserer Vorstände. Wichtig war uns, dass die Pilotfläche auch bei der gesamthaften Umsetzung als „Keimzelle" erhalten bleibt und nur einzelne technische Funktionen nachgerüstet wurden.

So viel zu den Ausbauten. Können Sie vielleicht noch was zu den inhaltlichen Anforderungen berichten? Ich meine, das waren mehr als 2.000 Mitarbeiter, die im Zuge des Projektes über anderthalb Jahre verteilt durch das Gebäude reisen mussten.

Dagmar Ecken: Vor Beginn wurden unterschiedliche Szenarien für die Durchführung des Refreshs diskutiert. Eine Variante war der Komplettleerzug der Friedrich-Ebert-Allee in ein Containerdorf. Die Entscheidung ist dann auf die Realisierung in drei Bauabschnitten gefallen. Die jeweils 700 Mitarbeiter wurden nicht im Gebäude verteilt, sondern sind komplett ausgezogen. Das war sicherlich eine besondere Herausforderung für das Projekt, den Umbau bei vollem Geschäftsbetrieb zu organisieren. So wurde dann immer bauabschnittsweise leergezogen und gebaut. Dabei ging es natürlich nicht nur um die schlichte Aufgabe des Umzugsmanagements, sondern auch darum, die Mitarbeiter und Führungskräfte abzuholen. Auch hier hat der Muster-Case uns einen erheblichen kommunikativen Vorteil verschafft. So konnten wir frühzeitig ein von allen Seiten getragenes Grundrisslayout mit festgelegten Standards und den von uns entwickelten Modulen über die ganze Friedrich-Ebert-Allee ausrollen. Das war ein wirklich großer Pluspunkt. Wir mussten also nicht mit jedem Nutzer über Ausnahmen diskutieren – von einzelnen hartnäckigen Fällen mal abgesehen (lacht). Wir konnten uns darauf konzentrieren, die Bedarfsanalysen in dem von uns gesteckten Rahmen durchzuführen. Aber im Grunde war das Setting ganz klar.

Für Ihr eigenes Team von GSUS (Anm. d. Red.: GSUS ist die Abkürzung für Group Supply Services) war es dennoch eine wahnsinnige Aufgabe. Können Sie ein bisschen erzählen, wie Sie in Ihrem Team damit in den vergangenen zwei Jahren umgegangen sind?

Dagmar Ecken: Unser Team ist gar nicht so groß, wie manche glauben. Das Team hatte zwar viele Mithelfer, keine Frage, aber das Grundteam umfasste 6 bis 7 Leute, die wirklich einen ausgezeichneten Job gemacht haben. Das Projektteam war gut aufgestellt, strukturiert und aufeinander eingespielt. Auf Probleme konnten wir daher relativ schnell reagieren. Heute können alle supersuperstolz auf das Geleistete und das Ergebnis sein. Hilfreich war bestimmt auch die Lernkurve, die wir durch die drei Bauabschnitte machen konnten. Der letzte und größte Bauabschnitt wurde sogar drei Wochen vor dem geplanten Endtermin fertig. Das war schon eine besondere Leistung.

Auf der architektonischen Ebene war das vielleicht zu erwarten. Immerhin waren Sie mit erfahrenen und eingespielten Teams unterwegs. Auf der gestalterischen Ebene war das, vor allem auch in so einer Größenordnung, nicht unbedingt vorhersehbar. Sie haben sich darauf eingelassen, mit freischaffenden Künstlern die Sache anzugehen. Das sind nicht unbedingt Leute, die normalerweise auf so einer Baustelle zu Hause sind. Worin bestand dabei die Herausforderung?

Dagmar Ecken: Ja, das stimmt allerdings. Ich glaube, die erste Herausforderung war natürlich, dass Künstler vielleicht nicht immer so diszipliniert sind. Du verzeihst mir, wenn ich das so sage (lacht und blickt zu Amely Spötzl). Ich glaube, das war für

<u>For your own Group Supply Services (GSUS) team, it was nevertheless a huge task. Can you tell us a little about how you dealt with your team in the past two years?</u>

Dagmar Ecken: Our team is not as big as many people believe. The team did have a lot of assistants, no question, but the basic team consisted of six to seven people, and they did a really excellent job. The project team was well organized, structured and well attuned to each other, so we were able to react relatively quickly to problems. Today, everyone can be really, really proud of what has been achieved. The learning curve we went through during the three construction phases was also helpful. The last and largest construction phase was even completed three weeks before the deadline. That was a special achievement.

<u>Perhaps that was to be expected on the architectural level. After all, you were working with experienced and established teams. That could not necessarily be foreseen on the creative level, especially at such an order of magnitude. You decided to work with freelance artists on the project and they are not necessarily people normally at home on such a construction site. What was the challenge there?</u>

Dagmar Ecken: Yes, that's certainly true. I think the first challenge was, of course, that artists are not always so disciplined. You'll forgive me if I say that (laughs and looks at Amely Spötzl). I believe it was a quite new experience for the artists to deliver punctually on Day X. In the first and second construction phases, this went really well. In the third phase, there were some discussions in the run-up to the scheduling, because the time frame for the installation could not be extended in line with the size of the building section. A strict timetable was necessary because there was much more to do. But that did not blow us off course either. In retrospect, we wanted to integrate too many features and art objects in the first phase. In the second phase, we adjusted slowly. In the third phase, the design and architecture were very nicely integrated. I was able to witness the development from the beginning, so for me, we experienced an impressive learning curve, but so did the artists. I think Amely and I could tell you directly what has changed in the third phase and how.

<u>And Amely, what does that look like from your point of view? Are there examples of how the type of cooperation has evolved over the past year and a half?</u>

Amely Spötzl: When an entrepreneurial prestige project is realized in such radical, avant-garde dimensions, very specific rules govern the implementation. Above all, that means the project management must develop a great deal of trust. This was very successful in the course of the implementation, and contributed to the result being so remarkably powerful and independent.

Whoever wants to lend a strong impulse to the future must also have the courage to act radically in the present. And I think it has been very courageous to put the creative implementation of a "refresh" into the hands of art (or the artists) with so much confidence. During this period, Dagmar Ecken and I had to juggle so many balls at the same time – which were not always easy to keep up in the air – and communicate within our teams at the same time. But we developed a common understanding of the limits and the necessary equilibria in the course of this project. I can therefore only agree with Dagmar Ecken when she talks about a successful and common learning curve.

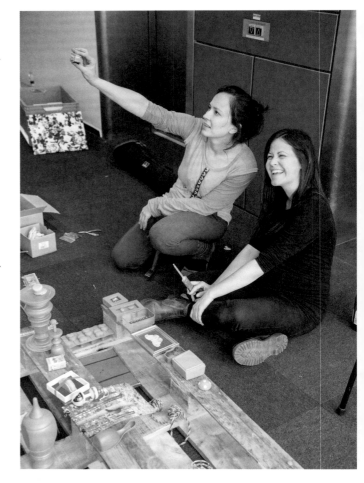

In a sense, our approach was to "break open" the existing spaces, transform them through an artistic creative process, and reassemble them so that something new could take place there – supported by an idea that was created, as it were, in a process of rebirth and endowed an identity, and that is inherent in every "space unit" newly created there.

Naturally, we artists have been particularly interested in the subject of "limits." It was necessary to find out where space and content have external, connectable conditions. How can they be made visible

die Künstler eine recht neue Erfahrung, pünktlich am Tag X alles abzuliefern. Im ersten und zweiten Bauabschnitt ging das recht gut. Im dritten Bauabschnitt gab es im Vorfeld der Terminierung schon einige Diskussionen, weil das Installationszeitfenster nicht der Größe des Bauabschnittes entsprechend vergrößert werden konnte. Da brauchte man eine saubere Taktung, weil es viel mehr zu tun gab. Aber auch das hat uns letztlich nicht aus der Kurve geworfen. Rückblickend wollten wir im ersten Bauabschnitt zu viele Features und Kunstobjekte integrieren. Im zweiten Bauabschnitt haben wir uns langsam einjustiert. Im dritten Bauabschnitt waren dann die Gestaltung und die Architektur sehr schön aufeinander eingespielt. Für mich, die ich von Anfang an die Entwicklung miterleben konnte, hat sich eine beeindruckende Lernkurve bei uns, aber auch bei den Künstlern eingestellt. Ich glaube, Amely und ich könnten direkt sagen, was im dritten Bauabschnitt anders geworden ist.

Und Amely, wie sieht das aus Ihrer Sicht aus? Gibt es Beispiele, wie sich die Art der Zusammenarbeit über die anderthalb Jahre entwickelt hat?

Amely Spötzl: Wo ein unternehmerisches Prestigeprojekt von solch radikalem, avantgardistischem Ausmaß verwirklicht wird, existieren ganz eigene „Spielregeln" bei der Umsetzung. Dies bedeutet für die Projektleitungen vor allem, sehr viel Vertrauen zu entwickeln. Das ist uns im Laufe der Umsetzung gemeinsam sehr gut gelungen und hat dazu beigetragen, dass das Ergebnis so bemerkenswert kraftvoll und eigenständig geworden ist.

Wer starke Impulse in die Zukunft zu setzen gewillt ist, der muss auch den Mut aufbringen, in der Gegenwart radikal zu handeln. Und ich denke, es ist sehr mutig gewesen, der Kunst bzw. den Künstlern die gestalterische Umsetzung eines Refreshs vertrauensvoll in die Hände zu legen. Dagmar Ecken und ich hatten in dieser Zeit so viele – streckenweise wirklich nicht einfach zu bewältigende – Bälle gleichzeitig zu jonglieren und in unseren Teams zu kommunizieren, aber wir haben über dieses Projekt hinweg eine gemeinsame Erkenntnis der Grenzen sowie der nötigen Gleichgewichte entwickelt. Ich kann Dagmar Ecken also nur zustimmen, wenn sie von einer erfolgreichen gemeinsamen „Lernkurve" spricht.

Unser Ansatz war, die vorhandenen Räume gewissermaßen „aufzubrechen", sie im künstlerischen Schaffensprozess zu transformieren und wieder so zusammenzufassen, dass etwas Neues dort stattfinden kann – getragen von einer gleichsam in einem Prozess der Wiedergeburt erschaffenden, Identität stiftenden Idee, die jeder dort neu geschöpften „Raum-Einheit" innewohnt.

Dabei hat uns Künstler natürlich vor allem das Thema der „Grenzen" interessiert. Es galt herauszufinden, wo Raum und Inhalt verknüpfbare äußere Bedingungen haben. Wie kann man sie sichtbar und vor allem erlebbar machen? Welche Kriterien sollten hauptsächlich einfließen? Und wie werden diese Reize geschaffen, die anregen, unterbrechen und aufwecken, ohne dabei zu große Unruhe zu stiften? Genau so haben wir uns eingependelt. Mit der Motivation, trotz beginnender Routine gleichzeitig weiter zu experimentieren und Neues weiter zu differenzieren. Das Vertrauen in den komplexen Gestaltungsprozess mit seinen unendlichen Möglichkeiten wurde von allen Seiten im Laufe des Projektes größer, die Stimmung entspannter. Für den besonderen individuellen und erzählerischen Input beispielsweise in den Meeting Points hatten wir von Beginn an viel Freiraum. Für uns Künstler war dieser Anteil die persönlichste und beliebteste Spielwiese.

Gab es Momente, wo Sie das Gefühl hatten, das nimmt hier kein gutes Ende oder das ist ein Punkt für Sie, der ist extrem kritisch?

Amely Spötzl: Abgesehen von der Entwicklung der Musterfläche, die wohl alle Beteiligten durch hohe Anspannung und Zeitdruck stark gefordert hat, haben sich für mich die wirklich aufregendsten Momente des Projekts aus dem intensiven, spannungsvollen Ineinandergreifen von individuellem und persönlichem Schaffensdrang der Künstler und ihrer gemeinsam intentionierten Interaktion ergeben. Denn jeder der 30 Künstlerkollegen wollte sich aus seiner gestalterischen Heimat heraus schöpferisch ins Bild bringen. Eine nervliche und logistische Herausforderung, aber letzten Endes auch die größte Ressource, die Kraft und der Antrieb, um ein gemeinsames Projekt dieser Größenordnung qualitativ durchzuhalten. Die Künstler haben als Einzelne und im Team eine herausragende Arbeit geleistet. Ich bin wirklich stolz auf die Truppe. Aber Sie können sich sicher vorstellen, wie kritisch es sich mitunter in meinen Träumen angefühlt hat, wenn ich wusste, einige Künstler arbeiten nachts auf der Baustelle und ich habe keine Ahnung, was mich am nächsten Morgen erwartet.

Können Sie mal ein Beispiel nennen?
Amely Spötzl: Oh, ich glaube, da trete ich ein paar Kollegen zu nahe, wenn ich

and, above all, capable of being experienced? What are the main criteria to be considered? And how are these stimuli created, stimuli that stimulate, interrupt and awaken without causing too much uneasiness? And we settled on exactly that. The motivation was to continue experimenting and, at the same time, differentiate the new, despite beginning a routine. The confidence in the complex design process, with its infinite possibilities, increased on all sides during the course of the project; the mood became more relaxed. For the special, individual and narrative input, for example with regard to the meeting points, we had plenty of space from the start, and this part was the most personal and popular playground for us as artists.

Were there moments when you felt that this would not end well, or was that a point that was extremely critical to you?
Amely Spötzl: Apart from the development of the model area, which probably challenged all participants greatly due to the high tension and time pressure, the most exciting moments of the project for me emerged from the intensive and exciting interaction between the individual creativity of the artists and their common intentional interaction. For every one of the 30 artist colleagues wanted to create an artistic image from their creative home.

A nervous and logistical challenge, but ultimately also the biggest resource, was the power and the drive to maintain quality on a common project of this magnitude. The artists did an outstanding job, both individually and as a team. I am really proud of the troupe. But you can imagine how critical it sometimes felt in my dreams when I knew that some artists were working on the construction site at night and I had no idea what to expect the next morning.

Can you give us an example?
Amely Spötzl: Oh, I think I'd be getting a bit too close to a few colleagues if I were to name names and works here! But it is very logical for artists to implement an idea first and make it visible and real before it can be discussed. And it is also normal that the initial idea changes so that it turns out that the origin of the idea was merely the starting impulse. The result arises through a process that is subject to many factors. In this context, "I just do it" is for me absolutely conclusive information. With architects and project managers, however, this triggers uncertainty … The path of mediation can therefore be frighteningly narrow. Of course, I trembled because my colleagues can always conjure up fantastic surprises! But that is why they are strong and alive, and that's why I love them. To me, it would be a brilliant dream experiment to actually give a group of artists a building with only the information for its intended use and then just let them get on with it.

What about the structure of the project? There were certain settings and requirements that had been laid down, from meeting points and open space areas to conference rooms and corridors. Was this structure inspiring or was it restrictive?
Amely Spötzl: For the refresh task in this project, the clear spatial and functional specifications were definitely inspiring. Developing ideas and solutions for a particular situation is easier and more natural than when there are too many general variables. The external and internal

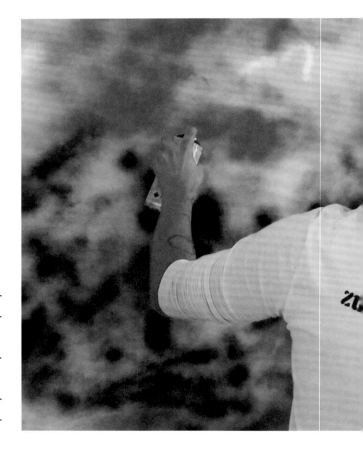

frameworks are determined by the given conditions of form, content and movement. It is exciting to get involved. The experience of presenting one's own work in an environment intended for it, under certain circumstances in a space that is as neutral and protected as possible, or to manipulate or declare a space as a work of art, in contrast to the process described here, is not to create a work of art as such, but to employ its perceptiveness and design ability for a particular environment with a particular intention. An artist is inspired by the situation to create inspiration. In this respect, it is really fascinating to see how individual colleagues engaged with the situations and even became real experts on individual issues. Take, for example, the question of communication: everything about round tables, seating scenarios, seat heights, sitting positions and seat comfort for

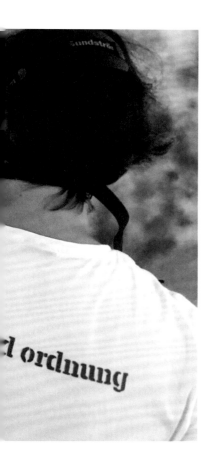

hier Namen und Werke nenne. Aber es ist für Künstler durchaus sehr logisch, eine Idee erst einmal umzusetzen und sie sichtbar und real werden zu lassen, bevor darüber gesprochen werden kann. Und es ist auch normal, dass sich die Anfangsidee verändert und sich der Ideenursprung als bloßer Startimpuls entpuppt. Das Ergebnis entsteht dann durch einen Prozess, der vielen Faktoren unterliegt. „Ich mach einfach mal" ist für mich in diesem Zusammenhang eine absolut schlüssige Information. Bei Architekten und Projektleitern löst dies aber eher Verunsicherung aus ... Der Weg der Vermittlung kann hier also verdammt schmal werden. Natürlich habe ich gezittert, meine Kollegen können jederzeit phantastische Überraschungen hervorzaubern! Aber genau deswegen sind sie stark und lebendig und dafür liebe ich sie. Es wäre für mich ein geniales Traumexperiment, wenn man einer Gruppe von Künstlern tatsächlich einmal ein Gebäude überlassen würde, nur mit der Information für die geplante Nutzung, und sie dann einfach mal machen ließe.

Wie war das mit der Struktur des Projektes? Es gab bestimmte Settings und Anforderungen, die gesetzt waren: Meeting Points, Open-Space-Bereiche, Besprechungsräume und Flursituationen. War diese Struktur inspirierend oder war sie eher hinderlich und einengend?

Amely Spötzl: Für die Refresh-Aufgabe in diesem Projekt waren die klaren Raum- und Funktionsvorgaben definitiv inspirierend. Für eine bestimmte Situation Ideen und Lösungen zu entwickeln ist leichter und natürlicher als für zu viele pauschale Variablen. Der äußere und innere Rahmen wird durch die gegebenen Bedingungen aus Form, Inhalt und Bewegung gesteckt. Es ist spannend, sich einzulassen. Die Erfahrung, sein eigenes Werk in einem dafür bestimmten Umfeld, unter Umständen in einem möglichst geschützten, neutralen Raum zu präsentieren oder einen Raum als Kunstwerk zu bearbeiten oder zu erklären, steht im Kontrast zu dem hier beschriebenen Vogang, kein Kunstwerk als solches zu schaffen, sondern seine Wahrnehmungsfähigkeit und Gestaltungsbegabung für ein bestimmtes Umfeld mit einer bestimmten Intention einzusetzen. Ein Künstler inspiriert sich dabei an der Situation, um Inspiration zu schaffen. Insofern ist es wirklich faszinierend zu sehen, wie individuell sich die Kollegen auf die Situationen eingelassen haben und in einzelnen Themen sogar zu richtigen Spezialisten geworden sind. Beispielsweise beim Thema Kommunikation. Alles rund um Gesprächsrunden, Sitzszenarien, Sitzhöhen, Sitzhaltungen und Sitzkomfort für bestimmte Konstellationen und Anforderungen. Was macht wirklich am meisten Sinn?

Also, das ist tatsächlich bis ins Detail Thema geworden und hat vordergründig erstmal weniger mit Visuellem, Äußerem oder Ästhetischem zu tun, sondern wirklich mit dem Gefühl in der Praxis.

Hätten Sie sich nicht gedacht, dass Künstler sich selbst um Sitze Gedanken machen, oder hatten Sie schon erwartet, dass das so passiert?
Amely Spötzl: Nein, natürlich habe ich das nicht so erwartet. Ich habe es gehofft, klar, ich denke, sonst wäre das auch niemals so gut geworden. Erstaunlich ist die Balance, die wir am Ende hinbekommen haben. Eine Balance zwischen dem Anspruch, genug Freiheit für eigene Stile und persönliche Prioritäten zu lassen, und trotzdem die Leitplanken von Funktion und Nutzung zu halten.

Jetzt ist jeder Meeting Point ein Unikat geworden.

Und wenn wir ein bisschen in die Zukunft blicken, was wird auf Dauer erfolgreich sein?
Beide (lachend): Jetzt muss ich lachen, ich denke gerade an das blaue Zimmer, den Meeting Point „Europa". Das wird bestimmt Karriere machen.
Amely Spötzl: Ich glaube schon, dass Szenarien, die eben gerade an Grenzen gehen, die man diskutieren kann, die subjektiv interpretierbar sind und einen völlig neuen Kontext anbieten, zu dem Stellung bezogen werden kann, sich besonders in den Köpfen festsetzen, ganz einfach weil sie in der Auseinandersetzung bzw. ihrer Wirkung fordernder sind.

In dem angesprochenen Meeting Point Europa z. B. gibt es eine europablaue Sitzinsel auf einem europablau eingefärbten Perserteppich. Alles ist blau. Ein riesiger Thron mit einem abstrakten Stierkopfüberbau und ein zierliches Barock-Sofalein mit geschwungener Rückenlehne. Der prominente Stiergottthron polarisiert. Er demonstriert Macht. Dieses Setting, einschließlich der blauen Europa und der Wandzeichnung zur mythischen Entstehungsgeschichte Europas, könnte man genauso

certain configurations and requirements. What really makes the best sense?

So this has actually become an issue right down to the last detail, and the foreground has for the first time less to do with visuals, externals or aesthetics, but really with the feeling in practice.

Would you have thought that artists were thinking about seats, or had you expected that to happen in that way?
Amely Spötzl: No, of course I hadn't expected that. I was hoping for it, obviously, I think, otherwise it would never have turned out so well. The balance we have achieved in the end is amazing. A balance between wanting to leave enough freedom for one's own styles and personal priorities, and nevertheless still meet the barriers of function and use.

Now every meeting point has become unique.

And if we look a little bit into the future, what will be successful in the long run?
Both (laughing): Now I have to laugh! I am thinking of the blue room, the meeting point "EUROPA." That will certainly be a success.
Amely Spötzl: I do believe that scenarios that go to the limits, which one can discuss, which can be interpreted subjectively and which offer a completely new context that one can comment on, especially focused in the mind, simply because they are more demanding in the discussion or its effect.

In the meeting point Room Europa that we mentioned, for example, there is a Europa blue seat island on a Persian carpet dyed Europa blue. Everything is blue. A huge throne with an abstract bull head superstructure and a small and graceful baroque sofa with a curved backrest. The prominent throne of the bull god polarizes. It demonstrates power. This setting, including the blue goddess Europa and the wall drawing on the mythical genesis of Europe, could be found just as well in the form of an installation in a gallery. The theme "relate" becomes a picture. One can wonderfully experience and discuss the topic of coming together and the theme of the role. Questions are raised, positions taken. As a "user" you become the protagonist, the space becomes the stage. And here, something rolls into motion and impulses arise that stimulate new thinking and communication approaches.
Dagmar Ecken: It is also remarkable that employees perceive the same scenario totally differently. We just spoke about the "Blue Room." There is a slightly different armchair here. When I saw it for the first time, I thought, my God, you can't leave it like that. Well, this chair evoked so much enthusiasm and comments like "I want to have it" or "great." The extremes of opinions and reactions are quite remarkable.
Amely Spötzl: I also believe that spaces, situations or details remain in the memory, and even a sense of belonging or of home, when they exude a particular identity or authenticity. In other words, things that separate and stand apart. They form a clear, sometimes irritating contrast in the surrounding, rather uniform landscape. The more that is the case, the more these alien and narrative elements are felt and experienced.

From experience we know that this input bonds, even when it is separated from preferences in taste. It creates an emotional relationship.
Dagmar Ecken: I have my clear favorites that I find coherent in every construction section, but that is just my taste. And then there are also one or two objects that, if it were up to me, I would rather put away again. But well, we'll see what's left …

But could there be a different evaluation of things and an exchange later on?
Dagmar Ecken: I think there could be an exchange. I tend to doubt whether there will be a great migration of objects. An identification of the employees with "their" area will definitely take place, and one can also sometimes discover small elements of envy because employees find other area designs more successful. But that is deeply human. I think it's a good thing that there are so many reactions.

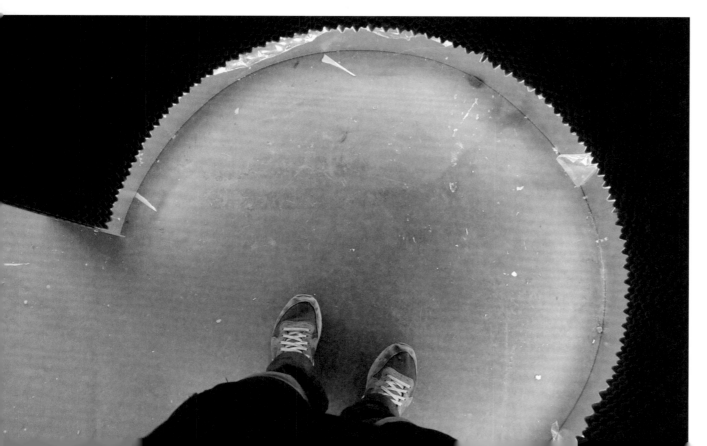

als Installation in einer Galerie finden. Das Thema „sich in Beziehung setzen" wird zum Bild. Man kann das Thema Zusammenkommen und das Thema Rolle wunderbar erleben und diskutieren. Fragen werden aufgeworfen, Stellungen bezogen. Als „User" wird man zum Protagonisten, der Raum zur Bühne. Und hier gerät etwas in Bewegung, entstehen Impulse, die zu neuen Denk- und Kommunikationsansätzen anregen.

Dagmar Ecken: Und es ist erstaunlich, dass Mitarbeiter das gleiche Szenario unterschiedlich und vollkommen anders aufnehmen. Wir haben gerade vom „Blauen Zimmer" gesprochen. Da gibt es einen etwas anderen Sessel. Als ich den das erste Mal gesehen habe, dachte ich: In Gottes Namen, den kann man so nicht stehen lassen. Tja, und dann löst dieser Sessel so viel Begeisterung aus, bis zum Kommentar „Will ich haben" oder „Großartig". Die Extreme der Meinungen und Reaktionen sind schon bemerkenswert.

Amely Spötzl: Ich glaube auch, dass Räume, Situationen oder Details im Gedächtnis bleiben, ja sogar etwas wie Zugehörigkeits- oder Heimatgefühl auslösen, wenn sie eine besondere Identität oder Authentizität ausstrahlen. Also Dinge, die sich abgrenzen und eigenständig sind. Sie bilden in der umliegenden eher uniformen Landschaft einen deutlichen, mitunter irritierenden Kontrast. Je mehr das der Fall ist, umso spür- und erlebbarer sind diese kontextfremden erzählerischen Elemente.

Aus der Erfahrung wissen wir, dass dieser Input auch losgelöst von geschmacklichen Vorlieben bindet. Es entsteht eine emotionale Beziehung.

Dagmar Ecken: Es gibt in jedem Bauabschnitt meine klaren Lieblinge, die finde ich für mich stimmig, aber das ist halt mein Geschmack und dann gibt es auch ein oder zwei Objekte, die würde ich wieder wegräumen, wenn es nach mir ginge... Aber gut, man wird sehen, was bleibt...

<u>Aber es kann ja durchaus so sein, dass man Sachen anders bewertet und es einen nachgelagerten Austausch geben wird?</u>

Dagmar Ecken: Ich denke schon, dass es einen Austausch geben kann. Ob es jetzt die große Wanderung der Objekte geben wird, das wage ich zu bezweifeln. Eine Identifizierung der Mitarbeiter mit „ihrem" Bereich findet definitiv statt und man kann mitunter auch kleine Neidkomponenten entdecken, da Mitarbeiter andere Bereichsgestaltungen gelungener finden. Aber das ist ja zutiefst menschlich. Ich finde es insgesamt gut, dass überhaupt so viele Reaktionen kommen.

<u>So ein Territorialverhalten ist die eine Sache. Gibt es denn auch sowas wie Meeting Point-Tourismus? Grundsätzlich sind die Räume ja eigentlich nicht einem festen Mitarbeiterkreis zugeordnet.</u>

Dagmar Ecken: Ich nehme schon eine Art „Tourismus" wahr. Alle sind sehr interessiert, weil sie ja sehen, dass jeder Bereich anders gestaltet worden ist. Aber am Ende überwiegt wohl der Territorialinstinkt: Meine Homebase ist mein Bereich und mit dem identifiziere ich mich.

<u>Wenn man sich die alten Räume, insbesondere die Teeküchen, vergegenwärtigt, umfasst der Umbau einige neue Kristallisationspunkte für informelle Kommunikation im Unternehmen. Plötzlich existieren in viel größerem Maße Räume, wo Leute sich zufälligerweise über den Weg laufen und zusammensetzen könnten. Haben Sie schon das Gefühl, dass sich das ein Stück weit bemerkbar macht?</u>

Dagmar Ecken: Ja, wenn man eine Tour durch das Gebäude macht, sieht man schon die Veränderung und dass die Flächen intensiver zum spontanen Austausch genutzt werden. Besonders freut mich, dass die Meeting Points (Zugriff von bis zu 90 MA) so angenommen werden und zum Arbeiten, Feiern und für interne Meetings genutzt werden. Diese multifunktionale Nutzung und diesen bereichsübergreifenden Dialog haben wir uns gewünscht. Man kann bereits jetzt sagen: Es beginnt.

<u>Und wie sehen Sie den Projektansatz insgesamt? Können Sie sich vorstellen, dass bestimmte Lehren hier aus dem Projekt weitergetragen und weiterentwickelt werden können? Wenn ja, welche könnten das zum Beispiel sein?</u>

Dagmar Ecken: Es gibt viele Lehren aus dem Projekt, die Auswahl der Oberflächenmaterialien, die sonstigen baulichen Standards und die entwickelten Raummodule werden auch in anderen Projekten wie z. B. unseren Konzernhäusern umgesetzt. Natürlich immer auf den konkreten Fall abgestimmt. Die individuelle Gestaltung der Meeting Points würden wir auch gerne in anderen Immobilien umsetzen, aber vieles hat seine Grenzen.

<u>Wenn Sie jetzt das ganze Projekt einmal grundsätzlich bewerten und auch andere Organisationen im Blick haben, glauben Sie, dass das auch andere Konzerne so umsetzen können?</u>

Dagmar Ecken: Definitiv. Wir haben bereits jetzt Besuche von anderen Firmen. Es spricht sich herum, dass man im Verhältnis gesehen mit „relativ wenig"

This kind of territorial behavior is one thing. Is there something like meeting point tourism? Are the spaces not actually assigned to a fixed group of employees on principle?
Dagmar Ecken: I'm already noticing a kind of "tourism." Everyone is very interested, because they see that each area has been designed differently. But in the final analysis, the territorial instinct probably dominates: my home base is my area and I identify with it.

If you look at the old rooms, especially the staff kitchens, the reconstruction involves some new focal points for informal communication within the company. Suddenly there are spaces where people can bump into each other by accident and sit down and talk. Do you have the feeling that this is noticeable already?
Dagmar Ecken: Yes, if you undertake a tour of the building, you can already see the change, and the surfaces are used more intensively for spontaneous exchanges. I'm particularly pleased that the meeting points, which offer access for up to 90 employees, are accepted and used for working, parties, celebrations and internal meetings. We wanted this kind of multifunctional use and dialogues between the areas. And we can say already that: it's beginning.

And how do you see the project approach overall? Can you imagine that certain learning outcomes could be transferred from the project and developed further? If so, what kind of examples could you give?
Dagmar Ecken: There are many learning outcomes from the project – the selection of the materials for the surfaces, the other construction standards and the developed space modules are also being used in other projects, such as our group buildings. Obviously, everything is always adapted to each specific case. We would also like to implement the individual design of the meeting points in other properties, but a lot of outcomes have their limits.

If you now evaluate the whole project in principle, and also have other organizations in view, do you believe that this can also be implemented by other groups?
Dagmar Ecken: Definitely. We've already had visits from other companies. Word is getting around that modern and future-oriented office worlds can also be implemented in existing buildings with "relatively little" effort. I'm deeply convinced that our concept can be used to breathe new life into existing buildings. You do not have to build a new building – we showed that.

And what would you say to someone who is planning such a project? Is there such a thing as the five golden rules to observe?
Dagmar Ecken:
- "It won't work" doesn't exist!
- Search for the best solution, even if it takes a lot of discussions and strength!
- Fight for your conviction, it's worth it!
- Be courageous and do not lose courage!
- Seek allies!

A helpful collection. Amely, how would you see this? What do you think the artists can take from this project? Was there any surprise or something extraordinary that you remember?
Amely Spötzl: Yes, for example the theme of change in communication culture in the new rooms. We have already been able to see how a different way of talking is developing. The open atmosphere makes everything appear somewhat broken up from the start. Excited and spontaneous utterances just happen. Personal comments are more natural. The settings, which clearly do not fit into the usual corporate framework and are even absurd, humorous or in some way alien initially, are registered as new and challenging. We artists take that with us as an experience. New questions arise, and the belief in the relevance of artistic values, decisions and actions is strengthened. We believe that in the longer term, external inspiration – if it is strong enough, cultivated and kept alive – can have an influence on a lot of human relations and, with some support, especially in change processes, influence social interaction and the atmosphere in whole areas. In addition, of course, we take with us a lot of memories from the individual work stages and installation phases.

The "treasure hunts" at flea markets and junkyards during our shopping excursions in Germany and abroad left behind many varied and impressive memories. Just like rummaging around in scrapyards and in the Telekom archives, for example with regard to the form, color or movement laboratory, which were implemented in multi-part installations made of objects and finds on the front walls of some open space areas. This is certainly one of the most extraordinary memories. Working with telephone cells, cables and telephone handsets. Here, of course, the ideas do not come to a standstill when the project ends.

Aufwand auch in Bestandsgebäuden moderne und zukunftsfähige Bürowelten realisieren kann. Ich bin zutiefst davon überzeugt, dass man mit unserem Konzept Bestandsimmobilien eine neue Seele einhauchen kann. Man muss nicht immer neu bauen – das haben wir gezeigt.

Und was würden Sie jemandem mit auf den Weg geben, der so ein Projekt plant? Gibt es sowas wie die fünf goldenen Regeln bei so einem Projekt?

Dagmar Ecken:
- Geht nicht gibt es nicht!
- Suche nach der besten Lösung, auch wenn es viele Diskussionen und Kraft bedarf!
- Kämpfe für deine Überzeugung, es lohnt sich!
- Sei mutig und verliere nicht die Courage!
- Suche dir Verbündete!

Eine hilfreiche Sammlung. Amely, wie würden Sie das sehen, was glauben Sie, was die Künstler mit aus dem Projekt herausnehmen? Gab es Überraschendes oder Außergewöhnliches, was in Erinnerung bleibt?

Amely Spötzl: Ja, zum Beispiel das Thema Veränderung der Kommunikationskultur in den neuen Räumen. Wir konnten bereits miterleben, wie sich eine andere Art der Gesprächsführung einstellt. Durch die offene Atmosphäre erscheint alles von Anfang an etwas aufgebrochen. Äußerungen passieren einfach angeregt und spontan. Persönliche Kommentare sind selbstverständlicher. Die Settings, die deutlich aus dem gewohnten Corporate-Rahmen fallen, sogar absurd, humorvoll oder in irgendeiner Art erstmal fremd wirken, werden als neu und herausfordernd registriert. Das nehmen wir Künstler als Erfahrung mit. Es entstehen neue Fragen, und der Glaube an die Relevanz von künstlerischen Werten, Entscheidungen und Handlungen ist gestärkt. Wir stellen uns vor, dass längerfristig äußere Inspiration – wenn sie stark genug ist, gepflegt und lebendig gehalten wird – Einfluss auf viel Zwischenmenschliches haben kann und mit etwas Begleitung, gerade in Veränderungsprozessen, Einfluss auf Umgang und Klima in ganzen Bereichen nehmen wird. Außerdem nehmen wir natürlich ganz viel Erinnerung aus den einzelnen Arbeitsschritten und den Installationsphasen mit.

Allein die „Schatzsuchen" auf Flohmärkten und Trödelhallen während unserer Einkaufsexkursionen im In- und Ausland hinterlassen vielseitige, eindrückliche Erinnerungen. Genau wie das Stöbern auf Schrottplätzen und in Archiven der Telekom z. B. bezüglich des Form-, Farb- oder Bewegungslabors, das in vielteiligen Installationen aus Objekten und Fundstücken an den Stirnwänden einiger Open-Space-Bereiche umgesetzt wurde. Das ist sicherlich auch eine der außergewöhnlichsten Erinnerungen. Das Arbeiten mit Telefonzellen, Kabeln und Telefonhörern. Hier hält natürlich der Ideenmotor nicht mit Projektende auf zu laufen …

Dagmar Ecken: Also mir fällt doch noch eine weitere Regel ein: Kostenrestriktion macht erfinderisch.

Amely Spötzl: Ja, das ist super, genau, das stimmt. Grenzen in jeder Hinsicht machen wirklich erfinderisch und das haben wir in ganz vielen Punkten auch gezeigt.

Dagmar Ecken: Zum Beispiel wollten wir durch den Austausch der Deckenbeleuchtung in den dunklen Verbindungsfluren eine hellere, freundliche Atmosphäre erzeugen. Hierfür sollten die Spots durch großflächige Leuchten ersetzt werden. Diese Auswechslung wäre mit einem Standardprodukt vom Markt zu teuer und somit nicht realisierbar gewesen. So entstand die Idee, unsere Leuchten selbst zu bauen. Das war nicht einfach, aber wir haben einen geeigneten Produzenten gefunden, der sie uns bauen konnte. Das Ergebnis kann sich sehen lassen und hat nur einen Bruchteil vom Standardprodukt gekostet.

Amely Spötzl: Das Gefühl kenne ich auch. Standard bringt nicht immer die effektivste Lösung. Oft hat die beste Lösung gar nicht unbedingt mit Geld oder einem herkömmlichen Wert zu tun, sondern wirklich nur mit einer Perspektive oder mit einer neuen Interpretation und schon beginnen sich Gleichgewichte zu verlagern und man braucht nur einen kleinen Hebel, um viel Gewicht zu bewegen und ein ganzes Kapitel neu zu definieren.

Dagmar Ecken: Und es zeigt sich ganz oft in den vermeintlichen Kleinigkeiten. Zum Beispiel das Podest in einem Meeting Point im dritten Bauabschnitt ist so eins meiner Lieblingsobjekte. Zum einen, weil ich es einfach sehr gelungen finde. Zum anderen, weil es als begeh- und besitzbare Bühne multifunktional einsetzbar ist. Ich war in verschiedenen Installationsphasen mehrmals da und habe mir den Fortgang immer

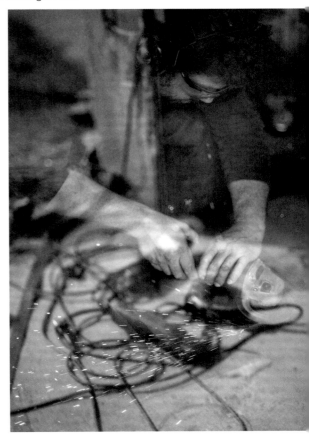

Dagmar Ecken: I've just thought of yet another rule: cost restrictions are the mother of invention!

Amely Spötzl: Yes, that's right, that's exactly right – super! In every respect, limits really force one to be inventive, and we have shown that at many points.

Dagmar Ecken: For example, we wanted to create a brighter and more friendly atmosphere by exchanging the ceiling lighting in the dark connecting corridors. To achieve that, we would have had to replace the spotlights with large-area lamps. This change would have been too expensive with a standard product from the market, so it wasn't feasible. So then we had the idea of building our own lamps. It was not easy, but we found a suitable producer who could make them. The result speaks for itself and cost only a fraction of the standard product.

Amely Spötzl: I also know that feeling. Standard approaches do not always provide the most effective solutions. Often, the best solution does not necessarily have anything to do with money or a conventional value, but far more with just a perspective or with a new interpretation, and the equilibria already begin to shift – and then only a small lever is needed to move a lot of weight and to define an entire chapter anew.

Dagmar Ecken: And that is often the case with the supposed trifles. For example, the podium at a meeting point in the third stage is one of my favorite objects. On the one hand, I simply find it very successful, and on the other, it can be used as a versatile and multifunctional walk-on stage with seating. I was there a number of times during several installation phases and I watched the progress again and again. It looked great during every

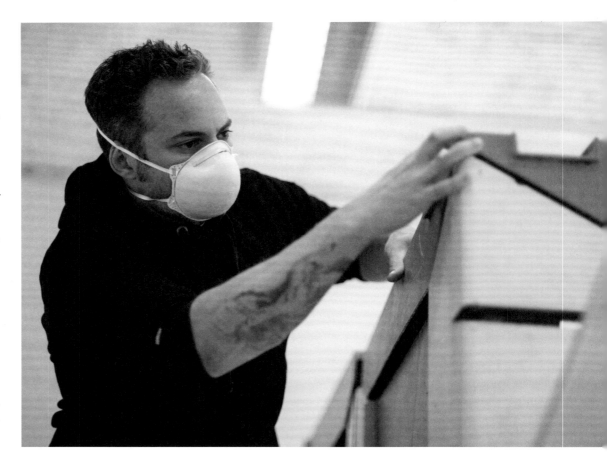

phase. But when the ensemble was finally connected to the open ceiling by canal pipes, it suddenly had the perfect look. Madness. Now it is really anchored to the building.

Amely Spötzl: Right. Through a functionally "meaningless," purely sculptural "annex," an island with a special connection to the building has been created. The space is self-assured and active, even though this special room format is one of the darkest of the entire meeting points due to its few sources of natural lighting.

A small artistic intervention with a great effect. What would you like to advise artists who are considering similar projects? Contract projects of this kind that fall into the field of art are constantly under discussion. It is far from easy to be directly involved in questions of functionality. In the so-called liberal arts, this is always questioned, so very quickly you get into a Bermuda Triangle of unresolved conditions, of art, kitsch and design.

Amely Spötzl: Yes, that is a central point. This is a kind of primal question, which is about art and is addressed to art. No artist can avoid it when they leaves their studio for a trip to a company. The decision to get involved in, say "cross-border" projects, should be considered and, if positive, then taken with self-confidence.

Conflicts regarding genres, value, definitions and perspectives can then be solved through the interest in the game and the experiment. Both one's own view and the perspective change according to the position you take. Not a simple, but a brilliant, experience. An artist does not become a designer when they work on a chair. They do that as an artist, that's

wieder angeschaut. Es sah in jeder Phase toll aus. Aber als bei diesem Ensemble zum Schluss noch mit Kanalrohren die Verbindung zu der offenen Decke aufgenommen wurde, hatte es auf einmal den perfekten Look. Wahnsinn. Jetzt ist es wirklich mit dem Gebäude verankert.

Amely Spötzl: Stimmt. Durch einen funktional „sinnfreien", allein skulpturalen Anbau ist eine Insel mit besonderer Verbindung zum Gebäude entstanden. Der Raum wirkt selbstbewusst und aktiv. Und das obgleich dieses spezielle Raumformat aufgrund der geringen natürlichen Beleuchtungsquellen zu den dunkelsten der gesamten Meeting Points zählt.

<u>Ein kleiner künstlerischer Eingriff mit großer Wirkung. Was würden Sie Künstlern, die ähnliche Projekte in Erwägung ziehen, mit auf den Weg geben? Im Bereich der Kunst geraten Auftragsprojekte dieser Art immer wieder in die Diskussion. Es ist alles andere als einfach, unmittelbar in Fragen von Funktionalität eingebunden zu sein. In der sogenannten freien Kunst wird das immer wieder hinterfragt. Damit taucht man schnell ein in ein Bermuda-Dreieck der ungelösten Verhältnisse, dem von Kunst, Kitsch und Design.</u>

Amely Spötzl: Ja, das ist ein zentraler Punkt. Eine Art Ur-Frage nach der Kunst und an die Kunst. Um sie kommt kein Künstler herum, wenn er sein Atelier für einen Ausflug in ein Unternehmen verlässt. Die Entscheidung, sich auf, sagen wir mal, „grenzüberschreitende" Projekte einzulassen, sollte überlegt und, wenn positiv, dann selbstbewusst getroffen werden.

Konflikte bzgl. Gattungen, Wert, Definitionen und Perspektiven können dann über das Interesse am Spiel und am Experiment gelöst werden. Sowohl der eigene Blick als auch die Sicht verändern sich entsprechend dem Standpunkt, den man einnimmt. Keine einfache, aber eine geniale Erfahrung. Ein Künstler wird nicht zum Designer, wenn er einen Stuhl bearbeitet. Er tut dies als Künstler, darin liegt der Reiz. Im Zweifel erfindet er einen Stuhl neu oder führt ein „Fundstück" über eine neue Interpretation in eine völlig andere, neue Dimension. Das große Stichwort ist Transformation. Transformation ist in meinen Augen ein Prozess der Umwandlung, in dem sich kunstschaffende Energie sehr stark verdichtet. Er kann, je konzentrierter und individueller er betrieben wird, Schlüssel für undenkbar viele, nie vermutete Lösungen sein. Wir brauchen überall, nicht nur im Kleinen, interdisziplinäre Kooperationen und Lösungen, um aus den unzähligen Sackgassen aktueller zeitgenössischer Herausforderungen zu steuern. Egal in welcher Frage. Sich in sein Fachgebiet zurückzuziehen ist meiner Meinung nach eine Art Zukunftsverweigerung. Und Projekte dieser Art brauchen auf allen Seiten mutige, entscheidungsfreudige und tatkräftige Positionen. Wir haben erlebt, dass es wohltuend leicht sein kann, sich abschnittsweise frei von der Freiheit der Kunst zu fühlen. Der Anspruch kommt dann nicht allein aus dem inneren Studierzimmer, sondern aus mehreren Richtungen. Er bewegt und ist Bewegung. Und Bewegung kommt durch Bewegung. Ich habe von vielen Künstlern als Feedback auf die Zusammenarbeit und die Thematik genau das beschrieben bekommen. Auflockerung und Inspiration für ihren eigenen Weg und ihre eigene Arbeit. Außerdem könnte ich für die Realisierungsphase viel über das Konfliktpotenzial zwischen Planung, Kontrollbedürfnis und spontaner Intuition sowie den künstlerischen Prozess berichten. Zusammenfassend würde ich der Intuition so viel Raum wie irgend möglich lassen. Irritationen wird es immer geben, auf allen Seiten. Dafür sind die Welten, die aufeinandertreffen, zu unterschiedlich. Und sie sind zu weit voneinander entfernt. Es ist schon eigenartig, in ein komplexes, hauptsächlich graues Bürogebäude zu kommen, das auf den ersten Blick genormt, fix und uniform anmutet. Da kann einem als Künstler schon mal der Atem stocken und das Gefühl überwiegt, hier fehl am Platz zu sein. Aber gerade diesen Impuls gilt es auszuhalten. Man kann dann leicht feststellen, dass überall Quellen sind, und gerade weil es so neutral überall ist, sprudeln sie umso lebendiger in ihr Umfeld.

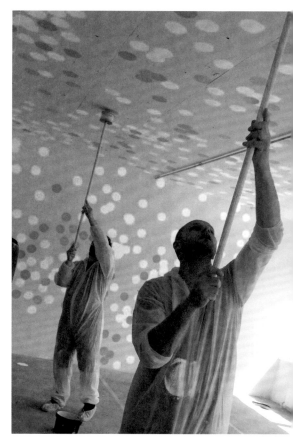

<u>Noch eine letzte Frage: Wie geht das Künstlerteam jetzt damit um, wenn man fast 20 Monate Vollgas an so einem Projekt gearbeitet hat und jetzt fertig ist?</u>

Amely Spötzl: Das ist eine gute Frage. Man kann wohl sagen, dass wir uns komisch fühlen. Etwas fehlt. Ein Echo bzw. Widerhall, eine Reaktion. Normalerweise stellt ein Künstler neue Werke oder Werkzyklen in einer Ausstellung aus oder in einer individuell gewählten Form der Öffentlichkeit vor. Da entsteht das genannte Echo und er bekommt die Reaktionen zu spüren, zu hören. Aus diesen Resonanzen filtert er das Wesentliche für sich heraus, das ihm gleichsam eine Rückkopplung ermöglicht.

where the excitement lies. If they have any doubt, they reinvent a chair or introduce a "find" about a new interpretation into a completely different, new dimension.

The great key word is transformation. Transformation is, in my opinion, a process of conversion in which art-creating energy becomes very condensed. It can be the key to unthinkably many unsuspected solutions the more it is driven by concentration and individuality. We need interdisciplinary cooperation and solutions not only in small areas, but everywhere, in order to steer us out of the endless dead-ends of present, contemporary challenges. No matter what the question. Pulling back into one's own special field is, in my opinion, a kind of denial of the future. And projects of this kind need courageous, decisive and energetic positions on all sides. We have seen that it can be soothingly easy to feel free from the freedom of art. The pretense comes not only from the inner study room, but from several directions. It moves and is movement.

And movement comes from movement.

Precisely that has been described to me by many artists as feedback with regard to the cooperation and the topic. Loosening up, as it were, and inspiration for their own way and their own work.

I could also talk a lot about the conflict potential between planning, the need for control and spontaneous intuition, as well as the artistic process for the implementation phase.

To sum up, I would give intuition as much space as possible. There will always be irritations, on all sides – because the worlds that come together are simply too great. And they are too far apart from each other.

It is a strange thing to come into a complex, mainly gray office building, which at first glance looks standard, fixed and uniform. As an artist, it can take your breath away, and you get the feeling you're out of place there. But it is precisely this impulse that you have to resist. Then it is easy to see that there are sources everywhere, and precisely because it is so neutral everywhere, they bubble up into their environment.

One last question. How do the artists on the team now deal with the fact that they have been working on such a project for almost 20 months and have now finished their work?

Amely Spötzl: That's a good question. One can probably say that we feel strange. Something is missing. An echo or a reverberation, a reaction. Normally, an artist presents new works or work cycles to the public at an exhibition or in a form they choose personally. Then the echo comes and they get to experience the reactions, to hear them. They filter out the essentials for themself from these responses, which makes feedback possible, as it were.

After the project, which cost us a similar amount of effort to that of an enormous exhibition, we are now missing the connecting point of a vernissage. So for us, the questions of what reactions our creations evoke, of what happens when people move around in the spaces we designed, remain unanswered. That feels empty to a certain extent, but the energy from the project lasts for a while before it gradually gets lost. And of course after a break it is good to "find oneself" again and pick up the threads in one's own studio.

Dagmar Ecken: Our team ultimately experienced something similar. There is some relief and the tense energy is slowly dissipating. And it would be nice to get more immediate reactions when people move in. After all, we get to hear about nice side effects. During the conversion, the security people followed all the steps carefully and now look forward to their nightly rounds. They really did a good job.

But due to the three-stage development and the successive moves, it was unfortunately impossible to arrange a larger, immediate and personal feedback process during day-to-day operations. So we are planning to make the objects available to a wider audience at a "get-together party" in October this year. This will be a good opportunity to ask all sorts of questions.

Amely Spötzl: Yes, I'm really excited.

Allow me to make a personal remark. I think it is amazing to see how a supposedly strict corporate environment can actually grow through such a project.

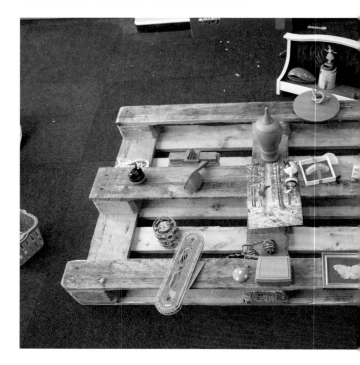

Nach dem Projekt, das uns vergleichbar viel Kraft wie eine enorm große Ausstellung gekostet hat, fehlt uns nun dieser Anknüpfungspunkt einer Vernissage. So bleiben die Fragen, welche Reaktionen unser Schaffen hervorruft, was passiert, wenn die Menschen sich in den von uns gestalteten Räumen bewegen, für uns unbeantwortet. Das fühlt sich gewissermaßen leer an, doch die Energie des Projektes hält noch eine Zeitlang an, bevor sie sich sukzessive abbaut. Und natürlich ist es gut, nach einer Pause wieder „zu sich zu kommen" und im eigenen Atelier den Faden wiederaufzunehmen.

Dagmar Ecken: Unserem Team geht das letztlich ähnlich. Es gibt eine gewisse Erleichterung und die angespannte Energie entlädt sich langsam. Und da wäre es schon schön, mehr von den unmittelbaren Reaktionen beim Einzug mitzubekommen. Immerhin bekommen wir schöne Nebeneffekte zu hören: Sicherheitskräfte freuen sich erstmals auf ihre nächtlichen Runden und haben auch während des Umbaus alle Schritte aufmerksam mit verfolgt. Die haben wirklich einen guten Job gemacht. Aufgrund des dreistufigen Ausbaus und der sukzessiven Umzüge war es im laufenden Betrieb aber leider nicht möglich, einen größeren, unmittelbaren und persönlichen Feedback-Prozess zu arrangieren. Dafür planen wir im Oktober dieses Jahres die Objekte auf einer Art „Get-together-Party" einem größeren Publikum zugänglich zu machen. Eine gute Gelegenheit, alle möglichen Fragen stellen zu können.

Amely Spötzl: Genau, da bin ich echt schon gespannt.

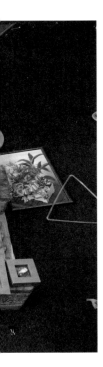

Gestatten Sie mir eine persönliche Bemerkung: Ich finde, es ist schon erstaunlich zu sehen, wie in einem vermeintlich strengen Konzernumfeld durch solch ein Projekt tatsächlich etwas zusammenwachsen kann. Bei Ihnen beiden stelle ich fest, dass da fast so eine Art blindes Verständnis über die Zeit entstanden ist.

Dagmar Ecken: Ja, ich kann diese Beobachtung nur bestätigen. Amely war meine Hauptansprechpartnerin und die hat das Ganze verstanden. Die hat auch mich in meiner Position verstanden. Meine Nöte, die Ambition und Zielsetzung dieses Projektes. Deswegen kann ich nur sagen, einfach super umgesetzt. Ich gehe auch davon aus, dass sie die Anforderungen sehr sensibel in ihr Team reingetragen hat. Mir ist vollkommen klar, dass Künstler in gewisser Weise eine Art „freie Radikale" sind und nur schwer eingefangen werden können. Ich habe mich da jederzeit wirklich gut aufgehoben gefühlt. Allein schon, wenn wir zum Schluss durchgelaufen sind, da haben wir ja immer noch in kürzester Zeit finale Anpassungen vorgenommen. Das gehört sicherlich dazu, dieses präzise Verständnis unter Zeitdruck mit Kleinigkeiten. Sachverhalte angemessen zu verändern, war eine schöne Erfahrung. Natürlich ging es auch darum, sich regelmäßig mal draußen hinzusetzen und nochmal zu schauen, wie es weitergeht und wie wir was Gutes realisieren können.

Amely Spötzl: Im Nachhinein denke ich, dass wir auch viel nonverbal kommuniziert haben. Es kann gar nicht alles begrifflich präzise benannt werden in der Grauzone zwischen Freiheit und Vorsicht. Dieses Phänomen haben wir respektiert. Deswegen war das Zusammenwirken beweglich und konstruktiv. Und jedes Mal, wenn wir eine Situation gemeinsam zufrieden verlassen haben war das ein doppelt ausgezeichnetes Gefühl. Wir wussten, wir haben Neuland entdeckt und gerade das erste Mal beschritten.

Für diese Offenheit bin ich sehr, sehr dankbar.

Dagmar Ecken: Also für mich gab es immer einen besonders spannenden Moment – eure Präsentation der sogenannten Moodboards. Diese Moodboards haben wir ja auch zur Information an Projektbeteiligte zur weiteren Abstimmung weitergegeben. Und da waren dann natürlich einige, sagen wir mal, schwierige Sachen drin. Dann ist aber nachher doch noch viel anderes passiert. Und allein schon dieses Vertrauen haben zu können, das wird schon in dem Rahmen dann nachher kommen, wie man sich das oder wie ich mir das vorstelle, war im Laufe des Projektes sehr entspannend. Dass dies dann immer auch genau so funktioniert hat, glaube ich, das ist wirklich sehr Amely zu verdanken.

Amely Spötzl: Für mich und alle Kollegen, die mit dabei waren, waren die Abschlussrundgänge besonders beeindruckend. Wenn wir durch alles durchgegangen sind und nochmal geguckt haben. Da war ich jedes Mal beeindruckt wie groß die Wahrnehmungsfähigkeit auf Ihrer Seite ist und wie riesig die Kondition, Dinge zu sehen und Dinge aufzunehmen. Da habe ich mich wirklich gefreut, was nach und nach immer und immer wieder neu ins Auge gefallen ist. Wir haben ja schon auch viel versteckt und ich bin mir sicher, bestimmte Dinge sieht man erst beim dritten Mal. Aber das war supergut, wie im Besonderen Ihr Blick geschult und wie umfassend und weitreichend die Wahrnehmung ist. Hut ab!

Dagmar Ecken: Danke schön, das Kompliment gebe ich gerne an unser Team weiter.

<u>I find that, over time, you developed a kind of blind mutual understanding.</u>
Dagmar Ecken: Yes, I can only confirm that observation. Amely was my main contact and understood the whole thing. She also understood my position, my difficulties and the project's ambition and purpose. That's why I can only say, it was just superbly implemented. I also assume that she communicated the requirements to her team very sensitively. It is quite clear to me that in some ways, artists are kind of like "free radicals" and can only be captured with difficulty. I felt I was in very good hands at all times. Just take the fact that when we got through to the end, we still made the final adjustments very quickly. This was certainly part of it, this precise understanding of trifles under time pressure. Changing the circumstances as appropriate was a nice experience. Of course, it was also about sitting outside regularly and looking again at how we should proceed and how we could implement something good.
Amely Spötzl: In retrospect, I think that we also did a lot of non-verbal communication. Conceptually, not everything can be stated precisely in the gray area between freedom and caution. We respected that phenomenon. That's why the cooperation was flexible and constructive. And it was a doubly excellent feeling every time we left a situation when we were both satisfied together. We knew we had discovered new territory and just broken new ground for the first time. I am very, very grateful for that openness.

Dagmar Ecken: So for me there was a particularly exciting moment – your presentation of the so-called mood boards. We also passed on information about these mood boards to the project partners for a further vote. And of course there were, let's say, some difficult things. But then, much more happened afterwards. And just to be able to have the confidence that came afterwards in the framework of how one imagined it or how I imagined it, was very relaxing in the course of the project. That this always worked the same way is, I think, really very much down to Amely.
Amely Spötzl: For me and all the colleagues who were there, the final rounds were particularly impressive. When we had gone through everything and taken another look. I was impressed every time by how great the perceptiveness was on your side and how immense your ability to see things and to absorb things. I was really looking forward to what became gradually noticeable, again and again. We also hid a lot, and I'm sure that one only sees certain things at the third view. But it was really good how, in particular, her view trains you and how comprehensive and far-reaching her perception is. Hats off!
Dagmar Ecken: Thank you! I'll gladly pass on the compliment to our team.

→ Meeting Point "Europa"

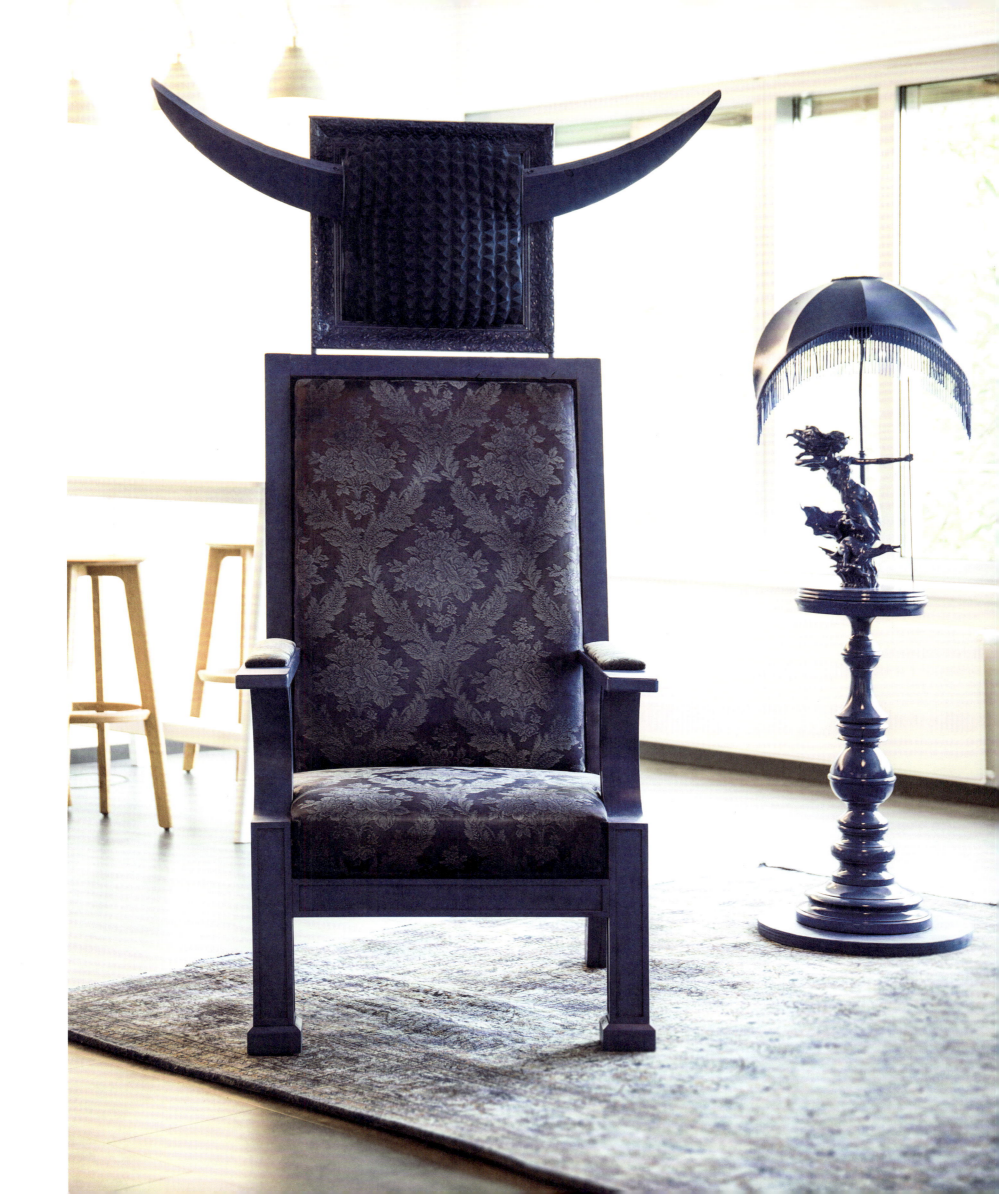

PART 04
PROJECT PARTICIPATION
COLOPHON

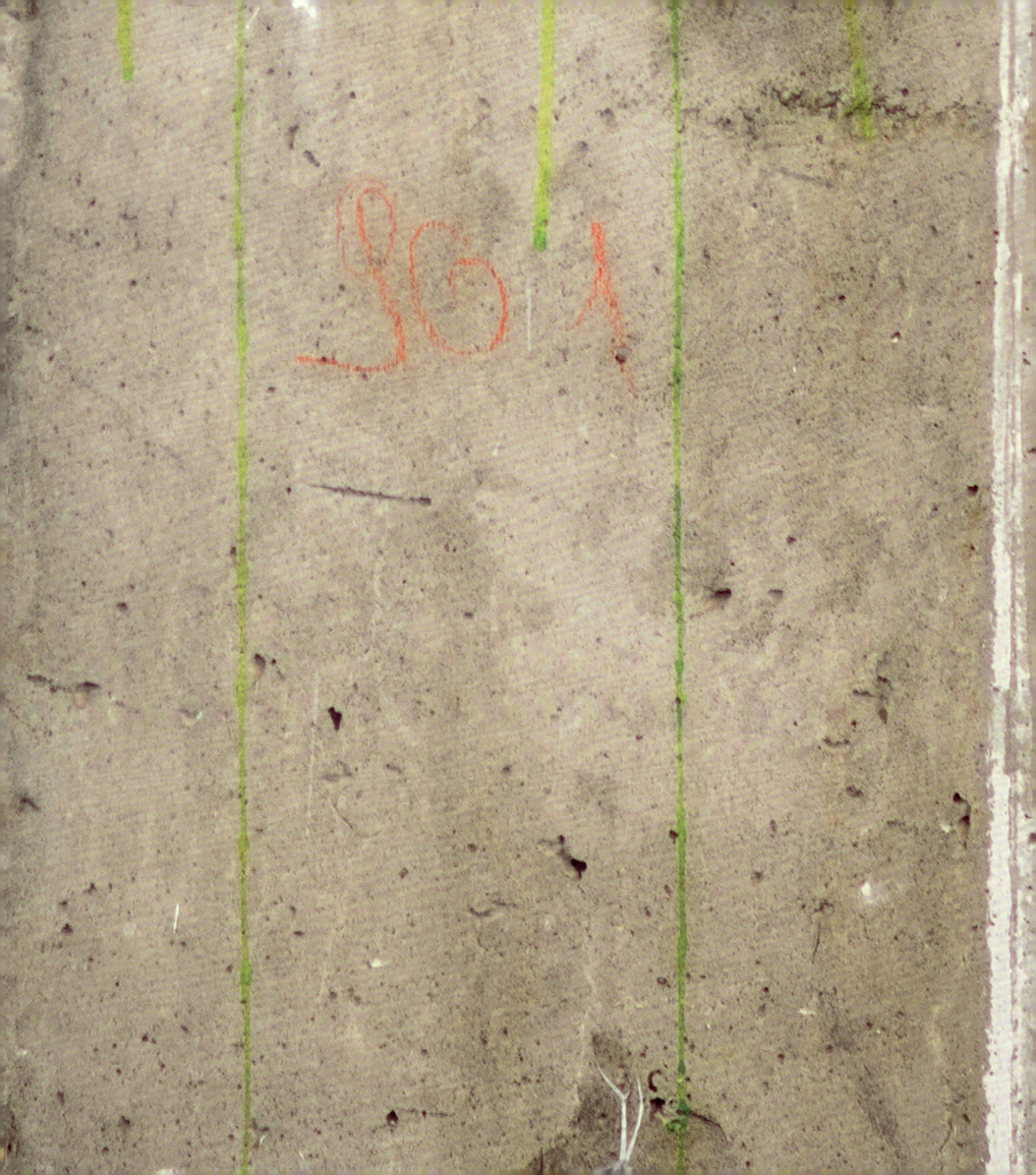

Project members Deutsche Telekom GSUS Group Supply Services

Group Supply Services is responsible for real estate management for the national and international group Deutsche Telekom AG, as the central strategy, regulation and policy-maker for real estate matters. They oversee the management and development of the national real estate portfolio, as well as all operational facility and property services. Furthermore, GSUS is responsible for purchasing all units for the Deutsche Telekom group.

Group Supply Services (GSUS) verantwortet die Immobiliengovernance im nationalen und internationalen Konzern Deutsche Telekom AG als zentraler Strategie-, Regelungs- und Richtliniengeber für alle Immobilienbelange. Sie verantwortet die Steuerung und Weiterentwicklung des nationalen Immobilienportfolios sowie alle operativen Facility- und Propertydienstleistungen. Weiterhin verantwortet GSUS im Konzern die Einkaufsfunktion für alle Einheiten der Deutschen Telekom.

I would first like to thank Thomas Dannenfeld and Rainer Hoff for the support and trust they placed in me/us.

Special thanks for the professional input, engagement and patience go to my project management team, Dirk Thiele and Claudia Weiser, as well as all those involved who supported the success of the project: Antje Hundhausen, Claudia Hesse, Claudia Hergert, Falk Sure and Detlef Riquier.

And, of course, a big thank-you to our participating engineering companies and executive firms:
Canzler GmbH, KuBuS Architekten, Strabag PFS, Zammit GmbH, HZI Bonn, Caverion GÜ, Heinrich Schmid GÜ, Cichon und Stolberg, Forster Gartenbau

Dagmar Ecken

Ich möchte mich zuerst bei Thomas Dannenfeldt und Rainer Hoff für die Unterstützung und das mir/uns entgegen gebrachte Vertrauen bedanken.

Besonderer Dank für den fachlichen Input, das Engagement und die Geduld geht an mein Projektleitungsteam Dirk Thiele/ Claudia Weiser und an alle Beteiligten, die uns beim Gelingen des Projektes unterstützt haben wie Antje Hundhausen, Claudia Hesse, Claudia Hergert, Falk Sure, Detlef Riquier.

Und natürlich ein großes Dankeschön an unsere beteiligten Ingenieurbüros und die ausführenden Firmen:
Canzler GmbH, KuBuS Architekten, Strabag PFS, Zammit GmbH, HZI Bonn, Caverion GÜ, Heinrich Schmid GÜ, Cichon und Stolberg, Forster Gartenbau

Dagmar Ecken

ORANGE COUNCIL

Chief curation:
Dr. Bernhard Zünkeler

Creative direction:
Michael Barche
Andreas Geyer
Ulrich Zünkeler

Artist collective freeters
Künstlerkollektiv freeters

Johannes Baum
Johannes Max Maria Hess
Rafael-Maria Hildebrandt
Laura Maßmann
Silke Mattern-Specht
Nils Müller
Martin Schüßler
Jan Moritz Stahl
Bernd Zöllner

Leading artists/project management:
Amely Spötzl (developement/curation)
Ludger Molitor (developement/technology)

Special support:
Maya Moll

Additional artists
Weitere Künstler

Sonja Simone Albert
Shana Alpino
Vincent Alpino
Thea Altmann
Volker von Baczko
Ben Bayer
Florian Benet
Yamila Bernd
Lavanya Boesten
Pasquale Demeco
Loic Devaux
Damien Elma
Klaus Hann
Anne von Hoyningen-Huene
Benjamin Juran
Isthia Kalach
Cosima Kaye
Thieß Krause-Sparmann
Georg Krefeld
Birgit auf der Lauer
Sandra Machel
Konrad Magin
Johanna Molitor
Miriam Nolte
Julien Parsonneau
Caspar Pauli
Paul Jonas Petry
Maik Seehaver
Markus de Seriis
Michael Sistig
Vincent Sojic
Götz Specht
Tobias Stutz
Lukas Thein
Norbert Thomas
Oliver Thomas
Charlotte Voelskow

COLOPHON

This catalog is published on the occasion of the finished renovation of the Deutsche Telekom Headquarters at Friedrich-Ebert-Allee, Bonn.
Dieser Katalog erscheint anlässlich des abgeschlossenen Umbaus des Headquarters der Deutschen Telekom in der Friedrich-Ebert-Allee 140 in Bonn.

Editor/Herausgeber: ORANGE COUNCIL, Dr. Bernhard Zünkeler
Concept/Konzeption: ORANGE COUNCIL, www.orange-council.de

Design/Gestaltung: ORANGE COUNCIL, Michael Barche, Edgar Walthert
Photo Cover/Foto Cover: "Aura-Chair", back cover: "Kabelstuhl" (photography Bernd Zöllner)
Texts/Texte: Dagmar Ecken, Prof. Dr. Nils Büttner, Dr. Bernhard Zünkeler

Translation/Übersetzung: Textbüro Reul, Frankfurt am Main
Copy Editing/Lektorat: Lektorat für Werbetexte, Hamburg

Photo Credits/Fotonachweis: Bernd Zöllner **and**/und freeters (Making-of, Interview), Klaus Hann (Prof. Dr. Nils Büttner)
Image Editing/Lithografie: Gass Medienservice

Production Management/Produktion: DISTANZ Verlag
Production/Gesamtherstellung: druckhaus köthen GmbH & Co. KG, Köthen

© 2017 **artists**/Künstler, **authors**/Autoren, ORANGE COUNCIL GmbH, Hamburg **and**/und DISTANZ Verlag GmbH, Berlin

Distribution/Vertrieb
Gestalten, Berlin
www.gestalten.com
sales@gestalten.com

ISBN 978-3-95476-212-5
Printed in Germany

Published by/Erschienen im
DISTANZ Verlag
www.distanz.de